虚证病理的逆向重演律

陳小野　邹世洁　著

中医古籍出版社

图书在版编目（CIP）数据

虚证病理的逆向重演律/陈小野，邹世洁著．－北京：中医古籍出版社，2007.7

ISBN 978－7－80174－546－0

Ⅰ．虚…　Ⅱ．①陈…②邹…　Ⅲ．虚证－研究　Ⅳ．R241.3

中国版本图书馆CIP数据核字（2007）第136407号

虚证病理的逆向重演律
主　　编　陈小野　邹世洁

责任编辑　伊广谦
封面设计　于天水
出版发行　中医古籍出版社
社　　址　北京东直门内南小街16号（100700）
印　　刷　北京义飞福利印刷厂
开　　本　850mm×1168mm　1/32
印　　张　11.875　彩插20页
字　　数　314千字
版　　次　2007年11月第1版　2007年11月第1次印刷
印　　数　0001～2000册
书　　号　ISBN 978－7－80174－546－0
定　　价　28.00元

自　　序

一

中国传统文化的3个核心词汇是“自然”、“境界”、“神”。

如《老子》：“人法地，地法天，天法道，道法自然”，如“大巧若拙，大朴不雕”，如“清水出芙蓉，天然去雕饰”，如“臻于化境”，如蔡邕《九势》：“夫书肇于自然，自然既立，阴阳生矣，阴阳既生，形势出矣。”王国维《宋元戏曲考》：“元曲之佳处何在？一言以蔽之，曰：自然而已矣。古今之大文学，无不以自然胜，而莫著于元曲。”

如王国维《人间词话》：“词以境界为最上。有境界则自成高格，自有名句。五代北宋之词所以独绝者在此。”如谢榛《四溟诗话》：“范德机曰：‘诗当取材於汉魏，而音律以唐为宗。’此近体之法，古诗不泥音律，而调自高也。”如俞弁《逸老堂诗话》：“埋盆若个便为池，玉花亭亭有一枝。不以格高知者少，奈因开晚谢还迟。”如郭若虚《图画见闻志》：“人品高矣，气韵不得不高。”如纪昀《阅微草堂笔记》：“事能知足心常惬，人到无求品自高。”

如杜子美：“书贵瘦硬方通神”，如“出神（入化）”、“神品”、“神思”、“神来之笔”、“神乎其技”，如瞿佑《归田诗话》：“东坡则放旷不羁，出狱和韵，即云：‘却对酒杯浑似梦，试拈诗笔已如神。’”如元僧道璨号无文印《题坡翁墨竹》：“长公在惠州，日遗黄门书，自谓墨竹入神品。”

二

“自然”的实质是有序；

“境界”的实质是有序度；

“神”的实质是最高的有序度。

所以，中国传统文化的最核心词汇是“境界”。

三

“境界”即“层次”，所以，

■现代科学（包括现代医学）着眼于功能；

■中国传统文化（包括中医）着眼于功能的层次（功能的有序度）。

四

中医认识人体功能层次的规律，包括：

■整体功能层次的高、低；

■不同层次功能间的关系。

五

整体功能层次的降低即是虚证。

整体功能层次的降低即是逆向重演生物个体发育和系统发育过程。

六

迄今，作者主编（著）的著作有：

陳小野，主编，实用中医证候动物模型学，北京医科大学中国协和医科大学联合出版社，1993。

陳小野，著，中医学理论研究，中医古籍出版社，2000。

陳小野，邹世洁，著，中医证候动物模型学——理论研究和总论，清华同方光盘电子出版社。2004。

张伟荣，陳小野，主编，中医实验学（普通高等教育“十五”国家级规划教材，面向21世纪课程教材），中国协和医科大学出版社，2004。

其中，《中医证候动物模型学——理论研究和总论》是对《实用中医证候动物模型学》的上篇增加了一倍的篇幅（12篇文章），并增加了中篇而成。

七

是为序。

陳小野

2007年6月25日于北京

目　录

前　言

一、重演律（recapitulation law）是指生物个体胚胎发育重演系统发育过程的规律[1]。

二、虚证（包括生理条件下的衰老）的病理以逆向重演生物个体发育和系统发育过程为主要特点，这就是虚证病理的逆向重演律（retro - recapitulation law）。

三、逆向重演表现为：

一方面有序度高（高层次）的结构、功能强度减弱；

另一方面有序度低（低层次）的结构、功能强度相对或绝对增强。甚至胚胎型基因重新激活和表达，导致蛋白质、抗原、酶等产物和功能的胚胎化。

四、逆向重演病理的原因在于虚损导致细胞、组织的能量减少，熵增加。

逆向重演病理的本质在于由于细胞、组织的能量减少，其再生修复和功能代偿阻滞于越来越低级的中间状态直至原始状态。

因此，虚证的治疗原则应是补充能量，而非纠正功能。

五、同样作为生命系统，植被退化的过程和本质与人体虚证相似。

六、实际上，人体虚证病理的逆向重演律就其本质内容而言，是一切生命系统的共有规律。

参考文献

1. 方宗熙，等，进化论，高等教育出版社，1986，60

第一章　虚证病理的逆向重演律

第一节　定义

重演律（recapitulation law）是指生物个体胚胎发育重演系统发育过程的规律[1]。虚证病理的逆向重演律（retro - recapitulation law）指虚证（包括生理条件下的衰老）的病理以逆向重演生物个体发育和系统发育过程为主要特点。

参考文献

1. 方宗熙，等. 进化论. 高等教育出版社，1986，60

第二节　虚证病理逆向重演律的表现

1. 本处也包括衰老生理逆向重演律的表现。因为：

虚证是病理学概念，衰老是生理学概念。但二者的本质是一致的，均指生物体生命功能层次之减退。因此，虚证是病理性衰老，而衰老则是生理性虚证。

虚证与衰老的关系的上述论点已见论述，其依据也是显见的。如《素问·上古天真论》曰："女子……五七，阳明脉衰，面始焦，发始堕；六七，三阳脉衰于上，面皆焦，发始白；七七，任脉虚，太冲脉衰少，天癸竭，地道不通，故形坏而无子也。丈夫……五八，肾气衰，发堕齿槁；六八，阳气衰于上，面焦，发鬓颁白；七八，肝气衰，筋不能动；八八，天癸竭，精少，肾藏衰，形体皆极，则齿发去。肾者主水，受五藏六府之精而藏之，故五藏盛，乃能泻。今五藏皆衰，筋骨解堕，天癸尽矣，故发鬓白白，身体重，行步不正，而无子耳。帝曰：有其年已老而有子者何也？岐伯曰：此其天寿过度，气脉常通，而肾气有余也。此虽有子，男不过尽八八，女不过尽七七，而天地之精气皆竭矣"；张景岳提出"阳成则生，阳去则死"，"死生之本，全在阳气"之说；赵献可谓命门之火强则生机壮，火衰则生机弱，火灭则生机亡；现代流行病学调查发现老年人多见肾虚证；虚证动物模型与衰老动物模型常可互用；等。中国中西医结合学会也在一个专业委员会中统一二者的研究。

2. 虚证病理对生物个体发育和系统发育过程的逆向重演表现为：

一方面有序度高（高层次）的结构、功能强度减弱；

另一方面有序度低（低层次）的结构、功能强度相对或绝对增强。甚至胚胎型基因重新激活和表达，导致蛋白质、抗原、酶等产物和功能的胚胎化。

一、胃黏膜肠化

（一）胃黏膜长期劳损后，会产生以肠上皮化生为主要归宿的萎缩性改变。如：

1. 陳小野等建立大鼠慢性萎缩性胃炎（CAG）模型和脾虚CAG、肾虚CAG证病结合模型。CAG造模用脱氧胆酸钠和阿斯匹林水溶液交替自饮加免疫损伤法，造模时间35周、45周、51周；脾虚造模用耗气破气加饥饱失常法，造模时间相应地为30

周、40 周、46 周；肾虚造模用甲基硫氧嘧啶甲减法，造模时间相应地为 30 周、40 周、46 周[1~3]。

实验 35 周结果：与正常对照组比较，各模型组胃黏膜均有明显萎缩，以脾虚 CAG 组和肾虚 CAG 组最为严重。各模型组的胃黏膜萎缩性改变有：

胃体黏膜固有层厚度各模型组均显著减少，各模型组间差异不明显；胃小凹相对长度（指胃体黏膜小凹深度与腺体长度比值）各模型组均加长，以肾虚 CAG 组最明显；胃小凹上皮明显下侵最常见于黏膜凸出和凹下部位，各模型组均较对照组明显；胃体腺腺底相对厚度（指腺底厚度与腺体长度比值）肾虚 CAG 组明显减少；各模型组贲门腺增大明显；幽门黏膜超过括约肌长度（指纵剖面下胃幽门黏膜超过幽门括约肌平面的长度）各模型组均显著减少。

实验 45 周结果：与正常对照组比较，各模型组胃黏膜均有明显萎缩，以脾虚 CAG 组特别是肾虚 CAG 组最为严重。各模型组的胃黏膜萎缩性改变有：

胃体黏膜固有层厚度各模型组均显著下降。胃小凹相对长度各模型组均升高，以肾虚 CAG 组为显著。胃体腺腺底相对厚度 CAG 组，脾虚 CAG 组，特别是肾虚 CAG 组均减少。幽门黏膜超过括约肌长度除脾虚 CAG 组外，各模型组均减少，以肾虚 CAG 组最明显。肾虚 CAG 组胃体部胃小凹上皮出现明显下侵现象，胃体腺腺颈部壁细胞变性坏死 - 小凹上皮下侵 - 网状小凹结构似乎是一个连续的过程；胃体腺颈部壁细胞变性各模型组均较对照组明显，其中，又以肾虚 CAG 组最明显；胃体腺腺底主细胞和壁细胞变性以肾虚 CAG 组最严重，其他各组间无明显差异；脾虚 CAG 组、肾虚 CAG 组贲门腺增大较明显；CAG 组、脾虚

CAG 组幽门黏膜酸性黏液带上移较为明显。

各组动物胃黏膜均见有肠上皮化生，主要见于幽门黏膜，近幽门者出现率高。肠化有单细胞的，但主要呈隐窝形，有杯状细胞和吸收上皮，但均不典型，未见明显的潘氏细胞，符合隐窝型不典型增生特征。其形态类似十二指肠与幽门黏膜连接处的肠上皮隐窝。除肾虚 CAG 组外，其他 2 个模型组肠化发生率均高于对照组。肾虚 CAG 组的肠化发生率较其他模型组低，主要原因应是十二指肠黏膜与幽门黏膜的移行线（反映于幽门黏膜超过括约肌长度）上移较严重所致。

照片 1～19。

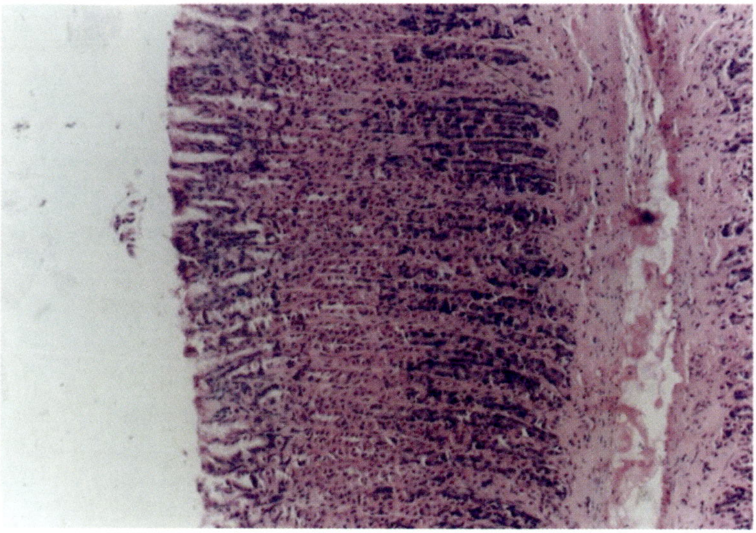

照片 1　对照组（HE，100×）

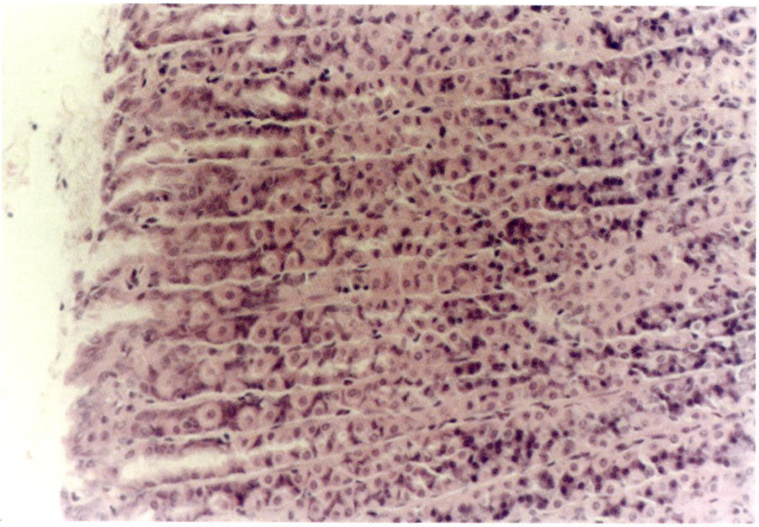

照片 2　对照组（HE，200×）

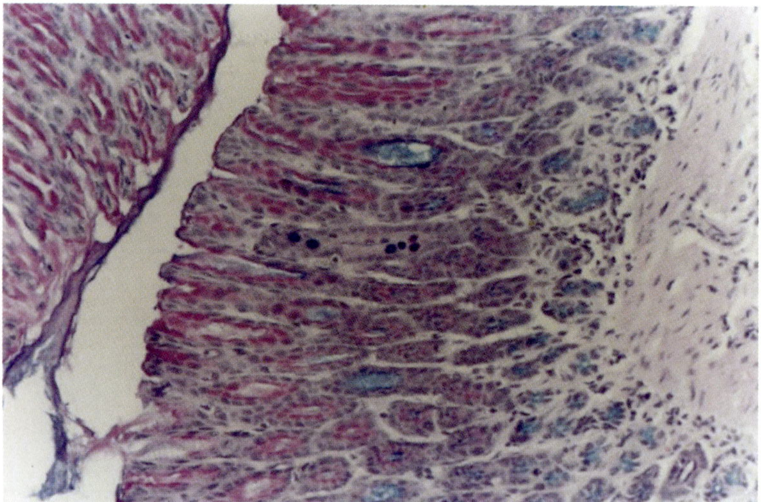

照片 3　CAG 组（ABpH2. 5PAS，200×）

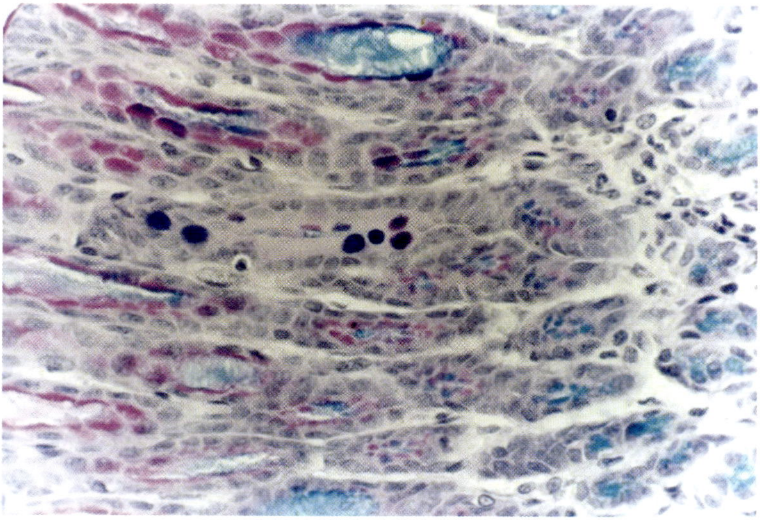
照片 4　CAG 组（ABpH2. 5PAS，400×）

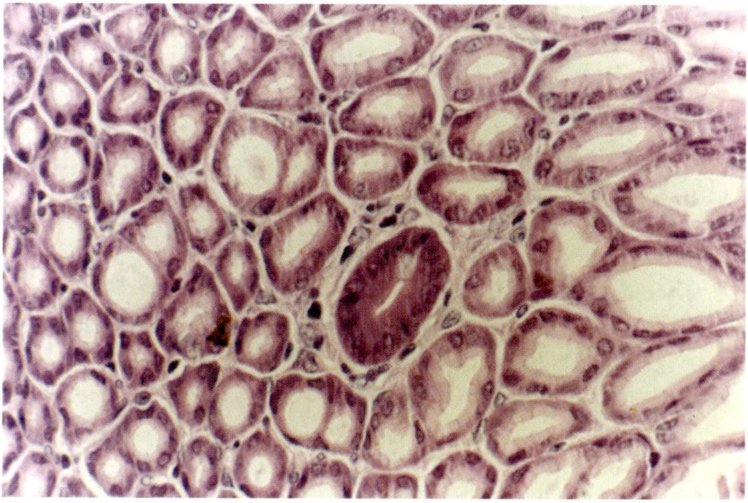
照片 5　CAG 组（HE，400×）

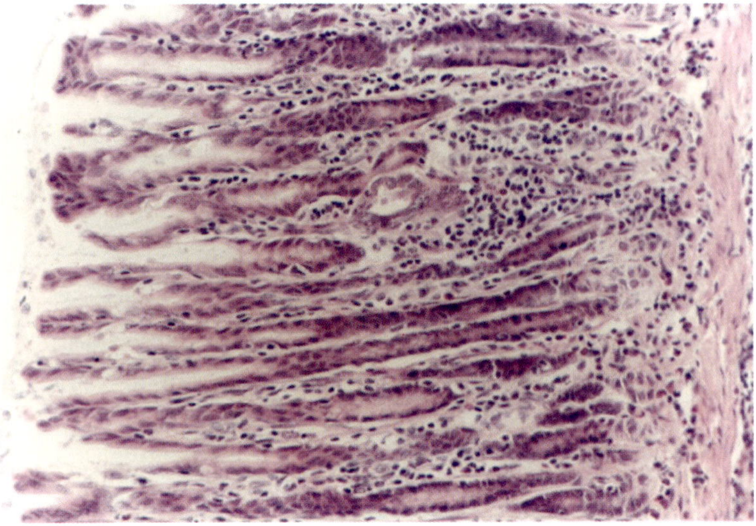

照片6　CAG 组（HE，200×）

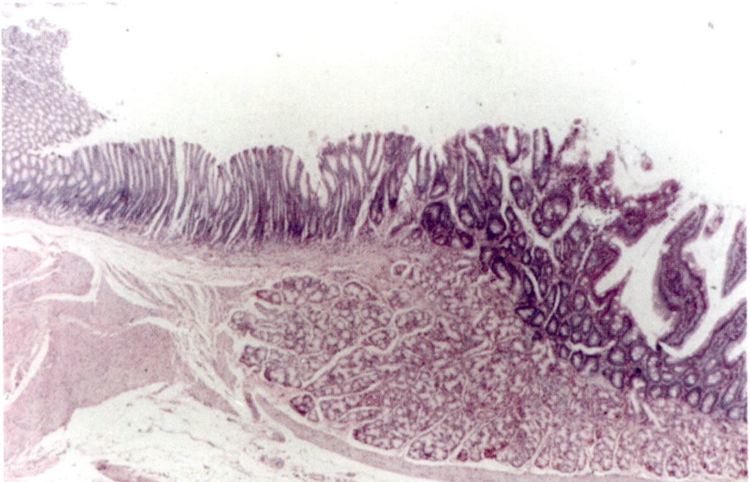

照片7　脾虚 CAG 组（HE，40×）

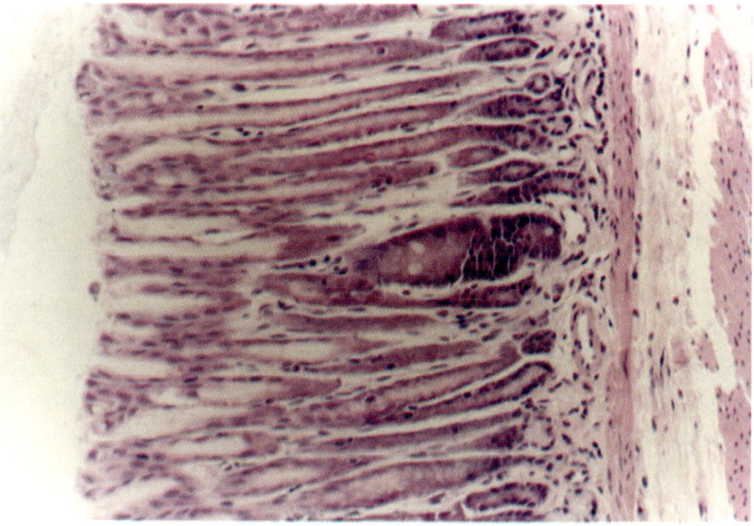

照片 8　脾虚 CAG 组（HE，200×）

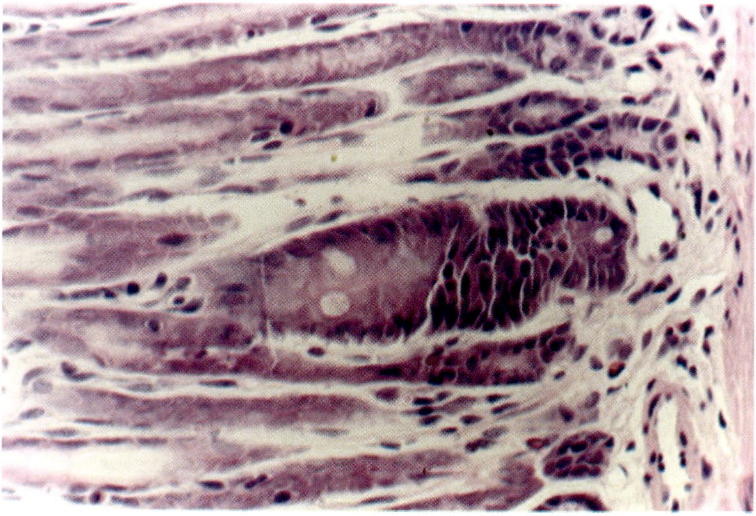

照片 9　脾虚 CAG 组（HE，400×）

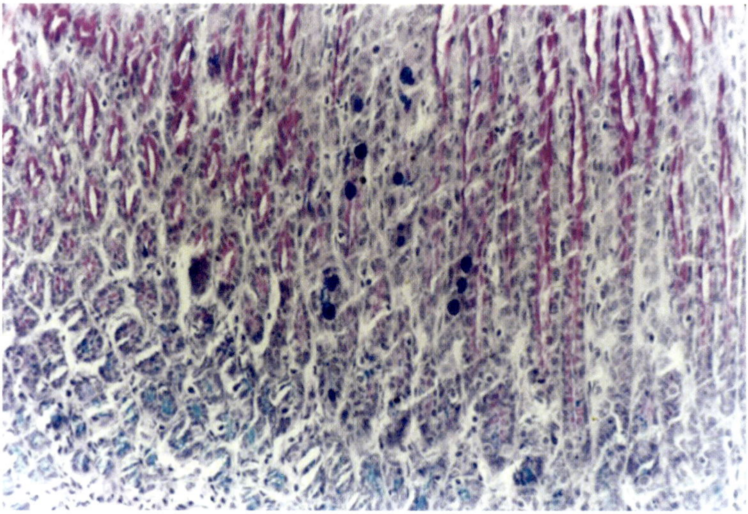

照片 10　脾虚 CAG 组（ABpH2. 5PAS，200×）

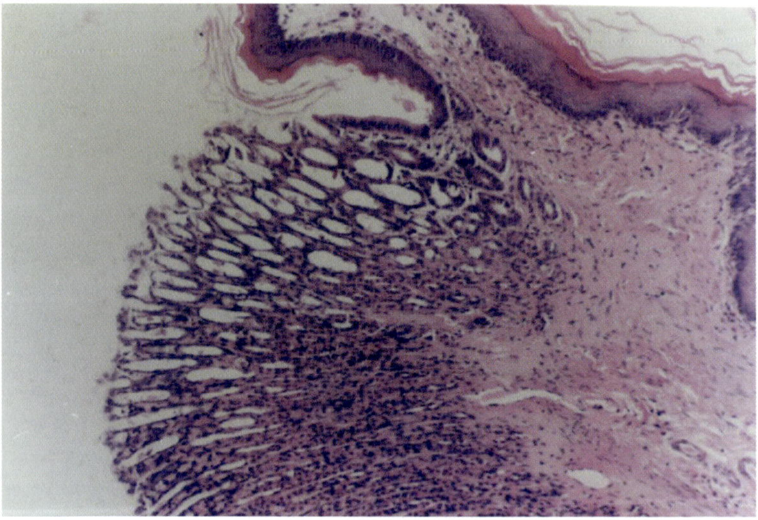

照片 11　肾虚 CAG 组（HE，100×）

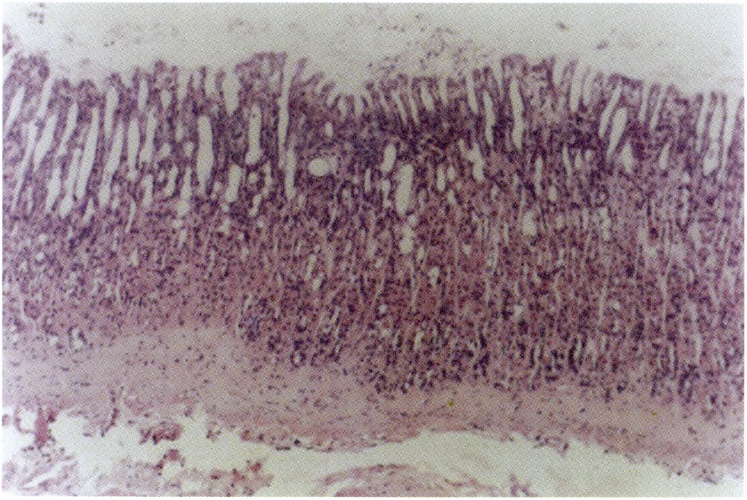

照片 12　肾虚 CAG 组（HE，100×）

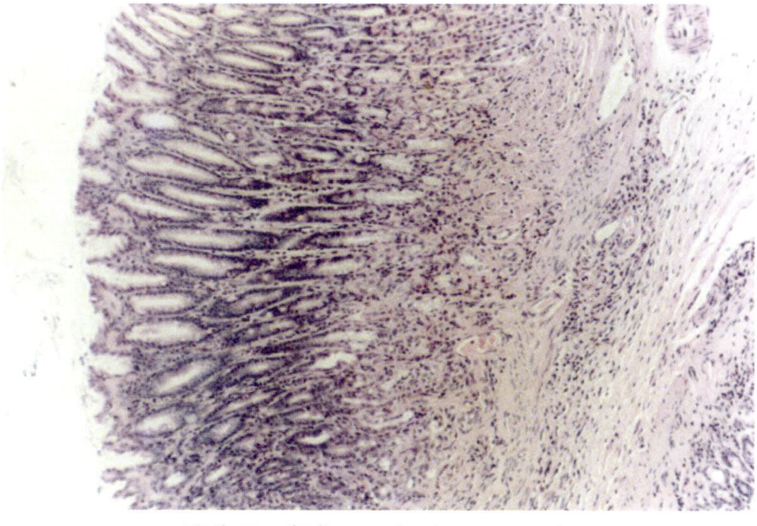

照片 13　肾虚 CAG 组（HE，100×）

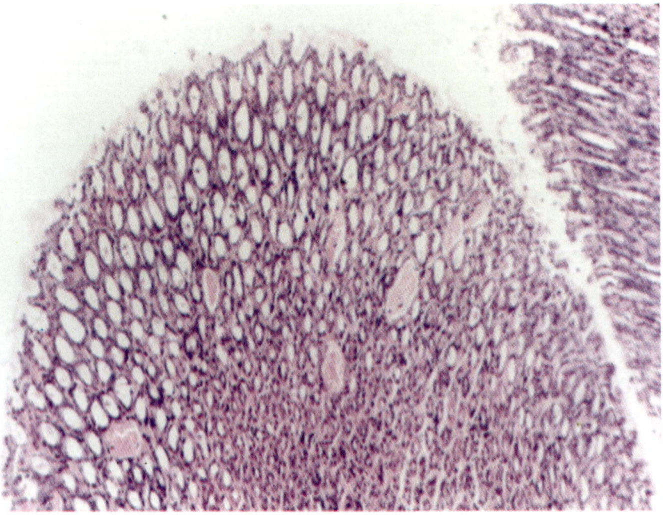

照片 14　肾虚 CAG 组（HE，100×）

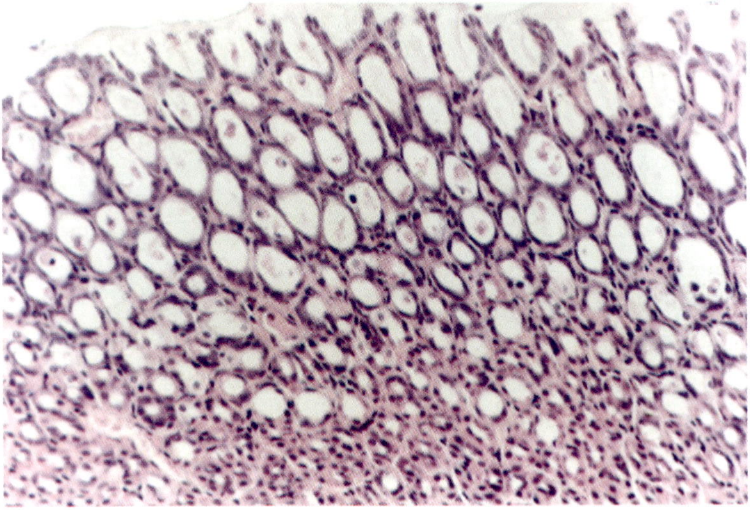

照片 15　肾虚 CAG 组（HE，200×）

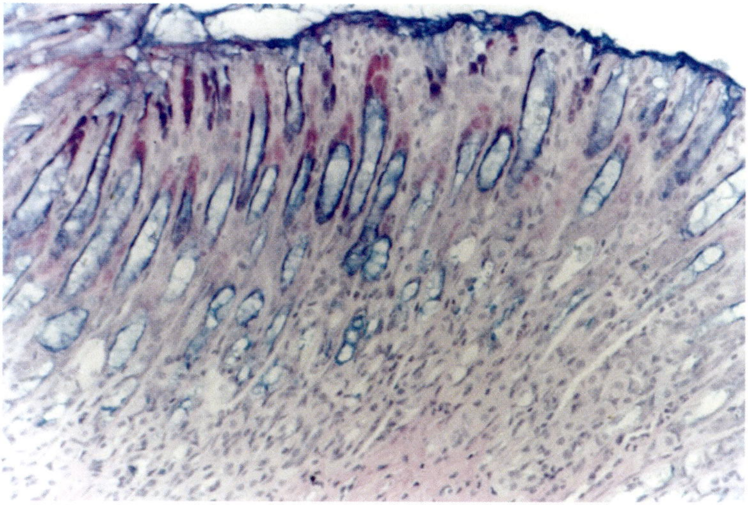

照片 16　肾虚 CAG 组（ABpH2. 5PAS，200 ×）

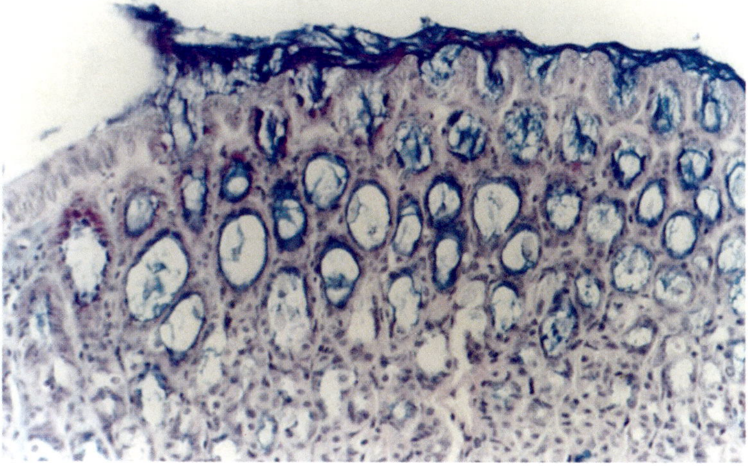

照片 17　肾虚 CAG 组（ABpH2. 5PAS，200 ×）

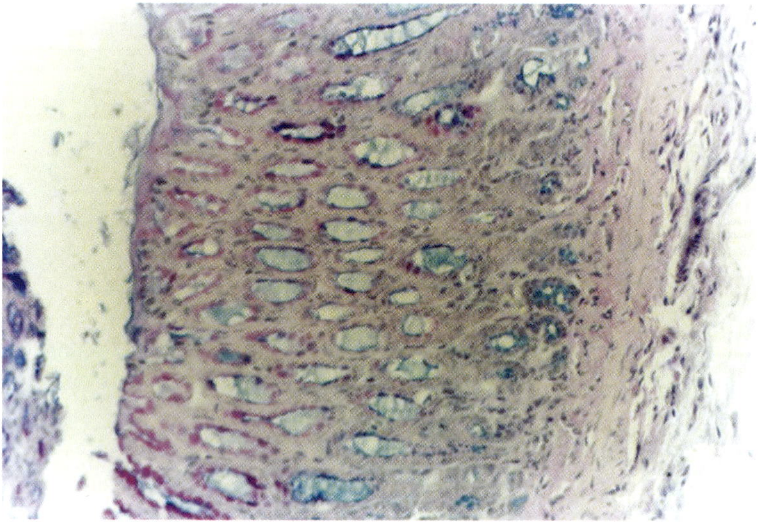

照片 18　肾虚 CAG 组（ABpH2. 5PAS，200 ×）

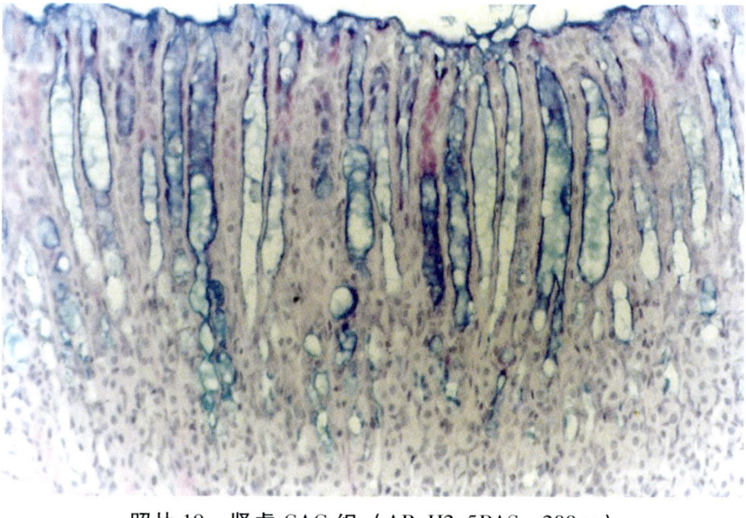

照片 19　肾虚 CAG 组（ABpH2. 5PAS，200 ×）

实验51周结果：与正常对照组比较，各模型组胃黏膜均有明显萎缩，以肾虚CAG组特别是脾虚CAG组最为严重。各模型组的胃黏膜萎缩性改变有：

胃体黏膜固有层厚度各实验组均减少，以肾虚CAG组最为明显；胃小凹相对长度脾虚CAG组和肾虚CAG组明显增加；胃体腺腺底相对厚度脾虚CAG组明显减少；胃体腺腺颈壁细胞变性各实验组均较对照组严重，其中又以脾虚CAG组最为严重；胃体腺腺底主细胞和壁细胞变性以脾虚CAG组较为严重；脾虚CAG组、肾虚CAG组贲门腺增大较为明显。本批对照组有明显老化现象。各组HE染色肠化比较明显，可见于胃体小凹处。

2. 陳小野等将79周龄老年前期大鼠与26周龄青年大鼠比较，结果显示老年前期大鼠胃黏膜衰老的一面已很明显，病理性质以萎缩和幼稚化为主，伴炎症表现。其萎缩性改变有[4]：

小凹相对长度明显增加；中性黏液层相对厚度明显减少；酸性黏液层相对厚度明显增加；腺颈部黏液细胞增生，腺腔扩张类似假幽门腺化生，出现率几达百分之百，常与微囊状腺相关出现；主、壁细胞变性，以腺底为显著，并随严重程度的增加向腺颈部蔓延；少数样本见明显的小凹上皮下侵。

照片20~22。

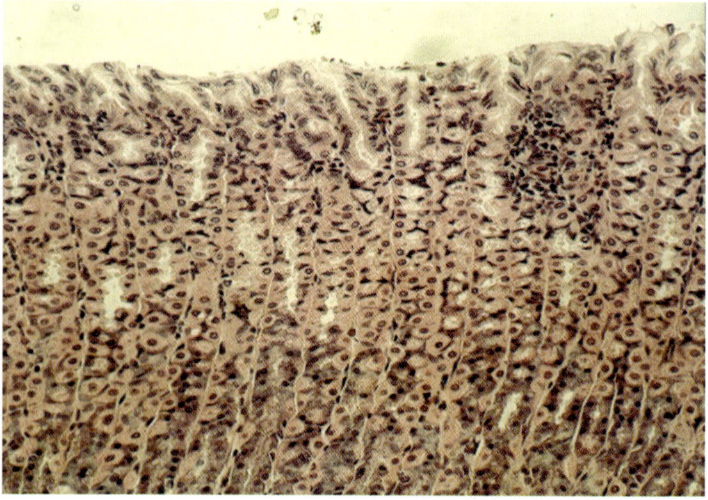

照片 20　青年组（HE，200×）

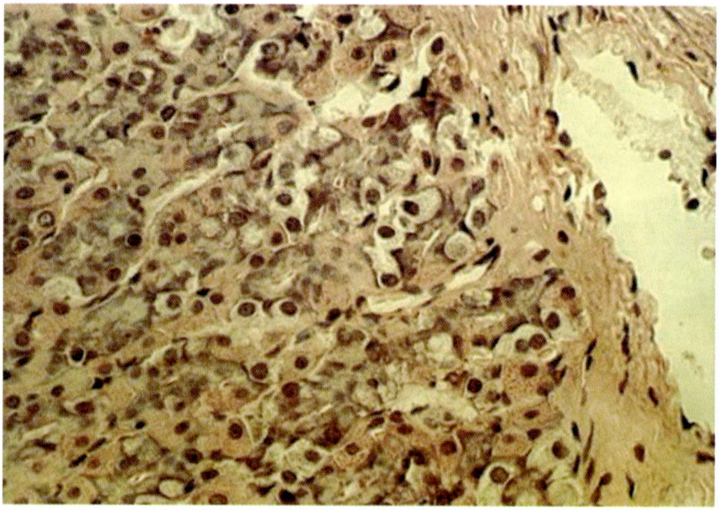

照片 21　老年前组（HE，400×）

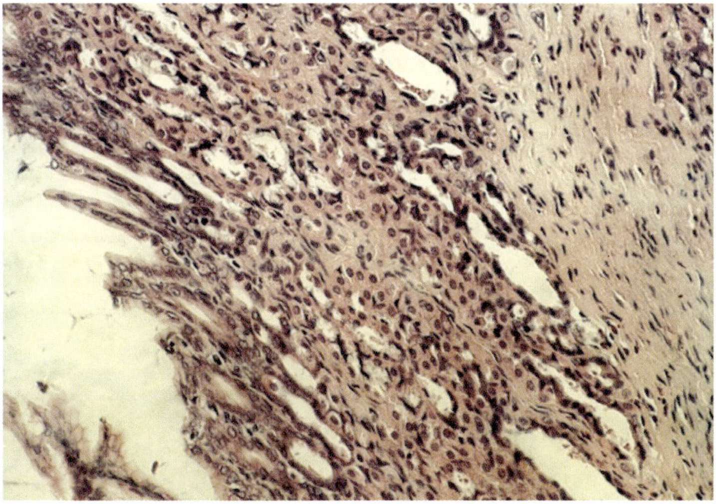

照片 22　老年前组（HE，200×）

3. 慢性疾病的病理往往以虚为本。如宗相卿等认为，肝炎由急性转为慢性实质上就是实证转为虚证的过程。从关幼波的用药特点看，慢性肝炎大多是因虚致病，其治疗重点是“扶正治其本，驱邪治其标”[5]。

（二）胃黏膜肠化是胃黏膜的逆向重演

胃病时胃黏膜肠上皮化生是胃黏膜多种病理改变的中心点，并与胃病预后有密切关系。对胃黏膜肠化的大量研究大多数集中于其组织来源，鉴别技术和预后诊断意义上，但对肠化的生物学本质则研究较少，一般认为它只是一种非特异性适应性变化[6~9]。我们认为这种认识过于简单，难以解释肠化的多种特异性生物学现象。本文提出的如下假说：肠化不是简单地由一种消化道上皮代替另一种，而是一种去分化现象，其过程也即胃黏膜逆向重演律性的演变。

1. 胃、肠进化程度比较

（1）从器官发育来看，肠早于胃发育形成。进化学上，胃的出现在鱼类才开始，是为吞咽大块食物所需[10]；低等脊索动物如海鞘目类似胃的结构其细胞尚有呼吸功能[11]；胚胎学上胚13周~14周胃才最后形成[12]；胎胃黏膜上皮有肠和胃两种抗原，肠上皮抗原只维持到出生后数月，后则只剩下胃上皮抗原[13]。十二指肠及回肠上皮膜抗原（EMA）均阳性，结肠上皮EMA为阴性，EMA存在于人体正常上皮细胞表面及起源于上皮的高分化肿瘤细胞，不合成EMA的肿瘤细胞分化较低，这提示结肠上皮比小肠上皮分化低[14]。

（2）从腺体发育来看，进化学上，大肠腺于脊椎动物亚门软骨鱼纲出现，小肠腺于硬骨鱼纲出现，胃腺于两栖纲出现[10]。十二指肠腺主要在哺乳动物出现[11]。胚胎学上，胎9周~11周从十二指肠至结肠依次形成肠腺原基，13周胃形成胃腺原基，并开始形成贲门腺和幽门腺，14周~15周出现十二指肠腺[12]。

（3）从细胞发育来看，进化学上，肠吸收细胞出现较早，从两栖类至鸟类胃腺主细胞分泌盐酸和胃蛋白酶原，至哺乳动物才有主细胞和壁细胞的分化[11]。胚胎学上，胎9周~11周出现肠杯状细胞，然后柱状上皮开始分化为吸收上皮，胎15周胃腺原基中可见主细胞，壁细胞和分泌细胞。

（4）从黏液发育来看：大肠杯状细胞含硫酸黏液和氧乙酰基唾液酸黏液为主，小肠杯状细胞含氮乙酰基唾液酸黏液为主，胃被复上皮细胞、胃腺上部黏液细胞、贲门腺、幽门腺、十二指肠黏液细胞均分泌中性黏液[15]。硫酸黏液是一种胚胎性黏液[15,16]。胚胎期胃肠道上皮均分泌酸性黏液，随胚胎的发育在出现胃上皮的同时也开始分泌中性黏液[17]。胚胎期十二指肠黏膜分泌硫酸黏液，M3C抗原在胚胎十二指肠黏膜及成人结肠黏膜杯状细胞均可见到[7]。幼稚型十二指肠杯状细胞分泌中性、氮乙酰基唾液酸、氧乙酰基唾液酸、硫酸黏液，但成熟后则失去分泌后两种黏液的功能[18]。

（5）胃黏膜被复上皮和腺上皮两种上皮成份比较：被复上皮原始于腺上皮，进化学上胃出现于鱼类，而胃腺在两栖类才出现；胚胎学上胚9周形成胃小凹，13周小凹底部才出现胃腺原基[12]。被复上皮代谢形式与肠上皮完全相同，即增殖带位于上皮底部，细胞更换方式是同步的。与胃腺完全不同[15]。

综上所述，胃肠道黏膜上皮组织按进化程度由低到高排列约为：结肠被复上皮和腺上皮、小肠被复上皮和腺上皮、胃被复上皮、胃中性黏液腺（如贲门腺和幽门腺）上皮和胃体腺上部黏液细胞、胃体腺中下部由壁细胞、主细胞等组成的腺上皮和十二肠腺上皮。张氏也认为，胃黏膜上皮是肠道上皮发育过程中的高级组织细胞[17]。

在生理和病理情况下，胃黏膜上皮可出现重演上述进化、发育规律的现象。这也反证了这一规律的存在。

颈黏液细胞分化为被复上皮细胞和胃腺上部黏液细胞的过程重复了从硫酸黏液转变为中性黏液的过程。

从幽门部或贲门部向胃体部及从胃小弯向胃大弯推移过程中各种上皮发育顺序如下：被复上皮→中性黏液腺（如贲门腺和幽门腺）上皮和胃体腺上部黏液细胞→胃体腺中下部以壁细胞和主细胞为主的腺上皮。贲门腺或幽门腺代表中性黏液腺与胃体腺上部黏液细胞本质一致[19]。

人胃进化程度高于大鼠胃，因此，人胃黏膜单纯被复上皮阶段不明显，而从中性黏液腺始。人胃黏膜与大鼠胃黏膜相比，硫酸黏液细胞减少而中性黏液增多[19]。

胃溃疡时胃黏膜修复的顺序也是：被复上皮→胃腺上部中性黏液细胞→胃腺中、下部以壁细胞和主细胞为主构成的腺上皮（照片23～27，胃溃疡修复）。

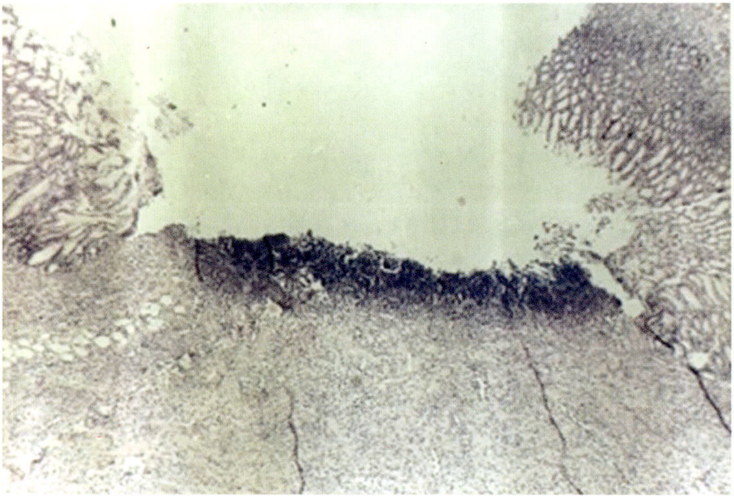

照片 23

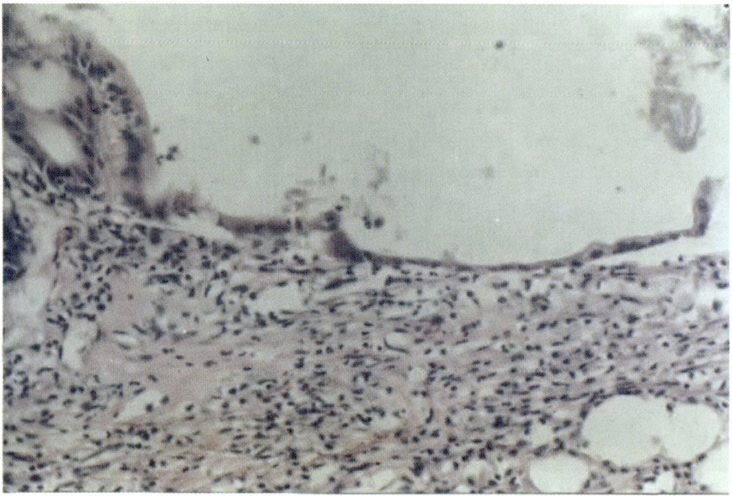

照片 24

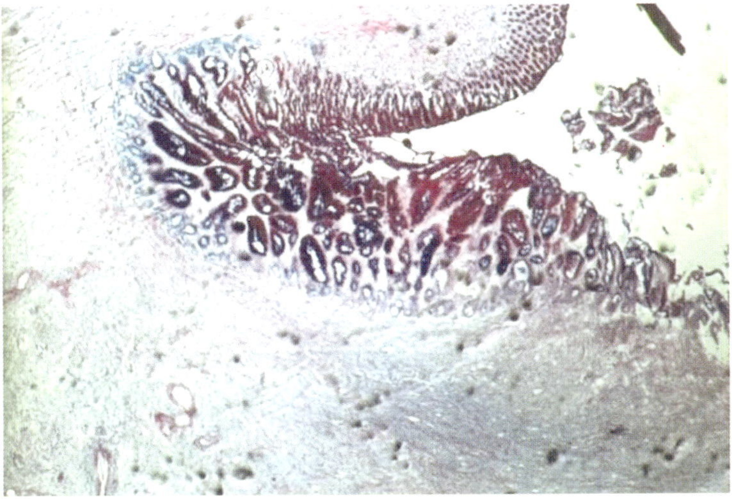

照片 25

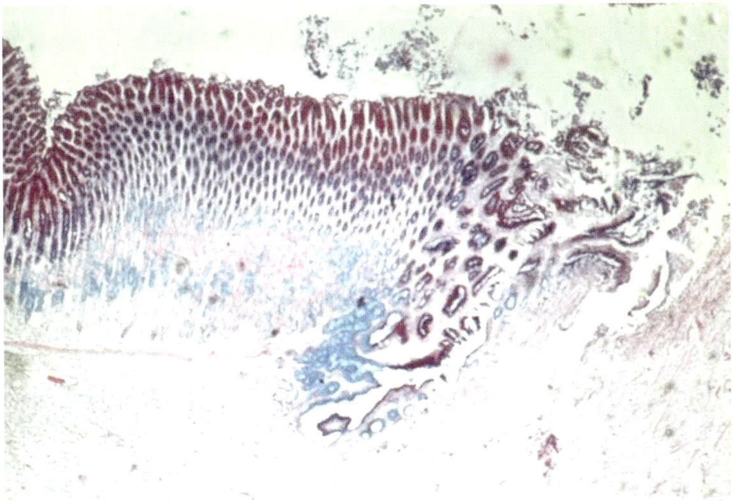

照片 26

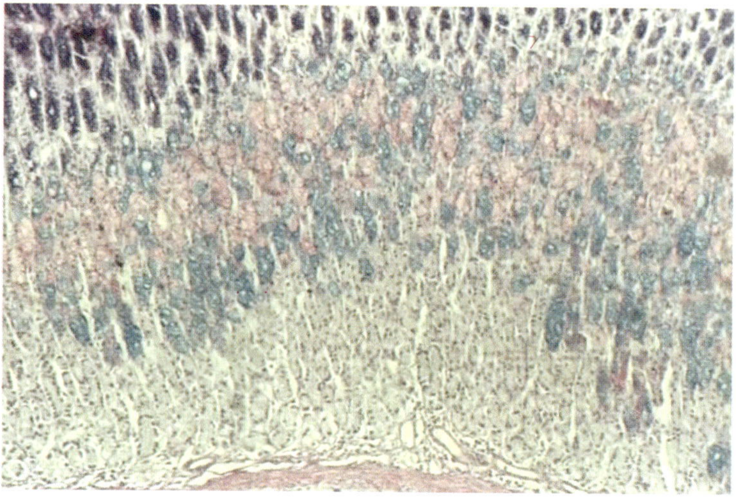

照片 27

2. 所以说：胃黏膜肠化的过程（包括从小肠上皮化生到大肠上皮化生的过程），就是胃黏膜上皮去分化和逆向重演的过程。这一假说比之单纯的代替说，更符合组织再生修复的一般规律[20]。朱氏有类似观点[21]。

3. 这一假说可以解释

（1）肠化的顺序大多是：胃体腺→假幽门腺→小肠型肠化→大肠型肠化[15]。其发展方向是去分化。

（2）肠化比未肠化易癌变，大肠型肠化比小肠型肠化易癌变[15]。因为后者分化程度低。

（3）肠化与不典型增生关系密切：肠化往往在形态和功能方面都不成熟[13]。不典型增生主要发生在肠化基础上，不典型增生常具有肠化细胞的特性[15,22]。因为二者都有共同的去分化特性。

（4）肠化与胚胎化关系密切：肠化上皮常伴乳酸脱氢酶胚

胎型同功酶活化[13]。结肠型肠化抗原性与胎儿十二指肠黏膜一致，是一种胚胎幼稚化的表现[23]。某些肠化的增殖细胞磷酸化酶呈强阳性反应。正常人磷酸化酶存在于胎儿中期未分化的胃上皮，出生以后显阴性或弱阳性[24]。因为肠化本身就是胚胎化。

（5）大多数光镜下的胃型胃癌在电镜下也是肠型胃癌[25]。胃型胃癌不仅起源于胃固有黏膜，也与胃黏膜肠化有关[23]。因为肠化也即胃黏膜的去分化。

（6）胃癌组织呈现与肠黏膜相同的抗原性和酶学特性：某些胃癌和癌旁肠化上皮可见一种对结肠黏膜及十二指肠黏膜特异的抗原（M3C）[15]。胃黏膜肠化上皮和1/3胃癌的细胞中见正常时只出现于小肠黏膜上皮的氨基肽酶[26]。39%胃癌出现小肠性AKP[26]。

（7）肠化时被复上皮改建先于腺体改建[18]。因为前者分化程度比后者低。

（8）即使无明显肠化，不典型增生，包括球样不典型增生和未分化胃癌、印戒细胞癌均含有肠型黏液，特别是硫酸黏液[13,27]。

（9）老年人易见萎缩性胃炎及肠化，因为老年人的生理机能变化特点也是退行性变[28]。

4. 本文提出胃黏膜肠上皮化生不是简单的非特异性变化，而是去分化演变，肠化的过程就是胃黏膜逆向重演律的演变过程。

参考文献

1. 陳小野，邹世洁，佟彤，等. 大鼠CAG证病结合模型胃黏膜病理研究（Ⅰ）. 中医药学刊，2002；20（3）：292－295

2. 陳小野，邹世洁，樊雅莉，等. 大鼠慢性萎缩性胃炎证病结合模型

胃黏膜病理研究．上海实验动物科学，2002；22（1）：35－38

3. 陳小野，邹世洁，佟彤，等．大鼠CAG证病结合模型胃黏膜病理研究（III）．实验动物科学与管理，2001；18（3）：5－7，下转24

4. 陳小野，邹世洁，金香兰，等．大鼠增龄与衰老虚证的胃黏膜病理观察．黑龙江中医药，1997；（5）：3－4，下转56

5. 宗相卿，代林田．微机应用关幼波肝病诊疗程序196例分析．辽宁中医杂志，1992；（6）：26－27

6. 桂先勇．胃炎、肠化和不典型增生与胃癌关系初探．医学与哲学，1988；（7）：12

7. 雷道年，等．肠上皮化生的类型及其与胃癌发生的关系．临床与实验病理学杂志，1985；（4）：37

8. 金行藻．胃黏膜肠上皮化生的类型和早期胃癌的关系．临床与实验病理学杂志，1985；（4）：19

9. 李蜀华．胃黏膜肠化范围及类型在胃癌发生中的作用．临床与实验病理学杂志，1985；（4）：10

10. 杨安峰，等．脊椎动物学（上、下册）．北京大学出版社，1983

11. ［德］U. 威尔士，等，著．比较动物细胞学与组织学．科学出版社，1979

12. 宋铁生．人体胚胎学．科学出版社，1987

13. 张文范，等．胃癌．上海科技出版社，1987

14. 李泽桂，等．大鼠肠道上皮膜抗原（EMA）的免疫组化研究．中国解剖学会第二届组织学胚胎学青年学术研讨会论文摘要汇编，1991，大连

15. 张荫昌，主编．胃病理及胃黏膜活检．辽宁科技出版社，1988

16. 马宝骊，主编．医学免疫学．同济大学出版社，1987

17. 张荫昌．胃黏膜异型增生癌变潜在危险性判断指标研究．国内外医学科学进展（1988），41

18. ［苏］JI. 别尔林，等，编著．韩子文，等，译．胃和十二指肠黏膜病理组织学图谱．黑龙江人民出版社，1982

19. 陳小野．从大鼠胃黏膜黏液组化探讨胃黏膜中性黏液细胞的直接

来源（内部资料）

20. ［美］W. 布卢姆，D. W. 福西特，主编. 佳木斯医学院《组织学》翻译小组，译校. 组织学. 科学出版社，1984

21. 朱富刚，等. 胃黏膜肠上皮化生的组织化学特点及其癌前意义（黏液和嗜银、亲银染色观察）. 遵义医学院学报，1986；9（2）：28

22. 全国胃癌防治研究协作组病理组. 胃和十二指肠黏膜活检病理. 沈阳：辽宁人民出版社，1981

23. 刘为纹. 胃黏膜癌前病变研究进展. 中华消化杂志，1992；12（1）：20～22

24. 房殿春，等. 胃黏膜肠上皮化生与胃癌的关系研究进展. 临床内科杂志，1987；（4）：16

25. 孙永平，等. 肠吸收上皮细胞型胃癌细胞的超微结构. 中华病理学杂志，1985；（2）：160

26. 黄介飞. 综述，胃黏膜肠上皮化生及胃癌黏膜组织内酶的变化. 国外医学肿瘤分册，1984；（1）：4～7

27. 刘树卿，等. 人胃黏膜球样异型增生的细胞黏液. CEA 改变及与印戒细胞癌的关系. 中华肿瘤杂志，1989；（3）：176

28. ［日］村上元孝，等，著. 邹元植，等，译校. 老年病学. 人民卫生出版社，1982

二、恶性肿瘤（以及相关的良性肿瘤、癌前疾病、癌前病变）

（一）恶性肿瘤往往在衰老、虚损、慢性疾病的基础上发生。

癌生物学（1978。译者增补）[1]：70 岁男子尸检时发现有前列腺癌浸润性病灶的例数就比临床发现因此癌而致死的人数要多大约 100 倍。在人群中，老年人的癌症发病率最高。

孙即昆（1984。译）[2]：“人类肉瘤的发生率大体上随年龄的平方而增加。”“大多数上皮癌发生率随年龄而增加的现象比肉瘤更明显。”

［印］M. S. 卡南高（1985）[3]：恶性肿瘤往往在衰老、虚

损、慢性疾病的基础上发生。

金世杰（1986。综述）[4]：Barrett 食管即食管下端黏膜被柱状上皮所“代替”并存在溃疡。“近年来，越来越多的研究证明本病以长期的胃食管返流为病因，胃酸与胃蛋白酶慢性刺激食管下端的鳞状上皮，使其柱状上皮化生，并且发生糜烂与溃疡。”

谭健（1987。译）[5]：“慢性炎症肯定有易患癌症倾向。”

胡光敏等（1988）[6]：血清 CEA（癌胚抗原）含量，老年期高于老年前期，差异显著。

吴梧桐等（1991）[7]：“老年人较易患传染性疾病、恶性肿瘤和自身免疫性疾病。”

史继学（1992）[8]：Barrett 食管（BE）：“目前则认为是一种获得性疾病，系由长期的胃－食管返流和返流性食管炎引起的末端食管进展性柱状上皮化生所致。其根据：①大部分 BE 病人为老年人且多伴有返流性食管炎；②施行胃切除及胃－食管吻合术数年后下段食管可出现 BE 病变；③动物试验慢性胃－食管返流可使柱状上皮与鳞状上皮的交界线上移。由于鳞状上皮耐酸性差，在慢性返流的情况下，鳞状上皮损伤脱落由耐酸的柱状上皮取代，并向上延伸覆盖整个食管下段。”

倪桂宝（1993）[9]：“由于胆囊癌常合并胆石症，据文献报道伴结石者为 67.8%～100%，因而大多数学者认为胆囊癌的发生与胆囊结石长期刺激有关。本组 18 例合并胆囊结石（85.7%），结合本实验所观察到的 CEA 分布特点，亦支持上述观点。”

许戈良等（1994）[10]：观察 107 例胆囊结石患者。“胆囊结石虽然是良性病变，但结石对胆囊黏膜继发性损害和与胆囊癌并存的现象应予重视。”“从本组 107 例胆囊标本中，均可见到黏膜的增生现象，其中半数有明显的肠上皮化生。证实胆囊结石的存在加重了胆囊黏膜的病理变化过程，说明胆囊上皮增生性改变，是胆囊黏膜损伤的基本特点，是肠上皮化生的先兆。”

张林等（1994）[11]：“AH（肺泡上皮腺瘤样增生）是慢性炎症性肺疾患时肺泡上皮出现的非特异性增生性病变，Ⅰ、Ⅱ两型 AH 均来源于 B 型肺泡上皮细胞；后者在前者基础上发展形成，较前者更具幼稚化倾向及增生能力，为一种癌前病变。细支气管肺泡癌中一部分起源于 B 型肺泡上皮细胞，可以认为其中有的是经Ⅱ型 AH 癌变而形成。”“慢性炎症性肺疾患时，在有害因子长期刺激下，A 型肺泡细胞不断坏死脱落，B 型肺泡细胞大量再生，结果形成所谓的腺瘤样增生（AH）。”

毛荣军（1998。综述）[12]：“人群肠化生的检出率高达 20%，60 岁以上增至 40%。”

王毅鑫等（1998）[13]：目的：研究胃癌患者围手术期的免疫状态。方法：应用流式细胞仪检测 33 例胃癌患者手术前后 T 细胞表面 6 种细胞表型，并与良性病变患者进行对比分析。结果：胃癌患者术前 CD3^ + | 、CD4^ + | 、CD16^ + | 、CD69^ + | 细胞以及 CD4^ + | /CD8^ + | 细胞比值明显低于对照组，CD8^ + | 细胞显著高于对照组（$P < 0.01$），CD3^ + | /HLA - DR^ + | 细胞与对照组相同；术后 CD8^ + | 细胞降低，CD3^ + | 、CD4^ + | 、CD4^ + | /CD8^ + | 、CD16^ + | 、CD69^ + | 、CD3^ + | /HLA - DR^ + | 均升高（$P < 0.01$）。CD3^ + | /HLA - DR^ + | 的活化 T 细胞明显高于对照组（$P < 0.01$）。结论：胃癌患者术前免疫功能低下，术后细胞免疫功能改善，活性 T 细胞明显增多。

于甬华等（1998）[14]：癌症发病率随年龄增长而增加，尽管人们对致癌基因和衰老的分子基础的了解逐渐加深，但在一定程度上癌症和衰老之间的相互关联还需广泛深入地研究。“一定程度上可以说，癌症是一种老年性疾病。”

王亚东等（1999）[15]：本研究中 c－erbB－2 阳性表达率从慢性胆囊炎、胆囊腺瘤、腺瘤癌变到胆囊腺癌过程中有增加趋势，有结石组 c－erbB－2 阳性表达率明显高于无结石组。"我们认为胆囊结石对胆囊黏膜的长期刺激，导致胆囊黏膜上皮细胞损伤。在胆囊黏膜的损伤和反复修复过程中，有可能导致 c－erbB－2 基因活化和过度表达。"

王璟（2000）[16]："萎缩性胃炎多发生于老年人。有人统计，年龄每增长 10 岁，其平均递增率为 10%。"

曲旭红等（2002）[17]："目的：探讨创伤性溃疡与创伤性癌性溃疡的关系。方法：对 24 例 28～82 岁与创伤有关的口腔溃疡患者临床病理资料进行回顾性统计分析。结果：在 24 例与创伤有关的溃疡中，7 例经病理检查确诊为鳞癌。结论：这 7 例创伤性癌性溃疡有较长的病史。可以推断，刚开始发病时为创伤性溃疡，由于长期慢性炎症的刺激致使细胞基因突变，产生癌细胞，发生癌变，可见长期慢性创伤性溃疡是癌前病变。"

谢永红等（2003）[18]："一般认为胃癌形成是由细胞的慢性炎症和修复所造成的细胞化生而引起。"

杨旭峰等（2005）[19]："结肠、直肠癌发病的危险性也从 50 岁开始增加，60 岁显著增加，随后每增加 10 岁，危险性加倍，至 75 岁达发病高峰。"

（二）大量证据表明，恶性肿瘤细胞及细胞癌变过程在形态、繁殖力、分化程度、行为、组化、酶学、代谢、抗原、基因等各方面均以胚胎化为主要特点。如癌基因的保守性即说明其原始性。如：

（另：与恶性肿瘤细胞胚胎化相关的胎盘与胚胎关系：

郭步英（1978。译）[20]："胎儿和胎盘由同一胎卵产生，所以胎儿功能和胎盘功能很难区分。"

王锡周（1980。综述）[21]："胎儿与胎盘是由一个孕卵发育起来的，有共同的循环系，具备一个单元的功能。如超过非孕期数百倍的母体雌激素量，是胎儿副肾皮质增加分泌的脱氢表雄酮（DHEA），受胎盘芳香化作用而产生的，因此，得出胎儿胎盘单元一个整体概念。"）

高天祥（1973）[22]："目前已报导的癌胚胎性抗原除 α_1－胎儿球蛋白外，还有 α_2－H 铁蛋白、胎盘碱性磷酸酶、胎儿硫糖蛋白抗原、嗜异性胎儿抗原和人类消化系统癌胚抗原（CEA）等。"

天津医药（1974。摘）[23]：作者分别对 12 例胎儿（3～7 个月）血清、9 例新生儿（出生后 3～10 天）血清、8 例儿童（2～9 岁）血清进行乳酸脱氢酶（LDH）、碱性磷酸酶（AKP）的同功酶酶谱分析。……实验结果表明 LDH_5、AKP_0 为胎儿血清、新生儿血清的共有酶谱，于成年时消失。AKP_0 同功酶的演变特别明显，胎儿血清 AKP_0 为"＋＋"，新生儿血清 AKP_0 为"＋"，儿童血清则 AKP_0 为"0"。以上初步提示 LDH_5、AKP_0 为胚胎性酶谱，与甲胎蛋白相似，随着个体发育过程而逐步消失。作者在 1966 年曾对 682 例肝癌、其他疾病及正常人血清进行 LDH、AKP 同功酶酶谱测定。发现肝癌患者血清中出现 AKP_0 及 LDH_5。若以 LDH_5 和 AKP_0 相结合分析，可作为临床肝癌诊断及鉴别诊断之用，其阳性率可达 80% 左右。基于此，作者选择 13 例经病理或剖腹探查证实，甲胎蛋白阳性的肝细胞癌患者血清，进行 AKP、LDH 同功酶酶谱测定。结果显示 LDH_5、AKP_0 均为阳性及强阳性，和胎儿血清的同功酶酶谱相一致。进一步提示血清中 LDH_5、AKP_0 为胚胎性酶谱，于成年时消失，肝癌时再度出现。此现象与甲胎蛋白在个体发育及肝癌中的表现形式相类似。

中国科学院上海生物化学研究所肿瘤组等（1975）[24]：正常大鼠胚肝组织的酪氨酸转氨酶（TAT）活力稳定在同一较低水平。出生后第一天酶活力即明显升高，从新生鼠到正常成年鼠，随年龄增长，肝脏 TAT 活力略有上升，然后维持在较高水平，约为胚肝的 10 倍，大鼠肝癌 TAT 活力水平与其胚肝相似。

中国科学院上海生物化学研究所肿瘤组等（1976）[25]："对大鼠 3'－MeDAB（3'－甲基－4，4'－二甲基氨基偶氮苯）诱癌过程血清和肝组织甲胎蛋白（AFP）的动态变化和定位情况进行了观察。发现：①肝硬化假小叶内的少数肝细胞、嗜碱性间变再生结节细胞、少数'幸存肝细胞'及少数'过渡性细胞'，具有合成 AFP 的能力。未见肝内其他类型细胞合成 AFP。合成 AFP 的细胞大多具有胞浆嗜碱性、生长活跃和形态上去分化的特点。②未见胆管癌细胞合成 AFP。肝细胞癌分化好的癌细胞绝大多数也未见合成 AFP，分化差的癌细胞合成 AFP 的能力，基本上与其生长活跃程度呈正相关，与分化程度呈负相关，而与癌细胞是否处于核分裂阶段关系不大。③肝癌组织 AFP 酶标的强度和范围与血清 AFP 水平之间基本上有平行关系。""据我们观察，合成 AFP 的细胞似具有以下特点：①细胞嗜碱性，提示胞浆中核酸增多和生长活跃；②形态上具有分化差或去分化的特点，即细胞幼稚，与胚胎期形态接近。原始细胞和真正分化成熟的肝细胞未见酶标阳性，分化好的癌细胞多数酶标阴性。""参照上海第一医学院病理教研组、第二军医大学病理教研组和 Edmondson 等分类方法，根据肝癌细胞的分化情况将肝细胞癌分为以下五型。肝细胞癌Ⅰ级：癌细胞分化好，其形态与正常相似。……肝细胞癌Ⅳ级：癌细胞形态与胚胎期肝细胞相似，胞浆极少，且着色极淡，细胞边界不清，呈裸核样。核大，圆形或椭圆型，内有少数较粗大的染色质颗粒，常有一个或多个巨大核仁，有丝分裂最多见。此亦称‘小圆形癌细胞’。另一种为小梭形癌细胞，核着色极深，呈小堆或散在分布，排列松散，癌细胞与间质常混杂一起。”

徐涛（1976）[26]：“血清中α-FG（甲种胎儿球蛋白）的存在并非原发性肝癌独有的产物，在一些其他疾病中也有微量存在，阳性率也不低。从许多迹象可以推断，α-FG是幼稚（新生）肝细胞的产物，新生的肝细胞越多，速度越快，血清中α-FG的浓度也越高。因而在肝炎，肝硬化等肝脏病而有肝细胞增生时，则出现α-FG；肝癌是肝细胞恶性变并有细胞原始化的表现，这种肝细胞的胚胎化是肝癌时产生α-FG的物质基础。”

蚌埠医学院原子医学教研组（1977）[27]：“1974年Tatarinov发现原发性肝细胞癌患者血清中存在AFP（甲胎蛋白），嗣后在人肝细胞癌体外培养时亦发现有此种蛋白（Rioche，1970）。”

邓伟吾（1977。摘）[28]：用同位素免疫法作癌胚抗原（CEA）定量测定。“71例各种呼吸道患者（慢支、肺气肿、肺结核、急性呼吸道感染等）血清CEA（癌胚抗原）平均值为14.5±9毫微克/毫升。”“42例已确诊而未进行治疗的原发性支气管癌血清CEA平均值为28。”

张玉砚等（1978）[29]：“肝细胞癌变过程，除去在细胞形态和代谢活动方面发生变化外，而且还呈现出某些胚胎肝的表型，如甲胎蛋白和胚胎性同功酶谱等。这些胚胎性蛋白在肝癌细胞中的再现，可能是由于肝细胞基因表达的调控系统，在肝细胞癌变过程中发生了异常变化，以至使已分化成熟的成年肝细胞去分化，进而发展为恶变细胞。”

朱一虹等（1978）[30]：“本文对我院1972.7~1978.8间，75例原发性肝癌病理组织进行甲胎蛋白检测。”75例原发性肝癌类型AFP的检出率：肝细胞癌（72例）65.2%，胆管细胞癌（2

例）0%，混合性肝癌（1 例）0%。72 例肝细胞癌分化程度（分级）与 AFP 检出率的关系：Ⅰ级（2 例）0%，Ⅱ级（45 例）73.3%，Ⅲ级（21 例）61.9%，Ⅳ级（4 例）0%。（从Ⅰ级→Ⅳ级，分化程度逐渐降低）。“一般对肝细胞癌的分化程度与 AFP 之间关系的报导，仅我们所知有三种意见：①分化越低 AFP 阳性率越高；②分化好及分化中等的阳性率高；③分化中等的阳性率高而分化好及最差者阳性率低。”“我们统计病例观察的结果，却支持第三种意见，认为分化中等（Ⅱ~Ⅲ级）者，形态及功能上近似胚胎肝细胞，合成 AFP 能力强，故检出阳性率高，而分化良好（Ⅰ级）者其形态及功能与正常肝相似；分化很差的肝癌细胞均失去了合成 AFP 的能力，故检出阴性率高。”“据一些研究资料证明，AFP 产生与细胞内的粗糙型内质网有关，而且主要附着于粗糙型内质网旁的多核糖体上。……在电镜下可见 AFP 阳性的肝细胞癌患者中，多数肝癌细胞内粗糙型内质网呈相对增多的趋势，而未分化或分化很低的肝癌细胞内细胞器极为简单，粗糙型内质网很少。在核质比例甚高，细胞器分化不全的小癌细胞，胞质中线粒体及粗糙型内质网均很少，分化居中的肝癌细胞的粗糙型内质网，其分化程度不及成熟的肝细胞中的内质网，因此，重现胚胎期肝细胞产生 AFP 的特性。它们可能与分化好的肝癌细胞及正常成熟肝细胞中的粗糙型内质网，在功能上存在着差别。”

朱雍然（1978。摘译）[31]：“1974 年 Banwo 等叙述了胰瘤胚抗原（POA）测定法，发现 50% 的胰腺癌患者的血清 POA 水平升高，于肿瘤切除后下降，而复发时再度升高。”

［美］A. C. 布朗（1978）[1]：自主性（不受机体控制）是肿瘤细胞的最重要特征；另一个特征是可移植性（这部分取决于自主性程度）；其他特性还有侵犯性和转移性。上述特性可分

离存在。对肿瘤问题而言生长速度不是重要的，真正重要的是产生不受限制的也就是自主的生长能力。动物细胞在转化成肿瘤细胞后也可能使正常时受阻抑的生物合成系统发生持久的激活，如肝癌细胞产生甲胎蛋白，胃肠道肿瘤产生的癌胚抗原。这类结果表明胚胎时期所表现的遗传信息的细胞分化以后受到阻抑，但在肿瘤中又重新表现出来。癌瘤细胞的一些逆转现象表明，确立肿瘤表现型所必需的全部遗传信息都存在于正常上皮细胞内，而保持癌瘤状态则仅仅是一个如何去控制此类信息的问题。致癌基因如果被证实是正确的，便将能够说明所有肿瘤的发生原因，诸如辐射线、致癌化学物质之类诱发癌症的因子，和衰老及宿主的内分泌状态一样，将仅仅被视为发挥去阻抑作用而使普遍存在的致癌基因活动起来的辅致癌因子。癌瘤细胞特别显示出在有氧条件下大量产生乳酸的有氧酵解作用。有氧酵解看来也似乎是某些正常细胞——特别是胚胎中存在的某些细胞所特有的一个特点。

陳明等（1979。综述）[32]：“癌变机理的内容可用 DDS 三个字母概括，第一个 D 代表基因损伤，第二个 D 代表去阻及去分化，S 代表选择，即致癌过程大致经过基因损伤，去阻及去分化与选择几个阶段。”“致癌的第二阶段是一种去阻遏过程（简称去阻）。”“应该指出的是，去阻作用进行时，不但阻遏者的肿瘤基因发生去阻现象，同时其细胞内其他被阻遏着的基因也被开放。这些基因曾在胚胎时期开放过，但由于细胞分化而渐渐被阻遏。这些胚胎时期的基因的开放，可以使细胞中的酶及抗原类似于胚胎时期，许多癌胚抗原的出现，如 AFP，CEA 及 FSA 等即是实例。由于细胞中酶谱的改变，即改变其代谢类型，具体表现为酵解过程的加强，与功能有关的代谢（如肝癌细胞中尿素合成）的减弱，癌细胞中酶谱的相似性等。这些表明了细胞的去分化现象（Dedifferentiation）。”肿瘤细胞膜性质的改变及其生物学意义见下表：

表　肿瘤细胞膜性质的改变

	膜成分及性质的改变	细胞生物学意义
1	膜上某些酶活性的改变：如蛋白酶、糖苷转移酶，环化酶等	膜结构被破坏，促进增殖，膜上糖蛋白及糖脂的异常，通透性增高
2	糖蛋白及糖脂的改变	细胞间交联或信息的丧失
3	细胞对糖及氨基酸等通透性的增高	促进增殖
4	细胞膜上正常成分的丢失，如LETS蛋白的消失	失去正常调控或细胞间的组织性
5	抑素的逸出	促进增殖
6	癌瘤特异表面抗原	不详（细胞控制失调，引起或抑制免疫反应）
7	与膜相连的微丝微管系统的改变	细胞膜与细胞质间的协调异常，细胞分裂失控及形成多倍体
8	与植物凝集素反应异常	不详，可能反映细胞膜上受体的变异，也与7、9二项有关
9	细胞膜流动性的变异	与7有关，细胞膜运动增加
10	胞饮、胞噬及"脱落"	免疫逃避

张奇亮（1979）[33]：“血清γ－谷氨酰转肽酶（γ－GT）是一种转移酶，它能促化γ－L－谷氨酰基团的转移，广泛存在于人体内肾、胰、肝、脾、肠、脑等组织中，对于体内氨基酸和蛋白质的吸收分泌和合成起重要作用。在人胚胎期肝内γ－GT含量很高，约为成人的30倍。当肝细胞发生坏死或恶性变时，其邻近的肝细胞内γ－GT合成亢进或由于癌细胞的逆分化，类似胚胎期酶的生成增多，当胆道堵塞排泄障碍时，酶向血液内逆流，故肝胆疾患者的血清中γ－GT常增高。”

辽宁中医学院（1979）[34]：肿瘤细胞的异型性主要表现如下：①瘤细胞大小及形态：体积大，形态不规则，大小不一致，有时有瘤巨细胞形成。②细胞核：体积增大，细胞核直径与细胞直径之比较正常细胞为大。核形状不规则，核内染色质增多、浓染、分布不均。核膜增厚，核仁大而清晰。核分裂相常见，并可见病理性核分裂相。③细胞浆：细胞内由于核糖核酸增多，常呈嗜碱性。“肿瘤组织以糖酵解过程增强，氧化过程降低为其特点。……无论在有氧或无氧情况下都是以酵解为主。……一般认为糖酵解增强的程度与肿瘤的恶性程度成正比。”浸润性生长是恶性肿瘤的生长特点。“瘤细胞膜含钙量降低：瘤细胞间粘合力降低彼此容易分离、脱落，给浸润创造了条件。”“瘤细胞具有阿米巴样运动，尤其是间叶组织的瘤细胞运动力较强。”

郑益星等（1980）[35]：“Greenstein 认为癌组织中所出现的酶的代谢模式和活性均类似于胚胎组织，他将这种特征称为 Greenstein 第一法则。Knox 在癌组织和正常母组织或胚胎组织中比较并观察了一些酶的活性，结果发现癌组织中出现的酶的活性与胚胎组织中的酶的活性相一致。在个体或系统发生和分化过程中出现的同功酶是一种随着脏器组织分化而表现的脏器‘标记酶’，这些同功酶也在癌组织中转化为胚胎化。这是由细胞癌变过程中所引起的‘去分化’现象而引起的，在癌组织中，同功酶谱趋向于胚胎性同功酶的现象，也称为‘反向分化’（retrodifferentiation）。”

白洪美（1980。摘）[36]：“肌酸激酶同工酶 BB（CK－BB）象癌胚抗原及甲胎蛋白一样，存在于肿瘤或胎儿组织中，它在健康成人组织中含量极微或不存在。作者用放射免疫分析检测了未经治疗的 17 例前列腺癌患者血清 CK－BB，其中 15 例（占 89%）的血清中存在异常量 CK－BB。用琼脂糖电泳测定这 15 例阳性血清，其中 9 例 CK－BB 呈阳性，余下 6 例因血清贮存过久不适用。同时用放射免疫分析检测了转移性前列腺癌缓解期患者血清，CK－BB 含量正常。在 75 例良性前列腺增生患者中仅 6 例（占 8%）血清 CK－BB 阳性。其他腺癌（如乳腺癌、结肠癌和卵巢癌等）和代谢疾病中血清 CK－BB 含量增加患者，大多数是疗效不佳。……用免疫过氧化酶的染色法测定，在良性或恶性前列腺组织中和恶性胸膜渗出液的上皮细胞的胞浆中发现 CK - BB，且恶性前列腺液含有高浓度的 CK - BB，而良性前列腺液和胸膜渗出液 CK - BB 呈阴性。”

司履生等（1981）[37]：“虽然不少报导癌组织中 ABO（H）血型抗原（以下简称血型抗原）部分丢失或完全丢失，但对其生物学意义甚少了解。Davidsohn 等对这一问题做过大量研究，发现癌组织中血型抗原几乎普遍丢失，转移灶的抗原丢失尤为明显。”“我们利用特异性红细胞粘附试验（SRCA）对一批食管鳞状细胞癌（下称食管鳞癌）手术标本进行初步观察，试图探讨癌组织血型抗原丢失与癌组织分化程度、浸润及转移等有无关系。”“我们用改良后的 SRCA 观察 50 例食管癌标本再次证实，癌组织的血型抗原往往完全或部分丢失。与文献中的同类研究相比，可见食管鳞癌的血型抗原丢失不若宫颈癌、乳腺癌、前列腺癌和肺癌那样严重，而与胃腺癌和喉头鳞癌相似。这也许与正常时各器官所含血型抗原的多少不一有关。”“Davidsohn 等根据对胃肠道良性瘤与癌及宫颈鳞状上皮癌变过程中血型抗原分布状况的观察，认为癌组织血型抗原丢失是细胞在癌变过程中免疫去分化的结果，但尚未见有报导利用同一组织类型癌瘤研究血型抗原丢失与分化程度的关系。我们首次进行了这方面的工作，结果发现食管鳞癌血型抗原丢失与其分化度之间呈负相关关系。此外，下列事实也可说明这种关系。我们发现在癌组织血型抗原部分丢失的病例中，角化珠每表现出明显的抗原阳性，文献中也有过类似记载。正常复层鳞状上皮的基底细胞不含血型抗原，当其分化为棘状细胞后始有这种抗原，说明血型抗原是在细胞分化过程中获得的。因之，可以设想，当鳞状细胞癌变时，发生了去分化，同时也丧失了它们合成这种抗原的能力。”“文献中用 SRCA 研究膀胱移行细胞癌血型抗原的报告普遍认为，非浸润性移行细胞癌初次活检时如抗原为阴性多在短期内发展为浸润癌，而抗原无丢失者则否。”“50 例食管鳞癌标本中之正常上皮均为血型抗原阳性，然 47 例之癌组织却呈不同程度的血型抗原丢失，完全丢失者 28 例，部分丢失者 19 例。”

黄光琦等（1981）[38]：“作者对人体癌组织、成年正常组织及胚胎组织的乳酸脱氢酶（LDH）同工酶进行了比较研究。观察到癌组织与成年正常组织的 LDH 同工酶谱有显著差异，丧失了原来各正常组织酶谱的特点，而与胚胎酶谱类似，即以 M 亚基增加，H 亚基减少为特点。这种趋向于胚胎型同工酶的变化可能与基因的调控有关。”正常人体“各组织均有各自不同的同工酶谱。”“68 例各种恶性肿瘤组织基本上都含有 5 个 LDH 同工酶成分，且其分布和百分比是比较接近的，它们均丧失了原来正常组织所具有的酶谱特点，而代之以彼此类似的酶谱。此恶性肿瘤组织的 LDH 同工酶谱，是以 H 亚基减少而 M 亚基增多为特点，即以 LD_1 的减少或完全消失，而 LD_4 及 LD_5 增加为其普遍现象。”“M 亚基在恶性肿瘤组织中的重现，曾被 Clansen 认为是恶性肿瘤组织的特征，并提出 M 亚基增加的组织都可能伴有恶性化，这可能是一普遍规律。”“M 亚基的增加，与生长速度及分化程度有关，生长快、分化差的恶性肿瘤中 M 亚基增加明显，与胚胎酶谱更为相似，而当生长慢、形态分化与正常组织相似的肿瘤，则一般具有成年型酶谱，这在我们对胃癌的观察及一些作者的报导中亦有所证实。”

赵春久（1981。译）[39]：“BFP（碱性胎儿蛋白）存在于人的各种癌组织中。”测定正常人及各种疾病患者 660 名血清的 BFP，正常人血清平均检出浓度约 50ng/ml，以 120ng/ml 以下为正常值。癌症的阳性率高于非癌疾患。肝病患者假阳性率高。“就胃癌、结肠癌、白血病等探讨的结果，随病情进展，血清 BFP 含量上升。用抗癌药剂治疗有效的病例 BFP 有下降至正常的趋势。胃癌、结肠癌根治术后复发者，血清 BFP 又上升至异常值。”

姜世忠（1981。摘）[40]：“对胃癌、结肠癌、原发性肝细胞癌和白血病的病情和血清 BFP（碱性胎球蛋白）动态的观察发现，随着病情恶化，出现血清 BFP 增高，尤其在临终前，多数病例可见 BFP 显著增高。”“对胃癌、结肠、直肠癌和白血病进行观察，应用抗癌药治疗的病例中，有效例中约 80% 其血清 BFP 降至 120ng/ml 以下的正常值，不过在无效例中，25% 的胃癌、46% 的结肠癌、直肠癌血清 BFP 也可降至正常。”胃癌、结肠癌、直肠癌根治术后，“未复发者，血清 BFP 除术后呈一过性升高外，全部病例均维持于 120ng/ml 以下，而复发例中，75～100% 升至 120ng/ml 以上。”

李振等（1981）[41]：“血型物质亦称 ABO 红细胞抗原，存在于红细胞表面及人体许多器官组织及大多数个体的分泌液中。”“在 92 例胃癌中，癌细胞血型物质消失和减弱共 69 例占 75%，癌旁正常胃黏膜上皮细胞血型物质消失或减弱共 9 例占 11%。”“不同分化程度胃癌的血型物质：在 44 例高分化乳头状管状腺癌，血型物质消失或减弱共 30 例占 68%，而在 48 例低分化腺癌、未分化癌及印戒细胞癌，血型物质消失或减弱 41 例占 85%。”“本组胃癌血型物质消失或减弱的发生率为 75%，高于日本的 50%（小室会里佳，1979），低于美国的 95%（Davidsohn，1971）。”“本研究显示 ABO 红细胞抗原系统的组织相容性抗原丧失或去分化，瘤细胞所具有的这种生物学特性，将对肿瘤移植的理论和实验研究有一定意义。而且，恶性细胞的转移与血型物质有较密切的关系。Sheaham 和 Davidsohn 等报告，原发癌血型物质在转移时均消失或减弱，而血型物质阳性的原发癌很少发生转移。”

胡应光（1981）[42]：“肝母细胞瘤，是发生在婴幼儿的一种比较少见的肝脏恶性肿瘤，肿瘤成分为胚胎性肝组织，常同时出现骨样组织及幼稚的间叶成分。”肝母细胞瘤“其组织发生 Willis（1958）认为起源于原始肝胚基（Blastema），这种观点以后得到了 Ishaks（1967）的支持；国内作者基本同意这种看法，即起自肝憩室或肝胚基，以后发育为胚胎性肝组织。”“本瘤常具有多形性形态特点，但亦可为纯一的胚胎性肝组织，本例出现骨样组织应归入混合型。”

关赛芳等（1982）[43]：“人体器官和组织具有各自的同功酶酶谱，在癌变过程中逐步失去正常分化的成年基因表现型而趋向胚胎或胎儿表现型。”“美国 Jalanko H 实验认为 γ－GT（γ－谷氨酰转肽酶）系与甲胎蛋白互相伴随的胚胎性蛋白（在胚胎肝时活力很高，成年肝活力则很低，癌变时活力再度升高）。”“Jalanko H 等动物实验结果表明 AFP 与 γ－GT 均为胚肝标志物，但在化学引发肝癌与自发性肝癌的表达却不同。AFP 在自发性肿瘤血清中异常升高，在引发性肿瘤中上升迟于 γ－GT，而 γ－GT 仅在化学引发肝癌中具有很高的活力，在自发性肝癌中却未见异常。”

陈士葆（1982。摘）[44]：“作者等应用酶组织化学和电泳等生化方法对 75 例胃癌组织（44 例分化良好，31 例未分化）、16 例正常胃黏膜、20 例肠腺化生、6 例肝和小肠组织及 4 例胎盘组织进行碱性磷酸酶同功酶（ALP 同功酶）测定。”“结果示胃癌组织含有肝型、胎盘和肠型 ALP。作者等认为肝型 ALP 来自基质细胞（毛细管内皮细胞、淋巴细胞和基纤维细胞），胎盘和小肠型 ALP 来自癌细胞。多数病例的胃癌细胞中所见 ALP 为胎盘型，而肠化上皮细胞中的 ALP 均为小肠型。”

黄道培等（1982）[45]：“人胚肝去组蛋白染色质抗原（DHCAg）具有癌胚特异性，本文用免疫酶标法在肝癌连续切片上比较了 DHCAg、甲胎蛋白（AFP）和白蛋白（ALB）彼此间的定位分布。得到的初步结果如下：①在肝癌标本中 DHCAg 和 AFP 无论在肝癌细胞、癌周细胞或幸存肝细胞中的分布有某种关系。提示 DHCAg 和 AFP 基因表达之间可能存在着某种联系。②在 DHCAg 阳性的幸存肝细胞和癌周细胞中 AFP 和 ALB 通常同时表达，表明这二种细胞很可能是癌前期细胞。③在 DHCAg 阳性的肝癌细胞中 AFP 阳性情况下 ALB 的合成明显下降，这就提示 DHCAg 和癌变后的某些特征相关。”“AFP 和 ALB 是肝实质细胞在不同分化阶段基因表达的产物，它们的动态变化反映了肝细胞的分化程度。”“本实验室曾制备人胚肝重组的去组蛋白染色质（RDHC），并用免疫酶标定位法测出它在肝癌和胚肝中具有较强的免疫酶标反应。”“本文采用了二种不同的方法制备天然的人胚肝去组蛋白染色质（DHC）。在人肝癌、人胚肝及正常成人肝组织切片上进行免疫酶标定位的结果表明，与 RDHC 一样，DHC 抗原（DHCAg）在肝癌和胚肝中也具有较强的免疫酶标反应。”DHCAg“与正常成人肝的反应无论在细胞核或浆内则全部呈阴性。”“在产生 AFP 的肝癌细胞、幸存肝细胞及癌周细胞中都出现了 DHCAg 的阳性反应，其阳性细胞的分布也和 AFP 基本相符。”“在幸存肝细胞和癌周组织中 DHCAg 与 AFP 和 ALB 的分布有某种相符性。以 DHCAg 和 AFP 可推测这些细胞与正常成年肝细胞不同，已发生了变化，但由于 ALB 的合成仍接近于正常细胞，它们 ALB 的阳性反应明显地比肝癌细胞强，所以这二类细胞很可能是癌前期细胞。”

王惠民（1982。摘）[46]：“有人已证实 γ－GTP（γ－谷氨酰转肽酶）在胚胎肝和肝细胞瘤的活性较正常肝脏高，而且该酶在胚胎肝细胞内的亚细胞分布也不同于成人肝细胞。这些都提示了 γ－GTP 可能有癌胚特性。”“大多数正常人血清可检出多达 10 个 γ－GTP 区带（Ⅰ～Ⅹ）。在肝细胞癌患者血清中还识别出另一些区带（Ⅰ′、Ⅰ″和Ⅱ′）。”“已知肿瘤组织的 γ－GTP 较正常组织含有更多的唾液酸。在未分化腺管细胞、胚胎小肠及胚肝检出了富含唾液酸的胚胎型 γ - GTP，而在各种分化细胞和成人肝中则发现唾液酸含量低的成人型 γ - GTP。因此，γ - GTP 的肝细胞瘤相关区带之一（Ⅰ′、Ⅰ″或Ⅱ′，特别是Ⅰ′）可能是一种富含唾液酸的胚胎型酶。”

杨小燕等（1982）[47]：“我们的实验用肝癌铁蛋白抗体，对肝癌，胎儿及新生儿肝及正常成人肝进行间接免疫荧光定位，发现：肝癌铁蛋白抗体与不同年龄组肝铁蛋白有交叉反应，但与正常成人肝反应极弱，与胎儿及新生儿肝反应较强。癌胚铁蛋白阳性荧光在肝细胞内有的均匀分布，有的呈颗粒样，或者在核周分布。均质状荧光多数在正常人肝内微弱的出现。颗粒型和核周型主要在肝癌及胎、新肝内。由此，我们初步从形态学证明肝癌铁蛋白的癌胚特性。”

余元勋（1982）[48]：“肿瘤标志物是由肿瘤细胞在癌变过程中产生的某些蛋白、酶和激素等，它们与非癌细胞产生的蛋白、酶和激素等在质或量上常有明显的差异。它们主要是肿瘤细胞基因调控失常后，细胞去阻抑去分化时胎儿性基因表达的产物，和肿瘤的产生有密切的关系，故可被用于肿瘤的诊断。肿瘤标志物可分为：①癌胎儿性蛋白；②肿瘤相关抗原；③异位激素；④酶（同功酶）等四大类。有人认为还可包括肿瘤的某些代谢物如多胺、唾液酸等。”“近年来文献报告的癌胎儿蛋白和肿瘤相关抗原不少。前一类有甲胎蛋白（AFP）、碱性胎儿蛋白（BFP）、癌胚抗原（CEA 或 CEA - S）、胰腺癌胎儿抗原（POA）、胎儿性前白蛋白等，后一类有骨髓瘤蛋白、异铁蛋白、β_2 - 微球蛋白、胎盘特异蛋白、胎盘 α_2 - 微球蛋白、扁平上皮细胞癌抗原、田纳西抗原、C_3DNA 结合结合蛋白、K - 酪蛋白、卵巢癌抗原、白血病细胞抗原等。”①甲胎蛋白：胎儿期主要在肝及卵黄囊产生。在肝细胞肝癌及卵黄囊肿瘤、胆管细胞癌、胃癌时，血中 AFP

可有程度不同的升高。②碱性胎儿蛋白：是1974年由石井在人胎儿血清、肠及脑组织中发现的一种癌胎儿蛋白。正常肝、脑组织、血清中含量很低，而肝细胞肝癌、乳腺癌、胃癌、结肠癌等许多肿瘤组织中BFP含量比正常组织高数倍到数十倍。用免疫荧光抗体法证明BFP存在于白血病细胞的细胞浆中。用酶联免疫标记法证实BFP也存在于肝癌细胞的细胞浆中。③胰腺癌胎儿抗原：1974年Banwo报道由人胎儿胰腺中可抽提出POA，1978年Gelder、Arndt及Mihas等再次确证了它可在胎儿胰腺及胰腺癌组织中出现。“近年来报道的酶（同功酶）类的肿瘤标志物主要有：γ-谷氨酰转移酶同功酶（γ-GT）（胎儿型）、碱性磷酸酶同功酶（胎盘型及非胎盘型）、醛缩酶同功酶（A型与C型）、5-核苷酸磷酸二酯酶同功酶、5’-核苷酸酶、α_1-抗胰蛋白酶、丙酮酸激酶同功酶（K型）、己糖激酶同功酶（Ⅱ型和Ⅲ型）、氨甲酰磷酸合成酶（Ⅱ型）、鸟氨酸脱羧酶（低Km型）、胸苷激酶、尿苷激酶（Ⅱ型）、DNA聚合酶（γ型）、dC-MP脱氨酶、tRNA甲基化酶、葡糖胺-6-磷酸合成酶（低PI型）、支链氨基酸转移酶（Ⅲ型）、谷氨酸酶（K型）、淀粉酶、酸性磷酸酶等。”①γ-谷氨酰转移酶同功酶：实验证明3-甲基奶油黄诱发的大鼠肝癌组织的γ-GT和胚胎大鼠肝γ-GT在酶的动力学及免疫学性质上一致。认为两者无结构和功能的差异，具有同样的酶蛋白。肝癌时出现这种γ-GT与正常肝γ-GT不同，它是一种癌胚性同功酶。②醛缩酶同功酶：人的醛缩酶同功酶根据其动力学和免疫学性质等可分为A（肌肉型）、B（肝型）及C（脑型）三型同功酶。肝细胞肝癌、胃癌、肺癌、肾癌、甲状腺癌等各种肿瘤组织醛缩酶B减少或消失，醛缩酶A或C产生和增加。醛缩酶C在胚胎心、脾、肺等许多组织中普遍存在，醛缩酶A是肝脏胚胎性同功酶，出生后肝中醛缩酶C消失，醛缩酶A活力降至很低。醛缩酶B是成年肝专一的同功酶。醛缩酶 A 和 C 分别是成年肌肉及脑的专一的同功酶。肝癌等肿瘤组织中出现醛缩酶 A 和 C 表明肿瘤细胞中出现癌胎儿性同功酶。“由于肿瘤细胞在癌变过程中发生的基因表达失常会影响到一个或一组基因表达产物（蛋白、抗原、酶、同功酶、激素等）转变成癌胎儿性的，它们的产量也会增加，这就为肿瘤科研工作者从中筛选有用的肿瘤标志物及联合地检测某些肿瘤标志物提供了可能。”

程明（1983）[49]：1963 年苏联 Abelev 发现原发性肝癌产生 AFP。“肿瘤组织中出现的铁蛋白以酸性铁蛋白为主，它的 H 亚单位所占的比例大于 L 亚单位，而正常组织中的铁蛋白则是以 L 亚单位为主，等电点 5.0～5.7。”“BFP（碱性胎儿蛋白）主要存在于胎儿的肠及脑组织内，并广泛围地存在于各种癌组织中。POA（胰胚抗原）主要存在于 3～6 个月胎龄的胰脏及胰腺癌组织内。”“95% 左右的正常人血清 CEA 值低于 5ng/ml，有长期吸烟史的健康人 CEA 可高于 5ng/ml，但很少超过 7.5ng/ml。肝病及慢性炎症患者血清 CEA 值可能低度上升。而直、结肠癌病人约有 80% 左右血清 CEA 值高于 5ng/ml，有的高达数百、上千毫微克。胃癌、胰腺癌、肺癌病人约有 50% 左右 CEA 值高于正常。癌症病人 CEA 含量随着病程进展逐步上升，术后迅速下降，如无复发一般术后三个月左右能降至正常水平，如有复发、转移，CEA 水平又会再次上升。由术前 CEA 水平的高低能推断预后的好坏及复发的早晚。从图（2）中可看出血清 CEA 值与癌的关系：5～10ng/ml 组的癌症确诊率是 48%，10～100ng/ml 组是 87%，100ng/ml 以上是 100%。5～10ng/ml 组的假阳性主要是发生于吸烟者、肝病及慢性炎症患者。”“POA 的正常血清值是 757±45 单位/ml，慢性胰腺炎 784±116 单位/ml，各种良性疾病 755±91 单位/ml，各种恶性疾病 747±87 单位/ml，而胰腺癌患者是 2006±122 单位/ml。”

张锦生等（1983）[50]：“自 1972 年 Fiala 等发现化学致癌物诱发大鼠肝癌组织中的 γ－谷氨酰转肽酶（γ－GT）明显增加以来，此酶与肝癌及癌变的关系日益受到重视，许多学者把检测 γ－GT 作为考察肝细胞发生癌变的一种实验室依据。”“在非致癌剂 D－半乳糖胺与致癌剂 3’－Me－DAB（3’－甲基－4，4’－二甲基偶氮苯）所致肝组织损害的材料中，肝细胞 γ－GT 组织化学的反应不同，前者为阴性而后者为阳性。组织化学放射自显影结果显示，γ－GT 阳性的肝细胞结节中，肝细胞的增殖程度远较 γ－GT 阴性结节中的活跃，而这种增生迅速的肝细胞被认为是一种癌前的增生病变。因此 γ－GT 作为肝癌及其癌前病变的标记是可取的。”“在诱发大鼠肝癌的癌变过程中，血清中的 γ－GT 含量始终高于正常对照组。”“1973 年 Anthony 提出肝细胞不典型增生可能是癌前病变的一种表现。以后 Gerber，Okita 和 Sakamoto 等发现在人体肝细胞结节中，不典型增生的肝细胞中甲胎蛋白阳性。我们在大鼠诱癌的后期（18～20 周），曾观察到不典型增生的肝细胞显示出较强的 γ－GT 活性。γ－GT 与甲胎蛋白同是癌胚性物质，两者又都可在不典型增生的肝细胞中出现，提示这些细胞的基因表达已有失常，在生化特性上接近肝癌，故从另一角度支持了 Anthony 的假说。”

杨善民等（1984）[51]：“胃癌的超微结构研究中，发现癌组织中可含有少量内分泌型细胞。……相当于正常胃黏膜中的肠嗜铬细胞、肠嗜铬样细胞和促胃液素细胞。”“胃癌中的内分泌型细胞，有时胞质中除内分泌颗粒外，还含有黏液颗粒。这种现象可能是癌细胞双向分化的反映，另一可能性是这些癌细胞也经历着从幼稚黏液细胞往内分泌细胞过渡的阶段。过去我们对胎儿胃黏膜进行超微结构观察中，也发现类似的细胞。”

钟慈声（1984）[52]：线粒体嵴的形状和排列直接反映出细胞氧化代谢率的高低，氧化代谢率高者线粒体数量多，嵴长而密；

氧化代谢率低者，线粒体细长，嵴短而疏。癌细胞的线粒体嵴不发达，这与其无氧糖酵解作用超过呼吸作用有关。

王红阳（1985。摘）[53]："近年来的研究显示，与铁的代谢和贮存有重要关系的铁蛋白是一种癌胚抗原。在胎儿肝脏、乳腺癌、胰腺肿瘤、胃癌肝转移时铁蛋白水平均增高。人和动物的肿瘤细胞培养亦呈现铁蛋白升高。为研究结合铁蛋白的淋巴细胞对诊断癌肿和判断预后的价值，作者采用简单的间接免疫荧光技术对44例病理检查证实的癌肿患者，包括26例头颈部鳞状细胞癌、14例结肠癌和4例支气管癌进行了检查。10例头颈部良性疾病患者及15名健康人为对照组。""结果表明：44例癌肿患者外周血单核细胞（PBM）中结合铁蛋白阳性的淋巴细胞平均百分比为10±0.94，25例对照组为3.1±0.56（P<0.001）；26例头颈部表皮癌者结合铁蛋白淋巴细胞的平均百分比最高值为11.4±1.39，其中23例在5%以上。结合铁蛋白淋巴细胞的百分比与癌肿分期（TNM分类法）无显著相关性，但有淋巴结转移患者的百分比显著高于无淋巴结转移者（P<0.05）。14例结肠癌和4例支气管癌患者结合铁蛋白淋巴细胞平均百分比分别为7.8±1.4和8.4±2.54。前者14例中有11例，后者4例中有2例的百分比>5.0（P<0.001）。""根据上述结果作者指出，头颈部癌、结肠癌和肺癌患者存在一种结合铁蛋白的淋巴细胞亚群。"

刘重元等（1985）[54]：健康孕妇血清、胎儿心脏血中5'-核苷酸磷酸二酯酶同工酶V阳性率显著高于正常人，直接证实了本同工酶的胚胎性来源。血清中5'-核苷酸磷酸二酯酶同工酶V阳性率HBsAg阳性肝癌>HBsAg阳性急性肝炎>HBsAg阳性慢性肝炎>HBsAg阳性携带者，说明本同工酶与HbsAg无直接关联，但可能与肝细胞再生有关。"5'-NPDase-V与其它一些人体胚胎发育过程中产生的同工酶一样，随着个体发育成熟而逐步消失。在病理性再生或肿瘤发生时，又可再度出现。正常细胞癌变时，癌细胞又具有胚胎细胞的一些表型特征，重新产生某些胚胎性同工酶。”“邹氏等在鼠 morris 肝癌株细胞膜中检出 5’-核苷酸磷酸二酯酶，并进一步发现此酶的活力与肿瘤生长率有关。……用 3’-甲基-4.4’-二甲基氨基偶氮苯诱发大鼠肝癌发现癌组织中 5’-NPDase 活力有明显提高，进一步证明此酶活力与肿瘤有直接关系。”“肝癌患者血中 5’-NPDase-Ⅴ的出现则是细胞逆分化使控制胚胎时期蛋白合成的基因重又开放的结果。”“1973 年美国邹氏首先报道测定血清 5’-核苷酸磷酸二酯酶同工酶Ⅴ诊断肝癌；国内陆氏及本文作者之一重复这一检测方法，并有所发展。”5’-NPDase-Ⅴ不存在于正常成人中。

林文光等（1985）[55]：“137 例胃镜检查并经活检病理证实为浅表性胃炎、溃疡、浅表性胃炎伴不典型增生、浅表性胃炎伴肠腺化生、萎缩性胃炎、萎缩性胃炎伴肠腺化生和胃癌患者的血清乳酸脱氢酶（LDH）测定，与 48 例正常供血者血清 LDH 测定结果进行比较，均无显著性差异。其中部分病例进行 LDH 同工酶测定结果，胃癌等患者的 LDH_5、LDH_4 出现阳性结果。对 124 例上述患者抽取胃液中和后进行 LDH 测定，以浅表性胃炎胃液 LDH 平均值为对照，胃癌患者胃液 LDH 增高，具有显著性差异，其他疾患未见显著性差异。”“乳酸脱氢酶参与体内酵解反应，自从 warburg 提出癌组织有氧酵解代谢较强特点以来，LDH 测定亦被应用于胃疾患等并作为诊断参考，被认为系酵解酶类应用于肿瘤诊断较有意义的一种，特别用于胃液测定证明对于胃癌诊断有意义。”“我们还对 2 例胃癌、3 例浅表性胃炎及 2 例萎缩性胃炎患者血清进行了 LDH 同工酶测定，其结果与本室正常血清琼脂糖凝胶电泳同工酶测定 53 例结果相比较。……以上按超过正常平均值 ±2SD 为阳性，则胃癌、萎缩性胃炎及浅表性胃炎患者血清 LDH_5 均呈阳性，胃癌及浅表性胃炎血清 LDH_4 亦呈阳性，此结果与这些疾患时胃组织中 LDH_5、LDH_4 的增高有关。”

林克敏等（1985）[56]：“用4%~20%管状聚丙烯酰胺梯度凝胶电泳，分离肝癌病人血清5’-核苷酸磷酸二酯酶同工酶，出现的11条同工酶带中，第Ⅰ、Ⅴ和第Ⅵ条在125例正常人血清中均未出现，而第Ⅴ和第Ⅵ条在42例肝癌中有31例出现，但在70例非肝癌肝病病人中没有1例出现。因此第Ⅴ和第Ⅵ条同工酶带可能是肝癌的特异带，会有助于肝癌的诊断。用同法又发现胎儿和新生儿脐带血清中存在着与肝癌病人血清中相对应的异常同工酶带，新生儿出生后这异常的第Ⅰ、Ⅴ和Ⅵ同工酶逐渐减弱，到10岁以后全部消失。这些结果提示肝癌病人血清中出现的5’-核苷酸磷酸二酯酶异常同工酶带属于癌胚同工酶。”

焉晋绪等（1985）[57]：口腔黏膜白斑是口腔科常见病，因易癌变而被重视，其癌变率据不同资料分别为1%~3%。本文就三例口腔黏膜白斑病理组织的电镜观察做报导。白斑的电镜观察可见棘细胞层的桥粒丰富，突起多、基层细胞核大，突起多等均表示上皮细胞分化差（幼稚），生长代谢活跃，棘细胞内的糖原颗粒增多及基层细胞之张力微丝增多为白斑过度角化提供了物质基础。

翁梨驹（1985。摘）[58]：胎盘碱性磷酸酶（PLAP）这种瘤胎抗原最高发生率见于各种生殖道恶性肿瘤患者。作者应用一种敏感的酶促性分析测定83例妇科肿瘤（宫颈癌25例，卵巢癌23例及乳腺癌35例）及155名健康人群的PLAP。结果三种肿瘤患者的PLAP均值均比正常人升高。“宫颈癌患者PLAP阳性率（68%）相对较高，而乳癌较低（23%）与其他研究一致。”“妇科恶性肿瘤患者中所测的最高值相当于中期妊娠时所见，此时这胎儿胎盘单位已发育达相当体积。”

曹诗运（1985）[59]：“肿瘤细胞的共同特性，概括起来主要有：①分化不成熟；②分裂增殖不已；③恶性肿瘤细胞能转移到身体其他部位，并在他处生长增殖。”

李少林（1986。译）[60]：“BFP（碱性胎蛋白）是在1974年从人胎儿血清及胎儿肠组织提取液中发现的一种胚胎蛋白质。BFP在电泳中分布在γ-球蛋白区域，是等电点为9.3的碱性蛋白质。由于以前发现的胚胎蛋白都是酸性蛋白质，而这种蛋白质是碱性，故名BFP。BFP在数种癌组织中存在，是一种癌胚胎蛋白，并在发现后第二年从原发性肝癌患者腹水中提纯成功。进而用125I标记BFP建立了双抗体RIA法。测定血清BFP的结果，证实了BFP可以作为肿瘤标志物。进而还确定了BFP可以作为癌症治疗效果或术后复发的检测指标。”“在人胚胎中，对肠、肝、脾、肺、肾以及脑组织中的BFP中Ouchterlony法测定的结果表明在胚胎肠和脑组织中可以测出BFP。在正常成人的肝及脑组织中也有微量BFP存在。在癌组织中，如胃癌、结肠癌、原发性肝癌及乳癌组织中也可测出。”“用荧光免疫分析法和酶免疫法（PAP法）测定BFP在白血病细胞和肺癌、胃癌、子宫癌、肾癌细胞等中的分布，证明了BFP主要分布在细胞质中。”“要证明BFP能作为一种肿瘤标志物，就必需证明癌细胞产生BFP。用移植乳癌的小白鼠进行实验证明其血清中的BFP随着肿瘤的增大而增高。4只小白鼠中，虽然肿瘤生长的大小不一样，但折算成与单位重量肿瘤组织相当的血清BFP的含量，则大体上相同，约为1000ng/ml·g。而且每克肿瘤组织中BFP的含量约为100μg，也大致一样。由实验结果表明，BFP由乳癌产生且可释放入血液中。这就提供了BFP作为肿瘤标志物的依据。”研究了胃癌、结肠癌、直肠癌、胆囊胆管癌、胰癌及肺癌病例病程各期BFP阳性率的变化，可以看出，无论哪一种癌症都随着病程的进展，血清BFP的阳性率也增高。

宗明等（1986。综述）[61]：“在胚胎发育早期，肝组织内ALD-A（醛缩酶同功酶A）和醛缩酶同功酶B（ALD-B）同时存在，但后者水平极低。随着胚胎发育，ALD－A逐渐降低，至出生前数天时，已难以测出，ALD－B则成为成熟肝脏中主要的醛缩酶形式。”“用0.06%的3’－MeDAB喂养大鼠60天，虽然其肝组织总的醛缩酶活力、有丝分裂指数、组织学、可溶性蛋白质和DNA含量等均无甚变化，但ALD－A活力明显增高。在停止给药后的300天内，这种变化不会逆转。其它致癌剂如2，7－FAA等也能导致这种变化，而非致癌偶氮化合物2－MeDAB则不能。”“正常成熟肝组织中的醛缩酶同功酶为ALD－B，其FDP/FIP活力比在1左右。但大鼠Zajdela实验肝癌细胞的FDP/FIP活力比高达30，其它实验性肝细胞癌中也发现类似现象，说明肝癌细胞中主要的醛缩酶形式已由ALD－B转为ALD－A，并已用电泳法和免疫学方法得到证实。”“1963年，Schapira等对正常人肝脏和肝癌组织醛缩酶同功酶进行分析，发现肝癌组织的FDP/FIP活力比从正常肝组织的1.01～1.05上升到2.20～13.00，与胚胎肝组织（2.00～3.70）相近。肝硬化及急性肝炎组织则分别为1.00～2.50和1.17。在免疫电镜下，正常成人肝细胞内ALD－A呈阴性或弱阳性反应，且阳性细胞很少，规律地分布于小叶中央静脉周围。结节性肝硬化、慢活肝组织往往呈阴性反应。肝癌组织内可见到大量ALD－A阳性反应颗粒，弥漫分布于胞浆。同时癌细胞分化越差，ALD－A阳性反应越强，更证明ALD－A是一种癌胚蛋白。动物模型也证实了这一点。生长缓慢、分化良好的肝癌组织中，FDP/FIP活力比较接近正常；生长迅速、分化差的肝癌，由于FIP活力大幅度下降，FDP/FIP活力比与ALD－A的FDP/FIP活力比相似。”

杨秉辉（1986）[62]：肝癌的标志物首推甲胎蛋白（AFP），AFP假阳性主要见于：①非癌性肝脏病：主要指肝炎、肝硬化，占所有“假阳性”的80%。②生殖腺胚胎癌：因含卵黄囊成分故可产生AFP。③消化道癌尤其是胃癌，伴肝转移者更多。④病理性妊娠、肝血管内皮瘤、恶性肝纤维组织瘤、Zieve 综合征等。还有报道在浅表性胃炎、消化性溃疡活动等病例中亦可能出现低浓度 AFP。除 AFP 外较有价值的肝癌标志物还有：①癌胚抗原（CEA）：原发性肝癌可升高，但在转移性肝癌中增高尤多。肺癌、乳癌、结肠癌、肝功能障碍及胆道梗阻者中皆有增高。②碱性磷酸酶（AKP）：肝癌、肝外梗阻阳性率增高。同功酶 AKP1 为肝癌特异。原发性肝癌 75% 阳性，转移肝癌 90% 阳性。胎盘型 AKP1 肝癌 66.7% 阳性，非癌的病例只有 0.4% 阳性。③γ－谷胺酰转肽酶（γ－GT）：肝癌、肝病及梗阻性黄疸皆可升高。④5’核苷酸磷酸二酯酶同功酶Ⅴ（5’NPDaseⅤ）：原发性肝癌 79% 阳性，转移性肝癌 80% 阳性，良性肝胆胰疾病阳性率 59%，梗阻性黄疸常为阳性。⑤铁蛋白（Ferritin）：感染、肝病、心肌梗塞及肿瘤时皆可升高，但肝癌升高显著。酸性铁蛋白对肝癌具有特异性。⑥α_1 抗胰蛋白酶：肝癌 80.4% 增高，肝硬化 20%、肝炎 28.6% 增高。

杜肇宗等（1986）[63]：人胃腺癌细胞株 SGC－7901 表达的是碱性磷酸酶胎盘样同工酶。“碱性磷酸酶有胎盘型、肠型和肝/骨/肾型三种同工酶，……有的碱性磷酸酶同工酶具有肿瘤的起源，在某些肿瘤和来自恶性肿瘤的细胞株中，发生所谓的胎盘样或肠样碱性磷酸酶的‘异位’表达。”Kazumase Miki 等发现“在 23 例胃癌组织中有 8 例有胎盘样同工酶，其余具有肝样和/或肠样同工酶。他们认为胎盘样同工酶可能来源于癌细胞本身，而其他同工酶是否亦来源于癌细胞尚不能确定。”“过去一般认为，在正常发育过程中碱性磷酸酶胎盘同工酶仅在胎盘表达，是一种胎儿酶，其编码于胎儿基因组。碱性磷酸酶胎盘样同工酶在某些肿瘤中的表达，被认为同癌胚抗原、甲胎蛋白和人绒毛膜促性腺激素一样，是癌胎蛋白在恶性肿瘤中异位表达的例子，是由于编码碱性磷酸酶胎盘同工酶的结构基因在癌变过程中去抑制的结果。”

张勇等（1986）[64]：“原发性和移植性肿瘤都可能产生一些正常细胞所没有的蛋白质，这些蛋白质往往存在于同种组织的胚胎时期。例如甲胎蛋白（AFP）、癌胚抗原（CEA）和某些癌胚性同工酶。葡萄糖：ATP－磷酸转移酶同工酶是其中的一种。此酶在哺乳类动物肝脏中存在四型同工酶，其中Ⅰ、Ⅱ、Ⅲ型对葡萄糖的亲和力较高，Km 值分别为 1×10^{-5}M、1×10^{-4}M 和 1×10^{-6}M，习惯上称这三型酶为己糖激酶（HK）同工酶。Ⅳ型酶仅存在于肝脏、对葡萄糖具有专一性，Km 值为 1×10^{-2}M，称为葡萄糖激酶（GK）。这四型同工酶的动力学和免疫学性质各不相同，推测它们是不同基因的产物。胎儿肝只存在Ⅰ、Ⅱ和Ⅲ型。原发性及移植性大白鼠肝癌中葡萄糖：ATP－磷酸转移酶同工酶谱发生了变化，表现为 GK 活性下降，HK 活性上升。”“自从 1963 年 Schapira 首次报道人类肝癌出现胎儿型醛缩酶同工酶以来，同工酶作为研究肿瘤基因表达的良好指标，引起人们的重视。本实验观察到 DAB 诱癌 4 周、8 周、16 周和肝癌组葡萄糖：ATP－磷酸转移酶同工酶 GK 活性下降，HK 活性上升。琼脂糖胶电泳和扫描图提示在肝癌组活性升高的 HK 中，主要是Ⅰ型和Ⅱ型酶，以Ⅱ型酶为主，与胎鼠肝的图谱相类似，表明在 DAB 诱发的大鼠肝癌中出现基因反分化现象，即在胎儿时期表达活跃的Ⅱ型 HK 在肝癌中积极表达，同时在胎鼠肝不存在的 GK 在肝癌中其活性明显下降，甚至消失。本实验用于研究 GK 和 HK 的 13 例肝癌，其中 6 例存在 GK，说明 DAB 诱发的大鼠肝癌中 GK 的基因并未缺失，进一步提示肝癌中 GK 活性的下降是由于 GK 基因表达受到抑制。”“肿瘤出现胎儿型同工酶是有其生物学意义的。葡萄糖：ATP－磷酸转移酶是糖酵解第一个关键酶，胎儿型同工酶对底物的亲和力普遍比成年型高，因而能够高效率地利用底物，为肿瘤细胞的增殖提供合成原料和能量；……Ⅱ型 HK

对葡萄糖的亲和力比 GK 大 100 倍。”“Kosow 等曾报道肿瘤细胞不但胞浆中Ⅱ型 HK 增加，细胞膜和线粒体膜的Ⅱ型 HK 也增加。肿瘤细胞的糖酵解，实际上在细胞膜上就开始了。本实验只是观察了胞浆可溶部分Ⅱ型 HK 活性的增加。”

袁玫等（1986）[65]：“‘T’抗原被认为是癌相关抗原，包括大肠癌。为了澄清‘T’抗原是否出现于大肠癌及其特点，本文比较了花生凝集素，多克隆抗‘T’抗体以及单克隆抗‘T’抗体在人类大肠各类组织。结果表明花生凝集素对大肠癌有较高的敏感性（91%），但在正常组织中特异性最差（68%）。单克隆抗‘T’抗体的敏感性只有 76%，但是 100% 特异性。多克隆抗‘T’抗体的敏感性及特异性界于前两者之间。单克隆抗‘T’抗体在腺瘤型息肉中出现率低于多克隆及花生凝集素，但与三种癌前病变指标有平行关系。在化生型息肉中花生凝集素的出现多于另两种抗体。各类细胞浆内多克隆及单克隆抗‘T’抗体的出现率亦高于花生凝集素。大多数胚胎大肠组织都具有‘T’抗原，这表明‘T’抗原也是一种癌胚抗原。三种抗体所表现的不同，可能是由于其所识别结合的抗原不同所致。”“M 与 N 是人类第二血型物质中的主要类别，与 ABO 类似，它们各有其特定的碳水化合物结构，从而表现出不同的抗原性，T 抗原是 M、N 血型物质的前身，其抗原决定簇的生化结构是 β－D－Gal（1→3）D－GalNAC。花生凝集素（PNA）可识别此双糖结构及 β－D－Gal，曾有人用之观察‘T’抗原在大肠癌、大肠息肉中的表现。正常大肠黏膜或不含 T 抗原，或只少量出现于上皮细胞核上区。而大多数大肠癌可结合 PNA，因此‘T’抗原被认为是大肠癌的相关抗原。”“从单克隆抗‘T’抗体的结果来看，正常大肠组织是阴性的。”“单克隆抗‘T’抗体不仅能很好的区别正常与癌组织，而且在癌前病变的表现亦很引人注意，从组织学分类来看，他多出现于绒毛状腺瘤，而少出现于管状腺瘤，从肿瘤大小来看，它随肿瘤增大而出现率增多，它亦随不典型增生程度加重而出现率增多。因而与各类形态学的癌前病变发展相平行。可成为判断癌前病变发展的一个辅助诊断指标。而 PNA 及多克隆抗体与癌前病变发展的关系都不如单克隆抗体明显。”“Cooper 曾注意到非新生物疾病中‘T’抗原出现于核上区，用唾液酸处理后，杯状细胞出现阳性，表明‘T’抗原首先合成于 Golgi 氏区，然后变为‘M’‘N’抗原而出现于分泌滴，但是在癌组织中‘T’抗原直接出现于细胞膜而不变为‘M’‘N’抗原，这表明其分化的不完全，其前身物质‘T’大量积聚于细胞膜。亦有人报告在长期溃疡性结肠炎患者的直肠增生不良黏膜细胞核上区出现‘T’物质，本实验亦见在化生型息肉，腺瘤型息肉，癌旁移行区黏膜出现‘T’抗原，多局限于核上区。但是从单克隆抗体染色看，它在癌及部分不典型增生的腺瘤型息肉中，‘T’抗原不只局限于核上区，而且还弥漫性的分布于整个细胞浆内，表明大量积聚了碳水化合物合成不完全的抗原物质。我们曾观察到 ABO 血型物质前身在大肠癌中的积聚，可能是由于瘤组织中缺少某种特异性的糖元转换酶。而‘T’物质的出现和积聚也可能与癌组织缺少相应的转换‘M’‘N’物质的酶有关。”

宗明等（1986）[66]：“醛缩酶（EC4，1，2，13）作为糖酵解过程的关键酶之一，以一系列同工酶形式分布于哺乳动物的各种组织，其中醛缩酶同工酶 A（ALD－A）主要存在于横纹肌和胚肝组织，B（ALD－B）存在于成年肝组织。一些研究表明，肝细胞癌变时癌组织中 ALD－A 逐渐增高可取代正常的 ALD－B，表现为外周血液中的 ALD－A 异常增高。我院自 1984 年 10 月~1985 年 6 月对 104 例病理证实的原发性肝细胞癌（HCC）、40 例消化道癌肿、119 例良性肝病（部分经病理证实）患者血清，以及 21 例 HCC、10 例肝硬化、11 例正常肝组织的 ALD－A 水平进行了测定，以探讨其在 HCC 诊断中的价值。”“FDP/FIP

活力比的差异实际上反映了 ALD－A，B 的相对含量。”“ALD－A 被认为是肝脏中的胚胎型同工酶，出生后即降到几乎不能测到的水平。但肝癌组织中提取的醛缩酶结晶在底物特异性、氨基酸顺序、胰酶消化后指纹谱、羧肽酶消化后抑制率、抗 ALD－A 血清处理后的酶活力抑制率方面均与 ALD－A 结晶一致，证实了胚胎型同工酶 ALD－A 在肝癌组织中的‘重现’。Schapira 和 Asaka 先后观察到肝癌患者均有不同程度的高 ALD－A 血症，并认为这种现象是癌组织中胚胎型 ALD－A 增高的结果。在 21 例原发性肝癌患者中，90% 以上有血清 ALD－A 的增高，似乎较 AFP 的增高更为常见。”本组 104 例 HCC 患者血清 ALD－A 水平明显上升。“为了证实这种变化的来源，我们研究了不同疾病时肝组织的 FDP/FIP 活力比。”正常肝组织中主要为 ALD－B；肝硬化时由于组织的损伤和修复，ALD－A 和 ALD－B 同时增加，但以后者为主，这与某些作者的观察结果一致；肝细胞癌变后，癌组织中醛缩酶同工酶谱已转为胚胎型的 ALD－A，是肝癌患者血清 ALD－A 异常的来源。

徐福忠（1986。摘）[67]：“胎儿血红蛋白（HbF）出生时占血红蛋白总量的 70%～90%，此后在循环红细胞中逐渐降低到正常成年人的水平，降低的原因尚不清楚。出生后 HbA（$\alpha_2\beta_2$）逐渐代替 HbF（$\alpha_2\gamma_2$）。在镰状细胞贫血，地中海贫血、急性及幼稚型慢性髓性白血病，淋巴瘤以及各种实质性肿瘤患者中 HbF 水平均增加。泌尿生殖系癌的病人 HbF 水平也增高。”“作者对 39 例组织学证实的睾丸肿瘤病人测定治疗前 HbF 水平，并与组织学类型及疾病分期进行比较，探讨其相关性。”结果：睾丸肿瘤病人 HbF 水平较正常对照组显著增加。组织学分型精原细胞瘤和非精原细胞瘤 HbF 水平都较正常对照组显著增加，非精原细胞瘤比精原细胞瘤 HbF 水平更高。睾丸肿瘤各期 HbF 水平均较正常对照组显著增加，各期比较无显著性差异。“作者认为癌症病人中耐碱性胎儿血红蛋白（HbF）值均升高。”

金世杰（1986。综述）[4]：Barrett 食管即食管下端黏膜被柱状上皮所“代替”并存在溃疡。“先天学说以胚胎学理论为依据。上消化道由内胚层的前肠分化而来，在 130mm 胚胎以前的前肠黏膜上皮均为柱状上皮，以后食管黏膜由其中段逐渐向两侧被鳞状上皮所覆盖。当这种胚胎发育过程进行得不完全时即可在食管的上端或下端‘残留’着柱状上皮黏膜。”“主张后天病因学说的理论根据是子宫颈的糜烂和慢性炎症可以使原来的鳞状上皮变为柱状上皮。由此推断，长期的胃食管返流，胃酸和胃蛋白酶或者含有胆汁的小肠内容液使食管下端发生炎症，结果鳞状上皮被柱状上皮所‘替代’。根据这样的推理所做出的动物模型也证实了 Barrett 食管的主要病因是持久性胃食管返流，酸性胃内容物及食管下端的溃疡。全胃切除病人胆汁返流至食管下端引起 Barrett 食管也有报告。19 岁以下儿童 Barrett 食管患者病例分析结果表明儿童患此病的原因也是由于慢性胃食管返流而不是先天性食管畸形。”患有全身性硬皮病（可致食管下端功能不全）的人也有 Barrett 食管。“Barrett 食管与食管下端或贲门部腺癌的关系极为密切。”“Barrett 食管被认为是食管下端腺癌的前驱。”“Zollinger－Allison 氏综合症有合并 Barrett 食管的报告，其发生也证明了胃酸刺激食管下端的黏膜肠上皮化生的理论。”“柱状食管黏膜与胃体部萎缩性上皮或肠上皮化的胃黏膜病理改变非常类似。”“Barrett 食管的组织细胞类型有：①类似小肠上皮的柱状上皮；②类似胃贲门腺区的交界型上皮；③有壁细胞的胃底腺类上皮。其中第一型为最多见。”“正常人食管下端黏膜具有相对于食管外膜为负的电位（PD），其值为约－14mV。Barrett 食管的黏膜 PD 为－25mV，同胃黏膜 PD 相等。”

张俊（1987。摘译）[68]：“碱性胎儿蛋白（BFP）是 1974 年石井从人的胎儿血清、肠和脑脊液中发现的一种胎儿蛋白质。故称为 BFP，它和属于酸性蛋白质的甲胎蛋白（AFP），癌胚抗原（CEA）等胎儿蛋白质不同，是一种碱性蛋白质。”“因为 BFP 大量存在于胎儿以外各种癌细胞中，所以是胎儿和癌组织共有的物质。已明确可作为肿瘤的标志之一。”“BFP 在细胞内的位置，用荧光抗体法，或酶抗体法研究结果，证明存在于白血病细胞、肝癌、肺癌、乳癌、子宫癌细胞原生质中。BFP 是癌产生的，用人的乳癌或原发性肝癌移植给裸鼠的实验，明确随肿瘤增大癌新生的 BFP 浓度成比例增高。”

孙恪遵（1987）[69]：“由于癌瘤细胞的某些代谢特点，如 RNA 和 DNA 合成旺盛，出现胚胎时期的蛋白质和酶、糖酵解作用增强以及激素和某些微量元素代谢的变化等。”α_2 癌胚糖蛋白（α_2GP）胃癌患者阳性率显著高于非胃癌患者和健康人。胃癌、胃的癌前病变患者胃液中癌胚抗原（CEA）显著高于正常人。胎儿硫糖蛋白抗原（FSA）可存在于正常胎儿消化道黏膜，也见于胃癌细胞以及胃癌细胞邻近的非恶性上皮细胞内。

吴建文（1987。综述）[70]：γ－GT（γ－谷氨酰转肽酶）。“肝癌病例几乎 100% γ－GT 均升高，但其特异性较差。有认为测定血清 γ－GT 总活性对转移性肝癌的诊断和预测有一定价值。Felberg 等测定 116 例眼色素层恶性黑色素瘤患者的血清 γ－GT，40 例升高；其中 28 例（70%）合并有转移性肝癌。其中，15/28 例（54%）治疗前 γ－GT 为正常上限，在 2 年的随访过程中发现肿瘤肝转移。有人发现测定腹水 γ－GT 有助于恶性肿瘤的鉴别，原发性肝癌时 γ－GT 均值远远高于其他疾病。”“在人胚胎肝中，γ－GT 有很高的活性，出生后即迅速下降，正常成年人肝中 γ－GT 活性很低。肝癌前期病变和肝癌组织中 γ－GT 则明显升高。”ALP（碱性磷酸酶）。“Regan 同功酶：可见于许多恶性肿瘤患者的血清和组织中，其许多酶学和免疫学特性皆类似于胎盘 ALP 同功酶，但对尿素的敏感性高于胎盘同功酶，说明两者的空间结构存在差异。有人曾测定1例接受5－FU治疗的结肠癌肝转移患者的血清Regan同功酶，发现该酶随着肝脏缩小而下降，而当肝再次肿大时，该酶活性又升高。”“Nagao同功酶：该酶的性质与Regan同功酶相似，但可被L－亮氨酸抑制，对乙二胺四乙酸更敏感。Nagao同功酶是一种胎盘ALP的D变异型，由肝和胎盘ALP结合而成。……临床上约半数癌患者血清中可测到此酶。”Ald（醛缩酶）。“当组织癌变时，组织Ald同功酶会发生变化，表现为AldA取代癌变前组织中的Ald同功酶，同时，血清Ald同功酶也发生明显变化。”“许多恶性肿瘤患者血清AldA都可升高，肝癌时AldA升高的阳性率为94%~100%。临床上，测定肝病患者血清AldA，有助于鉴别良性肝病和恶性肝病，前者AldA正常，后者则升高。Asaka等采用放射免疫法同时检测35例各种肝病患者血清AldA和CEA，结果显示11例肝硬化AldA皆正常，CEA大多正常；12例原发性肝癌血清AldA全部升高，仅2例CEA升高；转移性肝癌时AldA和CEA均升高。说明同时检测血清AldA和CEA不仅可鉴别良恶性肝病，且可鉴别转移性肝癌和原发性肝癌。在原发性肝癌时，血清AldA升高的阳性率常高于AFP，但其特异性不及AFP。血清AldB的放射免疫测定可用于转移性肝癌和原发性肝癌的鉴别诊断，前者AldB大都升高，而后者则正常。”“总的说来，约有99.4%的良性疾病患者AldA在正常范围。”“AldA是一种胚胎性蛋白质，在正常鼠肝中，此酶定位于Kupffer细胞和内皮细胞浆中，AldB位于肝实质细胞浆中。Numazaki等发现胚胎鼠肝AldA的mRNA远远高于正常成年鼠肝，而AldB的mRNA则相反。还有人发现肝癌细胞中含大量AldA的mRNA，而无AldB的mRNA。在正常肝细胞中AldA的mRNA则很少，AldB的mRNA含量甚高。说明胚胎期和癌肿时Ald同功酶的变化是在mRNA水平控制的。”PK（丙酮酸激酶）。“PK主要有3种同功酶：①肝型PK（L－

PK），主要存在于肝细胞、肾皮质、肠道和红细胞中；②肌型PK（M－PK），见于横纹肌、心和脑中，偶可出现于肝癌组织中；③肾型PK（K－PK），存在于所有其他组织、胚胎组织和肿瘤组织中。”“正常肝组织中，L－PK含量很高，主要位于肝实质细胞中；K－PK则很少，仅见于胆管上皮细胞中。肝癌时肝组织K－PK明显增加，L－PK则明显减少，甚至缺乏，类似于胚胎肝中PK同功酶。不过，PK同功酶的变化常因肝癌的分化程度不同而有差异。高度分化的肝癌PK同功酶类似于正常肝；中度分化者L－PK有不同程度的下降，而K－PK则无明显变化；未分化且生长迅速的肝癌L－PK极度下降，甚至测不出，K－PK则极度升高。”

杨永青（1988。综述）[71]：“CEA是由消化道、支气管黏膜、胎儿、胎盘等产生的糖蛋白。”“植田保子报道肺癌血中CEA水平大部分随病期的进展而升高，Ⅰ、Ⅱ、Ⅲ、Ⅳ期的阳性率分别是31.8%、38.5%、65.2%和73.5%。Shinkal等测定了243例肺癌患者血浆中CEA水平，134/243例CEA＞5ng/ml（Goldenberg报告60%～80%肺癌CEA升高），病期越晚，阳性率和测定值越高。Concannon认为，术前CEA＞6ng/ml，鳞癌和腺癌均在3年内死亡，反之，生存期为3～5年。肺癌放疗后，癌瘤缩小，CEA降低。反之，说明放疗无效。”“胸腔内积液中CEA含量＞12ng/ml即可诊断为恶性胸膜炎。”“β－CEA血清正常值为49.5～115ng/ml，肺癌阳性率为78%（32/41例）。”“BFP（碱性胎儿蛋白）又称乙胎蛋白（或B－蛋白），它可能是纤维蛋白原或其降解产物，并非肺癌特异性抗原物质，但在肺癌患者血清中的含量比其他癌肿明显升高。正常人的阳性率为0.5%，其他部位癌肿及其非恶性肿瘤的阳性率为30%～33.9%。BFP血清正常值为38.1±17.1ng/ml（正常上限＜80ng/ml），而Ⅰ、Ⅱ、Ⅲ、Ⅳ期肺癌的阳性率分别为16.7%（1/6）、20%

(1/5)、55.6%（10/18）和65.5%（19/29）。故血清BFP水平的变化可以了解肺癌的病程。”“袖奈木玲兒报道SSEA－1（阶段特异性胚胎抗原－1）的血清正常值为14.6±6.1U/ml，>26.8（X±2SD）U/ml为阳性。各种癌症中，以肺癌的阳性率最高（42%），而胃、大肠、肝胆、胰、乳房等癌症的阳性率介于20%~30%之间，良性疾病仅2%为阳性。”“TPA（组织多肽抗原）具有一个多肽链，1957年首先由Bj－klund等提取，并作为一种非特异性抗原存在于肿瘤细胞、胎盘、胎儿等主要增殖细胞膜上，与CEA、AFP同属脏器胎儿蛋白之一。过桥等报道血清正常值为58.2±20.0U/L。而村木宪子等报道的36例原发性肺癌，血清TPA为265±175U/L，78%血清TPA水平超过正常，且明显高于肺结核和阻塞性肺病等良性疾患。……Ⅳ期肺癌阳性率最高，癌肿扩散时，TPA亦随之增高。”

王金良（1988。综述）[72]：“然而，CEA仍与多种肿瘤，尤其是肠道肿瘤密切相关。这种关系的密切程度可分四级：一级是胚胎时期产生CEA的组织－结肠；二级是由胚胎期相同的细胞系－胃肠内胚层发育而成的器官如胃、胰、肝；三级是其他内胚层细胞系发育的组织，如肺、乳腺；四级是不同胚层细胞发育的组织，如淋巴。以上四级组织发生癌肿时CEA都有不同程度的反映，但阳性率逐级减低。”

刘树卿等（1988）[73]：本文通过对43例球样异型增生和印戒细胞癌的细胞黏液及免疫组织化学研究发现，两类细胞所含三种类型黏液（中性粘蛋白，唾液酸粘蛋白和硫酸粘蛋白）的百分比非常相近，提示两者关系密切。所出现的酸性粘蛋白，尤其硫酸粘蛋白是胃上皮细胞去分化后异常功能的结果。球样异型增生细胞中癌胚抗原阳性物质的量随其异型程度的加重而增加，其在细胞内分布形式与印戒细胞癌细胞有同样特点。“球样异型增生细胞中某些去分化标志物与癌细胞间的差别，间接地证实了球样异型增生是印戒细胞癌的癌前病变。”“正常情况下，胃黏膜上皮细胞中所含的黏液为 PAS 阳性的中性黏液。仅在腺管的颈部上皮细胞胞浆中含有微量的酸性黏液，其出现频率仅 25%。而球样异型增生细胞中出现异常的酸性黏液的机率却远高于对照的正常胃黏膜，与印戒细胞癌细胞中所含黏液种类的百分比非常接近。”“从癌胚抗原（CEA）的表达方面看，对照组仅在腺颈部柱状上皮细胞膜和胞浆中见有少量癌胚抗原的表达，而且呈明显的极性分布。腺颈部细胞是具有 DNA 合成能力的增殖细胞，不断地补充老化，更新的细胞，向增殖带两侧输送新的细胞。看起来，CEA 的表达在某种程度上可能与 DNA 的合成有关。”“43 例球样异型增生中有 65.1% 呈 CEA 强阳性反应，23.3% 呈弱阳性反应；而且大部分失去极性分布。与印戒细胞癌的 93.1% 强阳性反应呈明显的差异。说明球样异型增生细胞是明显失去正常分化，朝着印戒细胞癌分化的一类细胞。”“而且异常黏液在各级球样异型增生出现的百分比也是随程度的加重而增加，硫酸黏液尤为明显，从Ⅰ级的 38.5% 上升到Ⅲ级的 88.9%，差异非常显著。”

王武康等（1988）[74]：“分析正常 615 小鼠与患癌 615 小鼠乳酸脱氢酶（LDH）同工酶谱，发现在正常小鼠肝组织及患 ARS 淋巴瘤小鼠瘤细胞中，仅有 LDH_5 酶带；在 615 胎鼠肝及患肝癌（H615 和 H22）小鼠的癌细胞中，除 LDH_5 酶带外，出现明显的 LDH_4 酶带。提示肝癌细胞中 LDH 酶谱的胚胎化倾向。”“本实验以纯系 615 小鼠为材料，其成年小鼠正常肝细胞仅具 LDH_5，胎鼠肝细胞则具 LDH_5，LDH_4；……我们认为，LDH_5 才是分化发育完全的肝细胞 LDH 同工酶，既有 LDH_5，又有 LDH_4，才是未成熟的胚胎肝细胞 LDH 同工酶。”“肝癌细胞（H615 和 H22）出现类似胚胎肝细胞相似的 LDH 同工酶谱，这是肝癌细胞反分化，逆分化的有力证据。”

杨建民等（1988）[75]：“结果表明涎酸化 Tn、涎酸化 LeX、单抗 Ypan-1 识别的涎酸化糖蛋白 Y、类 CA19-9（涎酸化 Leα）及单抗 B1.1 识别的 CEA，尤其涎酸化 Tn 抗原，是胃癌特异性较强的癌相关抗原。正常组织不表达的涎酸化 Tn、涎酸化 LeX 及涎酸化糖蛋白 Y，出现于少数病例癌旁组织及慢性胃炎的胃小凹、颈腺区及幽门腺，以及胚胎型肠化生区。这五种抗原的表达多随不典型增生加重而增加。”

谭景莹（1988。译）[76]：“最近有关临床资料指出，某些癌基因扩增伴随临床预后差。一些小细胞肺癌及乳癌有 myc 癌基因扩增。高度恶性的成神经细胞瘤 N-myc 有扩增。Bline 等对各种肿瘤进行大量研究后推论，特定的癌基因是与特异类型的肿瘤相结合的。他们发现，20% 乳癌在 9 种原癌基因中至少有 7 种的 DNA 发生改变。乳癌 DNA 中 HER-2 基因扩增与高危险性预后差乳癌有关。Slamon 等发现，189 例乳癌 DNA 中 30% 有 HER-2 基因扩增，肿瘤中 DNA 扩增的 HER-2 往往来自有局部或远处转移的患者。”“从目前结果来看，可能大多数肿瘤都有不同组配的癌基因被激活。”

陈作良（1988。综述）[77]：“在上皮的恶性肿瘤细胞中，血型抗原活性降低或完全丧失，但抗原的丧失与恶性程度的关系不甚密切。随着生物化学技术的发展，可把 A、B 血型物质的前身物分为以下几个亚单位：①H 抗原、②Le 抗原、③肺炎双球菌 XⅣ抗原、④GlcNAc 抗原、⑤Gal-GalNAc 抗原。H 抗原是 A、B 抗原的前身物，在癌前病损和癌中呈异常表达；Lea 抗原是 H 抗原的前身物，在分化程度低的恶性肿瘤中随 A、B 抗原的丧失而丧失等。清楚地显示出血型抗原糖链上的逐级改变与恶性程度的关系。”“A，B 血型者细胞膜上带有 A，B 抗原，O 型者细胞膜上不是 O 抗原物质，而是 H 抗原。”“A，B 血型抗原的研究表明，在不典型增生或正在癌变的上皮中，显示有血型抗原减少或完全丧失。”“如H抗原阳性的膀胱癌是非浸润的和没有转移的癌，与H抗原阴性的癌相比，且有更长的生存率。”“Dabelsteen（1983）用针对H抗原Ⅱ型链的单克隆抗体研究H抗原在口腔癌前疾病中的分布情况，结果表明，5个A型患者的组织切片中，血型抗原A在4个中完全丧失，而H抗原在全层上皮中均可见到（正常时上皮的基底细胞层应没有）；5例O型血的癌前上皮中，H抗原分布于上皮全层，且抗原滴度高于正常组织。而在口腔癌上皮中，某些肿瘤不表达H抗原，某些表达但滴度极低；作者还发现，A抗原缺失的地方伴有H抗原的堆积，这一事实说名，将H抗原转变为A抗原的酶活性降低或合成H抗原酶的活性增高之故，而在癌组中H抗原的降低或消失，可能反映癌分化程度的进一步下降，使H抗原合成酶降低所致。George用荧光标记的抗植物血凝素抗体研究了恶性肿瘤上皮细胞中的H抗原表达，支持H抗原在恶性细胞中丧失的观点。”“即Leb不是血型A、B抗原的前身物，而Lea抗原则是H抗原的前身物。”“Hamper用针对Lea和Leb的单克隆技术研究了涎腺肿瘤的Lea和Leb的表达，正常的涎腺组织中，Lea和Leb的分布同ABH抗原的分布，主要位于导管上皮的顶端，腺泡细胞，18个正常组织中，80%可查到Le抗原，某些细胞以Leb为主，某些细胞既有Lea，又有Leb，表现为双重着色，在良性肿瘤和分化程度高的恶性肿瘤中，血型抗原（A、B、H、Lea、Leb）的表达均无明显异常，而在中度分化的恶性肿瘤中，A、B抗原表达明显异常，但Lea、Leb无明显改变，在分化程度低的恶性肿瘤中，Lea和Leb随同A、B血型抗原的丧失而丧失。”

［联邦德国］G. 卡尔等（1988）[78]：冠瘿瘤组织含章鱼碱，赖章鱼碱，胭脂碱，农杆菌碱（特有或较为特有）。章鱼碱以前曾从章鱼肌肉中，后来在许多软体动物中分离出来过。它是肌肉无氧工作的产物。冠瘿碱细胞产生冠瘿碱的功能性意义是什么？

现已充分肯定，在软体动物内章鱼碱脱氢酶的作用是随肌肉突然进行剧烈工作而造成暂时性的缺氧症，使得细胞 NAD 得到再生。如果正象 Lippincott 和 Lippincott 假定的那样，冠瘿瘤都处在某种“极度缺氧的状态下”，那么冠瘿碱脱氢酶是不是起着某种同样的作用？

陈作良（1989。综述）[79]：“近年来的研究发现，组织中 ABH 抗原物质的减少或丧失是癌变或癌转移的早期指征。”“Newman 研究了 322 例非浸润性膀胱癌，这些患者第一次膀胱活检表现为移行性细胞癌，未侵及肌层。随访 5 年后，对这些患者作了第二次活检，发现在第一次活检为Ⅰ°~Ⅱ°损害中，血型抗原反应阳性者仅 4% 转变成了浸润癌，而阴性者则有 71% 转变为浸润癌；第二次活检为Ⅲ°的损害中，仅 4% 的抗原阳性者转变为浸润癌，而 75% 的抗原阴性者转变为浸润癌，与此同时，其他一些学者对膀胱癌、子宫颈癌和喉癌等的研究都取得了相同的结果，说明原位癌的血型抗原活性的丧失与转变成浸润癌有明显关系。”“1968 年，Prendgergast 等对口腔癌前损害进行了研究，获得了类似的结果。随后，几位学者（George，Liu）的研究结果均一致地表明不典型增生和/或正在癌变的上皮中，血型抗原减少或全部丧失。Dabelsteen 等研究了 40 例口腔癌前损害的疾病，其中组织学上有不典型增生的 22 例（18 例白斑，3 例扁平苔藓，1 例红斑），没有不典型增生的 18 例，此二组病人与邻近正常上皮中的血型抗原活性和 38 例良性过角化损害的抗原活性进行了比较，发现在有不典型增生的 22 例中，抗原活性均降低，而没有不典型增生的 18 例中，有 4 例抗原活性明显降低，38 例良性过角化的抗原活性没有任何改变。”Auclar（1984）“对 40 例口腔癌前损害用免疫荧光的方法测定了局部损害处的 H 抗原活性的改变。并根据组织学的表现分为三组，随访平均时间为 16 月~36 月，结果表明：①H 抗原活性的减少或丧失是恶变的先兆。……”“1958 年，Masamune 首先报道了胃癌组织中 A、B 抗原活性丧失，随之许多作者证实了绝大多数鳞状细胞癌或移行癌上皮中 A、B 抗原的丧失。Lange（1978）研究了 37 例低度恶性的膀胱移行上皮癌，发现血型抗原 A、B、H 的存在与否与移行上皮癌是否转变成浸润癌有明显关系，与组织活检相比，血型抗原丧失者发展成了浸润癌，而血型抗原存在者没有形成浸润癌。……从 Davidsoha 复习的文献中发现平均 92% 的转移癌中血型抗原完全丧失，4% 的血型抗原部分丧失，仅 4% 没有丧失。”“1968 年，Kovarik 研究了舌癌发展过程中的 A、B、H 抗原反应，发现三种抗原的改变先于组织学改变，抗原的丧失先于转移癌的形成。Hamper 等研究了正常涎腺组织和不同涎腺肿瘤中的血型抗原物质的表达，发现……在分化程度较高的黏液表皮癌中，在腺体分泌活跃的部位可以测到血型抗原物质的表达，而在低分化的黏液表皮癌中，一般表现为血型抗原物质的丧失，尤其是 A、B 抗原，在高度恶性肿瘤中全部丧失，说明血型抗原的丢失与细胞的分化程度有一定关系。”

曹光群等（1989）[80]：“50 例卵巢黏液性肿瘤，其中腺瘤 23 例、交界性 18 例、腺癌 14 例。”“三组肿瘤 CEA 阳性细胞出现率，腺瘤占 87 ± 7%（20/23），交界性腺瘤占 92. 3 ± 7. 4%（12/13），腺癌占 85. 7 ± 9. 4%（12/14）。差异无显著性。”“正常卵巢组织 CEA 是阴性，而肿瘤内含 CEA。”

唐炳华等（1990）[81]：“从人类食管癌组织、正常食管黏膜、以及正常肾脏组织部分提纯 γ－谷氨酰转肽酶（γ－GT），分析比较其生物化学及免疫化学性质，结果如下：①人类正常食管黏膜癌变后，γ－GT 活性升高。……”“大量研究表明，γ－GT 是在实验性化学致癌过程中，癌前及癌细胞形成时的重要生化标志。”“人类正常食管黏膜中 γ－GT 活性很低。”

郭晓钟等（1990）[82]：“Banwo 首次发现并命名了胰腺癌胚

抗原（POA），并用于胰腺癌检测。”“我室从1986年以来，经过一年多的研究，从胚胎胰腺中也提取了一种胰腺癌胚抗原（POA）。对它进行部分纯化、鉴定、抗血清制备，并建立ELISA法应用于临床检测。”“抗正常人全血清与POA免疫电泳检测两者无结合反应。提示正常人血清中POA含量甚微。……间接免疫荧光技术提示胎胰、胰腺癌组织荧光染色呈强阳性。说明胎胰、胰腺癌组织强阳性染色荧光是同一抗原。”ELISA法检测28例胰腺癌血清POA均值明显高于40例正常对照组。

张昭成（1990）[83]：20例肝癌组织中，11例GGT（γ-谷氨酰转肽酶）阳性，10例AFP（甲胎蛋白）阳性，13例CEA（癌胚抗原）阳性。在20例癌周组织中，6例GGT阳性，2例AFP阳性，20例CEA阳性。“Solt根据大鼠实验性肝癌的结果提出，肝细胞增生结节为肝癌的癌前期病变。多年的动物实验已证实，肝癌发生于增生结节之后，由增生结节发展而来。”“在人类，肝癌患者的血清及肝癌组织中GGT，AFP均增高，GGT，AFP已成为临床诊断肝癌的常规检查。”在20例癌周组织中，“8例有嗜酸性细胞增生灶或增生结节，6例有透明细胞增生灶或增生结节，1例有嗜碱性细胞增生灶，表明人肝组织中存在与大鼠肝脏相同的三种增生性病变。”“Gerber研究人肝癌时发现，肝癌组织中GGT增高（10例肝细胞癌中8例GGT阳性）、AFP酶及葡萄糖-6-磷酸酶降低，与实验性肝癌的结果一致。”“我们认为癌变组织中出现的嗜酸性细胞、透明细胞、嗜碱性细胞结节属癌前期病变。在形态上大鼠及人肝脏中存在相同的三种增生结节，其GGT，AFP的表达基本一致，说明人肝癌的发生与大鼠有某些相同之处。肝癌组织中GGT，AFP增高，说明肝癌细胞具有某些胚胎肝细胞的特点，因GGT，AFP在胚胎肝细胞中含量较多。Marie提出，GGT不单单是肝细胞转化到胎儿状态的一种标记，细胞膜表面GGT的出现使肝细胞对有害环境具有选择的优势。”“由于癌旁组织中 AFP 较少（Masamichi 报道癌旁组织中 AFP 阴性），所以 GGT 的改变不失为一种重要的确定癌变的指标，血清中特异性 GGT 同功酶的出现已成为确定人肝癌早期阶段的指标。”

王树庚（1990。摘）[84]：“从胎儿血清、肠及脑组织抽出液中测定的碱性胎儿蛋白（BFP）是广谱肿瘤标记物，有一定诊断价值。肺癌患者阳性率在 50% 左右。”

陈丽荣等（1990）[85]：人胚胎结直肠黏膜 PNA 受体分布不同于正常成熟黏膜，而类似于腺癌呈腺腔缘阳性。提示人结直肠黏膜分化幼稚或去分化时，PNA 受体双糖基合成增强活跃，并向腺腔缘移动。与国外结果、观点相似。

江昌新等（1990）[86]：用组织化学，免疫组织化学，电镜和形态计量学等方法研究胰岛母细胞增生症、胰岛细胞增生、胰岛细胞腺瘤样增生和胰岛细胞瘤。结果显示：这四种疾病所表现的形态特点与胰腺的发育有关，重演胚胎的发育过程。支持是胰腺内分泌细胞增生性疾病谱系中的不同形态表现的观点。

刘水琴等（1990）[87]：“胃癌单抗 MG7、MG9、MGd1 相应抗原主要见于胎儿食道、结肠及部分胃上皮的表皮细胞。”“表达程度也随胎龄变化：第 14 周见于食道上皮表层细胞，第 15 周见于结肠上皮表皮细胞游离缘，表达较弱，第 20 ~ 24 周表达最强，第 28 周以后表达逐渐减弱，到出生时消失。”“免疫组化已证实：MG7、MG9、MGd1 与胃癌、食道癌、结肠癌均有不同程度的反应。”“根据本组抗原在胎儿组织中的表达及其消长过程，推测它们是一组与胃癌相关的消化道上皮癌胚共同抗原。”“大量资料表明：恶性肿瘤细胞在形态、代谢及生物学行为等方面具有类似胚胎细胞的特征，尚表现出分化不成熟的现象。”

林峰等（1990）[88]：“又发现胎盘型 GST（谷胱甘肽 S－转移酶）（在大鼠中称 GST－P 或 GST7－7，为胎盘中的唯一形式）

能在早期肝癌中表达，是一个癌前病变的酶学标志。本文用Solt和Farber制订的顺序诱发大鼠肝癌，研究其早期病变中总GST活力及GST－P含量的变化，并用免疫组织化学方法观察了GST－P在肝组织中的定位。”诱癌方法：“Wistar大鼠重150g左右，按200mg/kg体重腹腔注射10%二乙基亚硝胺（DEN）溶液，喂以基本饲料2周，第3周起开始喂以含0.02% N－2－乙酰氨基笏（AAF）的基本饲料，一周后行肝大部切除，只留尾叶，继续喂上述含AAF饲料至第6周末。”诱癌结果：“DEN注射后第2周，肝脏出现灶性坏死，第3周出现增生灶，第5周形成增生结节，增生灶或结节按出现先后，有嗜酸性、嗜碱性和透明细胞三种。测定了两种已知的分化和癌变标志酶，即肝脏中的PyK（丙酮酸激酶）（其中90%为L－型）及γ－GTP（γ－谷氨酰转肽酶），发现前者逐周降低，后者逐周增高，以上结果表明诱癌是成功的。”“大鼠腹腔注射致癌剂DEN后1周，肝匀浆上清中总GST的比活力呈轻度上升，可能是对DEN的一种反应，因这时不论在病理形态或上述两种标志酶的活力并无明显变化，此反应在第2周就降至正常。但第3周末肝大部切除时，切除肝中的GST明显升高，约为正常的两倍。至第5周末，在诱癌剂AAF的影响下，继续升高至正常的3.3倍，对照形态学上已有明显的增生灶及增生结节形成，可以认为在癌前变化中GST活力已显著增加，但第6周末有所下降。” “用Fab ′－HRP的夹心ELISA法测定匀浆上清中GST－P的蛋白含量，发现正常鼠肝中GST－P的含量极低，仅约20ng/mg蛋白，即占匀浆上清蛋白的十万分之二。在诱癌的第1、2周内几乎没有变化，仅第3周末才有轻度上升，而第5周末已明显增高，约为正常的33倍，其增高程度明显大于总GST活力，也大于γ－GTP活力，可见GST－P是一个灵敏的癌前期指标。但第6周也略有下降，约为正常的25倍。”“以Fab ′－HRP为酶标抗体作GST－P组化研究，可见正常鼠肝中几乎不着色，在诱癌的第2周，开始可见由数个阳性肝细胞组成的微型酶变灶，细胞核染色明显深于胞浆，提示GST－P在胞核内多于胞浆。第3周这种胞核深染的细胞更多，至第5周已形成明显的增生灶，为典型的肝癌前期病变，胞浆染色较深，胞核更深。第6周可见增生结节外已有结缔组织包围，因结缔组织中不含GST－P，这可能是导致第6周总GST和GST－P测定值降低的一个原因。此时胞核染色深于胞浆的现象依然存在。这种现象在化学诱发的仓鼠胰腺癌中也被证实。”

方笑雷（1990。摘）[89]：本文对66例肾细胞癌患者，用单克隆抗体酶免疫检测法测定BFP（血清碱性胎蛋白），平均值为110.3±14.3ng/ml（正常值上限为75ng/ml），31例（47%）高于正常值。阳性率和平均值随肿瘤的进展而升高。“在监测治疗方面，13例术前BFP升高的病人术后一周血清BFP水平均有下降，其中11人（85%）降至正常。”

刘水琴等（1990）[90]：用免疫组化方法观察本室研制的鼠抗人胃癌单克隆抗体MG7、MG9、MGd1相应抗原在不同胎龄胎儿（10～40周）多种组织中的表达及其消长过程。“结果发现：MG7、MG9、MGd1均与14～36周胎儿食管上皮表层细胞、15～32周胎儿结肠上皮表面上皮细胞及部分胎胃上皮呈不同程度的阳性反应。抗原表达随胎龄变化：第14周见于食管上皮，第15周见于结肠上皮，表达较弱，第20～24周表达最强，第28周以后表达逐渐减弱，足月胎儿抗原表达完全消失。……由于本组抗体相应抗原仅在胃癌、食管癌、结肠癌及其相应胎儿组织中表达，而在正常人胃、食管、结肠等组织表达阴性，推测它们是一组与胃癌相关的消化道癌胚共同抗原。”“胃癌单克隆抗体MG7，MG9，MGd1相应抗原在癌组织及相应胚胎组织的同时表达，提示胃癌的发生可能是在致癌因素的作用下，基因表达调控异常所致的细胞逆分化而发生癌变。”

张泰昌（1990）[91]：胰胎儿抗原（POA）又称胰腺癌相关抗原（PCAA）。“胰腺癌的血清 POA 值的阳性率为 70%，比胰腺良性疾病的 16.7% 明显升高。但是进行癌升高明显，早期癌几乎看不到明显改变。在胆管恶性肿瘤阳性率也高。胆管癌阳性率 60%，肝癌阳性率 72%。”

陳希楼等（1990）[92]：“目前广泛应用着的细胞抑制剂抗癌化疗药，实际上有着诱发新癌症的危险。学者张颖清提出的‘癌机制的全息胚癌区滞育论’，明确提出了癌确实具有卵裂期和桑椹期胚胎的细胞学特性。癌的本质定义是：癌是滞育在卵裂期或桑椹期发育阶段的全息胚。癌区，是高等动物发育时间轴上的一个发育阶段，这个危险区若被滞育，即是癌。因而征服癌的新战略应是促进癌的发育以突破滞点，使癌的发育穿出癌区而正常化。”

江希明等（1990）[93]：“肿瘤起源于机体的正常干细胞。肿瘤的发生，主要表现为一种分化障碍。不是逆分化现象，而是未能获得细胞成熟的特性。”肿瘤细胞中同工酶谱改变的主要倾向是胚胎化（fetalism）。也就是，细胞癌变后，成体型同工酶减少或消失，胚胎型同工酶的再现和增加。其中，初级同工酶的胚化倾向尤其明显。肿瘤细胞同工酶的胚化倾向，曾一度被解释为逆向分化（retro - differentiation）的结果，但是，目前较多的意见认为，癌细胞中同工酶的改变是基因表达程序的混乱。因此，与其说是逆向分化，毋宁说是异分化（disdifferentiation）更为恰当。例如，胃癌细胞中碱性磷酸酶同工酶的变化，和分裂活跃的肠上皮细胞的相似，而不是胚化。①初级同工酶的胚化倾向：肿瘤细胞初级同工酶胚化倾向比较典型的有己糖激酶（HK）、丙酮酸激酶（pyk）和醛缩酶（ALD）等。己糖激酶同工酶已知有四种类型，即Ⅰ、Ⅱ、Ⅲ、Ⅳ型。胚肝中的 HK 主要有Ⅰ、Ⅱ、Ⅲ型，但没有Ⅳ型，成体肝细胞中，除了有Ⅰ、Ⅱ、Ⅲ型的 HK 之外，尚有Ⅳ型的。在 Morris 肝癌细胞中的 HK 同工酶谱与胚肝相似，即只有Ⅰ、Ⅱ、Ⅲ型而没有Ⅳ型 HK。丙酮酸激酶（pyk）同工酶也有四种类型，即Ⅰ型（主要存在成年肝细胞中，Ⅰ型又称 L 型），Ⅱ型（主要存在于肌肉细胞中，或称 M 型），Ⅲ型（肾细胞中占优势，或称 K 型），Ⅳ型（主要出现于红细胞中，或称 R 型）。胚肝细胞中的 pyk 同工酶以Ⅲ型为主，而没有Ⅰ型的。成年肝细胞中则以Ⅰ型为主。肝癌细胞中的 pyk 和胚肝相似，没有Ⅰ型的，只有Ⅲ型的。醛缩酶（ALD）同工酶有三种类型，A 型（或称 M 型，主要存在于肌细胞），B 型（或称 L 型，存在于肝细胞），C 型（存在脑组织中）。成年肝细胞中的 ALD 以 B 型者为多，胚肝中则以 A 型者为主。肝癌细胞中的 ALD，B 型消失，出现 A 型的，有时还会有 C 型的 ALD。除肝癌外，其他肿瘤细胞中的同工酶也发现有胚化倾向。例如，横纹肌瘤细胞中的 ALD 不再是 A 型而是 C 型。脑膜瘤的 pyk，Ⅱ型增多，Ⅰ型减少等等。②出现胎盘型同工酶：某些肿瘤患者的血清或脑组织中，可能出现胎盘型同工酶，其中最显著的是碱性磷酸酶（AKP）。人的血清中有六种类型的 AKP 同工酶（AKP_1，AKP_2……AKP_6）。在早期胎盘中主要有 AKP_1 和 AKP_2，晚期胎盘中以 AKP_2 为主。在肺癌、卵巢癌、睾丸癌、乳腺癌及胰腺癌患者的血清中，常可检测到胎盘型的 AKP_1 和 AKP_2。这种异常的 AKP 又称为雷根同工酶（Regan isozyme）。……④次级同工酶谱的改变：例如，谷氨酰转肽酶（γ－GT）在成年大鼠肝中活性极低，而在胚肝中有较高活性。业已发现，肝癌、肺癌和结肠癌细胞中，γ－GT 的活性比相应正常组织中的高出 10 倍之多。

武忠弼（1990）[94]：恶性肿瘤细胞主要是依靠无氧糖酵解来获得能量的。

E. Pimentel（1990）[95]：“人们已经描述过肿瘤细胞中的许多抗原性改变，但其中还未发现一种能反映恶性细胞普遍性特征的抗原。抗原的改变包括抗原的缺失或调变、肿瘤胚胎抗原的表达，以及新抗原的出现。”“转化细胞中产生过量的肿瘤胚胎抗原是一种常见的现象，这是由于基因组在基因表达的调控形式上趋向于类似胚胎和胎儿期而引起的。这种现象称为逆分化（retrodifferentiation）。”“在后生动物中普遍存在着原癌基因，而且这些基因在进化中是高度保守的，表明它们的蛋白产物有着重要的生物学意义。”“（四）肿瘤中原癌基因之外某些基因的表达：……在肿瘤细胞中常可见到这样一种现象，即一套在相应组织发育的胚胎时期正常活化的基因出现再度表达或增强表达。这种现象的一个典型例子便是各种自发性或实验肿瘤中癌胚抗原的再度表达。”“至少在有些情况下，肿瘤细胞中出现癌基因产物水平的提高可能只是一种去分化或逆分化的一般现象。因此，它们可能类似于在许多种人体肿瘤和组织及器官再生过程中出现的癌胚抗原与其它生化变化。”

汤健等（1990）[96]：“细胞原癌基因在生物进化过程中大都表现为高度保守性，即各种生物细胞中同一种原癌基因的 DNA 序列十分相似。有的癌基因如 ras 不但存在于所有脊椎动物的基因组中，而且在果蝇，乃至酵母中均有存在。从果蝇到哺乳动物的进化大约经历了六亿多年，但癌基因显示出高度保守性，可看成是一类“管家基因”（house keeper gene），由此推测它们必定具有重要的生理功用。”“目前认为在癌变过程中可能有两种类型的癌基因；一类是使细胞产生不死性（immortalization）的癌基因，这类基因产物通常分布于细胞核中，如 myc 基因等；另一类是使细胞迅速增殖，细胞表面形态、功能改变等表型转化的癌基因，这类基因产物通常分布于细胞液中，如 ras 基因。”

［加］R. 梅尔扎克等（1990）[97]：癌细胞的化学成分几乎和正常机体细胞一样，这就是为什么癌症在早期难于发现的原因，也是为什么机体防御机制不能把它作为异物识别出来的原

因。

白经修等（1991）[98]：“取食管癌高发区139例食管拉网涂片，以改良邹氏法进行γ-GT（γ-谷氨酰转肽酶）活性测定。结果：正常涂片中17.5%（11/63）为γ-GT阳性；轻度增生涂片中32.6%（15/46）为γ-GT阳性；重度增生Ⅰ级涂片中36%（9/25）为γ-GT阳性；重度增生Ⅱ级涂片中100%（2/2）为γ-GT阳性；有癌细胞涂片中100%（3/3）为γ-GT阳性。”“自Fiala和Trout报道人类食管癌、舌癌、膀胱癌等有特别高的γ-谷氨酰转肽酶活性以来，国内陈玉芳等首先对人类食管癌γ-GT作了系统地研究，并指出γ-GT的阳性率随增生及癌前病变发展而有升高趋势。”

尹宗柱（1991。综述）[99]：“在酶学方面，相继发现乳酸脱氢酶、已糖激酶、醛缩酶、丙酮酸激酶等酶的胎儿型同工酶在肝癌和某些肿瘤组织中重新表达出来。这种癌组织的代谢谱类似于胚胎组织的生物化学特征，概括为癌组织的‘胚胎化’。有的学者认为，这是由于基因表达逆转至胚胎期的形式所致的去分化的表现。”“1986年Kodate等报道GST-π（胎盘型谷胱甘肽S-转移酶）可作人结肠癌的新的免疫组织化学标志，后来相继发现GST-π在肺癌、食管癌、胃癌及胃癌前病变、宫颈癌及其癌前病变中也表达出来。”“用放射免疫法测定正常人体各组织中GST-π水平，结果表明，在肾、肺中含量高，在肝脏、结肠黏膜中含量较低。各脏器组织中GST-π含量如下：……但是在上述组织癌变时，GST-π含量增高6~8倍。”“许多原发性肿瘤组织中GST活性比正常组织增高5~10倍，其活性的70%~90%以上是由于GST-π活性增高所致。”“到目前为止用免疫组织化学方法（ABC法、PAP法）证明GST-π含量显著增高的人类肿瘤有胃癌及胃癌前病变、大肠癌、肺癌、宫颈癌及其癌前病变、食道癌、胰腺癌、乳腺癌、恶性黑色素瘤等。”“用免疫组织化学方法探索肿瘤组织中 GST－π 的表达情况表明，子宫颈部的鳞状上皮细胞不表达 GST－π，然而从轻度到中等度及重度异型上皮中 GST－π 的表达率达 70%，当病变进一步发展成为上皮内癌，进行性癌时，GST－π 的表达率高达 80%。在重度异型上皮及上皮内癌中 GST－π 的表达不仅在胞浆里，连核质也被染色。”“大肠息肉中约 50% 病例呈 GST－π 弱阳性，在大肠癌组织中约有 90% 病例呈 GST－π 阳性（其中 60% 呈强阳性）。24 例大肠癌（包括结肠癌和直肠癌各 12 例）组织中 GST－π 阳性率达 91.7%（ABC 法）。在胃癌组织中 GST－π 阳性表达率也很高。据 Tsutsumi 等的报道，在高分化与中分化胃癌组织中 GST－π 阳性率分别为 95% 和 100%；笔者等的研究结果表明胃癌组织中 GST－π 阳性表达率为 90%，其中，高分化与中分化腺癌的 GST－π 阳性率达 96%，与 Tsutsumi 等的报告相接近。”“对人体肿瘤组织中 GST－π 的定量结果表明，在大肠癌、食管癌、宫颈癌及恶性黑色素瘤等组织中 GST－π 含量增高 5～10 倍，值得注意的是这些肿瘤组织中 GST－π 占 GST 总活力的 90% 以上。”“肺癌组织中 GST－π 的阳性率也很高，荣本（Eimoto，H）等用免疫组织化学法检测 67 例肺癌组织中 GST－π 的表达情况，鳞癌 34 例，GST－π 阳性率为 100%；腺癌 25 例中 7 例为高分化型腺癌，GST－π 阳性率为 71%，13 例中分化型腺癌的 GST－π 阳性率为 69%；5 例低分化型腺癌和 6 例小细胞肺癌均呈阴性。大细胞癌 2 例中 1 例呈阳性。”“Niitsu 等用放射免疫法检测了消化道肿瘤患者血清中 GST－π 的含量，117 例正常人血清 GST－π 含量为 9.2±3.2ng/ml，大肠癌、胆管癌患者血清 GST－π 水平增高到 3 倍，GST－π 阳性率分别达 76.9% 和 70%；肝癌、胃癌、食管癌及胰腺癌患者血清 GST－π 水平增高到 2 倍，增高的阳性率分别为 64.7%、61.3%、53.5%、41.7%；然而消化道良性疾病，如胃息肉、大肠息肉、胃溃疡、胰腺炎患者血清 GST－π 均为正常水平。有些肝脏疾病时，血清 GST－π 水平上升，如急性肝炎、慢性肝炎及肝硬化患者血清 GST－π 增高的阳性率分别为18.8%，40.0%，41.2%。Tsuchida 等用 ELISA 法测定胃癌、胆管癌、食管癌、大肠癌、肺癌、乳腺癌、胰腺癌、白血病、多发性骨髓瘤、肝癌患者血清 GST－π 含量，结果60%的食管癌、44%的胃癌、33%的胆管癌和大肠癌患者血清 GST－π 含量升高，约有 90% 的孕妇从妊娠 8 周开始血清 GST－π 明显升高，在肝癌患者血清 GST－π 无明显升高，但是在慢性肝炎（80%）和肝硬化（50%）患者血清 GST－π 上升。”“GST－π 是从人胎盘中分离纯化的酸性 GST，GST－P 是从大鼠胎盘中分离纯化的中性 GST。”“用化学致癌的方法给大鼠肝脏形成癌前病变时，GST－P 的含量比正常肝增高 30～50 倍，甚至 100 倍以上。”据 Sato 等的研究，给大鼠注射致癌剂 4～48 小时，肝脏已出现 GST－P 阳性细胞；在大鼠肝脏用二乙基亚硝胺致癌 1～2 周，已出现 GST－P 阳性“微小酶变灶”。“γ－GT（γ－谷氨酰转肽酶）在肝脏癌前病变，即酶变灶和增生性结节中表达，并在肝癌时其酶活力显著增高。”“在肝脏致癌过程中 γ－GT 的表达，其性质是属于癌胚性的。”“胃癌和胃癌前期病变、食管癌、大肠癌组织中 γ－GT 的组织化学阳性率高。”“综合世界各国文献报道情况来看，肿瘤组织中 GST－π 的阳性表达率在大肠癌：90%；分化型胃腺癌及其癌前病变中 80%～90%；肺鳞癌 100%，肺腺癌 70%；宫颈癌 80%，宫颈癌前病变 70%。”除原发性肝癌外，“血清中 AFP 含量在其他一些肿瘤患者中也升高，如肝癌 31%～78%；睾丸瘤 80%；胃癌 77%；胰腺癌 22%；支气管肺癌 7%，结肠癌 4.6%。”除结肠癌外，“在患其它癌症和非癌病人血中 CEA 含量也升高。如肺癌 76%，胰腺癌 91%，吸烟 19%，肺气肿 57%，酒精性肝硬化 71%。”

范桢等（1991）[100]：“1975 年，Alpert 首次报道肝癌组织铁蛋白等电聚焦电泳位置与正常肝有所不同，其等电点略偏酸性，而与人胎肝铁蛋白相似，称之癌胚铁蛋白。”“铁蛋白是一种广泛存在于多种真核细胞中的贮铁蛋白，由24个亚基组成。根据H和L两种亚基的比例不同形成一组同工铁蛋白，其中以H亚基为主的，称之酸性铁蛋白；反之称碱性铁蛋白。文献报道铁蛋白是一种恶性肿瘤相关抗原，多种恶性肿瘤如肝癌、乳腺癌、神经母细胞瘤等发生时伴有血清铁蛋白升高，其同工铁蛋白谱也发生相应改变而偏向以酸性铁蛋白为主。Bevilacqua以H和L亚基特异性探针作核酸分子杂交分析发现腺癌和Hodgkin淋巴瘤中H和L亚基mRNA含量之比是正常肝组织的2~4倍。”

刘粤梅等（1991）[101]：“碱性胎儿蛋白（BFP）：BFP存在于胎儿血清、胎儿肠和胎儿脑组织中，正常人组织中含量甚微，可能来源于肝脏。BFP是广谱肿瘤标志物，有一定诊断价值，癌瘤患者阳性率为44.4%，以胰腺癌、乳腺癌、肺癌、原发性肝癌、骨髓瘤及白血病的阳性率较高，超过50%，非癌疾病的阳性率为23.6%，故是一种特异性较低的肿瘤标志物。”“胚胎前白蛋白（EPA-1）：EPA-1是特异性胚胎白蛋白，在人胚形成的早期、胎儿血清和组织中含量相当高，以后缓慢下降，至成年时其在血清中含量只有高灵敏的RIA才能发现。健康人的血清中EPA-1含量为4~10mg/l，而骨肉瘤，软骨和软组织肉瘤血清中EPA-1含量可高达1000多倍。”“Sialy1期特异性胚胎抗原（SLX）：SLX为识别单克隆抗体FH-6的糖链抗原，在肺癌的阳性率为30%~50%，不同组织类型在腺癌中特异性高（52%）。”

陳丽英等（1991）[102]：“电镜观察8例胎儿及3例新生儿胃黏膜未分化细胞、幼稚黏液细胞及其他各种上皮细胞的超微结构特征及演变过程，发现最早期的壁细胞、主细胞和内分泌细胞除具有各自特征外，胞浆内均可能含有黏液颗粒，表明起源为同一干细胞。”“近年来，有些作者提到肿瘤是一个发育生物学问题，它和胚胎组织的发育有相似之处。”“本组材料的观察，表明胚胎2.5个月时的胃黏膜仅有单层上皮被覆于表面，电镜下证实此种细胞处于未分化状态，与其他作者描述有相似之处。随胚胎发育成熟，此细胞多数经历幼稚黏液细胞的过渡阶段，演变为表面黏液细胞、壁细胞、主细胞或内分泌细胞。当然，也可能直接移行为上述诸多类型的上皮细胞。总之，胃黏膜各种上皮细胞均起源于同一种干细胞。”“众所周知，正常胃黏膜的表面和颈黏液细胞的游离缘虽有微绒毛，但其中缺乏成束的微丝，而肠吸收细胞的微绒毛内含有发育良好的微丝束，依次一般把后者做为吸收细胞特征之一。在胎儿胃的发育过程中，作者观察到幼稚黏液细胞可一度出现含微丝束的微绒毛，提示它是黏液细胞发育不成熟的一种表现。此外，也可推测胃黏液细胞和肠吸收细胞在胚胎发生上的亲缘关系。作者在慢性萎缩性胃炎的肠上皮化生处也见到类似幼稚黏液细胞，常和充分发育的化生性吸收细胞同时存在，提示系后者的来源。”“胃癌超微结构研究中，有人把含微丝束的微绒毛统称为肠型微绒毛，作者认为值得商榷。因为这种微绒毛在各种类型胃癌中可不同程度存在着，如果不加区分地把它视为肠型上皮的特征，则可得出胃癌大多数病例都出现肠化的结论。”“关于肠型胃癌的组织发生问题一直存在着争论，有人认为来自肠化生上皮，有人认为来自胃腺颈部的干细胞。根据本文的观察，胎儿胃黏膜各种上皮细胞均起源于同一种干细胞，这种细胞在分化成熟过程一度出现含微丝束的微绒毛，在慢性胃炎肠化生时可以发育为吸收细胞，说明它有往肠上皮分化的潜能。可以设想胃黏膜的干细胞在各种致癌因子作用下发生癌变的过程中，仍能往各种不同方向分化，若主要向肠上皮方向分化，则可形成肠型胃癌，因此本文观察支持干细胞起源的观点。”

贺锐等（1991）[103]：“用3－甲基胆蒽（3－MC）诱发大鼠

肺癌前病变，并观察癌变过程中γ-谷氨酰转肽酶（GGT）的组织化学反应。结果支气管内1次灌注3-MC（3mg/100g体重）30d后，大鼠小支气管上皮不典型增生、腺样增生与腺瘤及鳞癌的发生率分别为88.2%、70.6%及17.7%，60d的发生率分别为83.3%、23.5%及38.9%，且上述病变均呈GGT染色阳性反应，提示GGT可作为肺癌前病变的标志酶之一。”“Yamamoto报告γ-谷氨酰转肽酶（GGT）和谷胱甘肽硫转移酶-P（GST-P）可在大鼠肺鳞癌、腺癌及其癌前病变中较高表达。”“本实验表明，肺癌和癌前病变组织呈GGT强阳性反应，而正常肺组织呈GGT阴性反应。”

章静波（1991）[104]：“三、胚胎与肿瘤的相似性……然而，近二三十年来，随着细胞生物学、分子肿瘤学、实验胚胎学、实验肿瘤学以及免疫胚胎学的发展，累积了不少资料，说明肿瘤是胚胎性基因产物的表现，或者是人体中‘癌基因’的激活与大量表达的结果。”“（一）肿瘤细胞的播散与胚胎细胞的迁移。就某些方面来说，肿瘤细胞从原发部位脱离下来，然后播散到机体的其它部位与胚胎细胞的迁移颇为相似。……胚胎细胞迁移的机制可能也与肿瘤播散的机制相同。……正如粘附识别控制了胚胎细胞迁移至胚胎特定部位一样，它也控制了继发性肿瘤形成的部位。……由于肿瘤细胞与某些胚胎细胞表面都不会限制特异性受体的运动，因此使得肿瘤细胞与胚胎细胞具有迁移的能力。”“（二）肿瘤细胞有胚胎性基因的表达。关于肿瘤的形成是胚胎性基因重现与大量表达的结果，近年来已获得了较多的证据。现在已有不少学者提出癌基因本来就是生命必须的基因，尤其为早期胚胎发育所需要的观点。……现已证明许多恶性肿瘤可以分泌某些异位激素。目前认为异位激素的产生是正常失活的基因去抑制的缘故，也可能是由于编码异位蛋白的mRNA增多所致。……一般认为，肿瘤或多或少地由于去分化而回到胚胎的形式。

例如几乎所有的肝细胞瘤、某些胰腺癌、胃癌、肺腺癌都可以产生 αFP，这些肿瘤的来源和胚胎卵黄囊内胚层有关，而卵黄囊内胚层则是 αFP 产生的胚胎位置。……肿瘤的表型可能就包括了许多胚胎早期发育结构的基因产物。这些结构包括滋养细胞、胚胎细胞以及卵黄囊等。肿瘤形成过程中有胚胎性基因表达另外一个强有力的证据是：肿瘤与早期胚胎组织往往具有共同的抗原性及免疫现象。迄今在肿瘤中发现的胚胎抗原已有癌胚抗原、α 甲胎蛋白、γ 甲胎蛋白、硫糖蛋白、胎铁蛋白、T 球蛋白、乙胎蛋白等。肿瘤组织具有胚胎性抗原，以及胚胎细胞与肿瘤细胞表面的相似性，提示肿瘤细胞与胚胎细胞具有共同的免疫逃脱机理。……肿瘤中有胚胎性基因的重现。”

史继学（1992）[8]：Barrett 食管（BE）：“然而，目前则认为是一种获得性疾病，系由长期的胃 - 食管返流和返流性食管炎引起的末端食管进展性柱状上皮化生所致。”“BE 的恶性潜势已得到证实，被认为是一种癌前状态。”“BE 上皮具有与癌组织相同的酶学特征，即溶酶体酶，β - 葡萄糖醛酸酶增高。Boteason 将 β - 葡萄糖醛酸酶活性增高作为食管癌前病变的一个指标，BE 上皮含有大量硫酸黏液也可作为癌前病变的标志。”“Naet 等随访 1225 例慢性返流性食管炎发现 140 例末端食管有柱上皮化生，其中 12 例（8.5%）发展为食管下端腺癌。Starnes 等报告 40 例 BE 中 15 例（37.5%）在柱状上皮中发现腺癌。Haggit 等复习 14 例原发性食管腺癌则发现 12 例（86%）起源于 BE。Rotterdan 将 BE 并发腺癌的发生机理及演变顺序归纳如下：慢性胃炎 - 食管返流 - 鳞状上皮增生 - 消化性食管炎、溃疡 - 胃肠化生 - 柱状上皮异形增生 - 腺癌。返流性食管炎、BE 与食管腺癌的关系和慢性萎缩性胃炎、肠化生与胃癌的关系相似。”“其内镜所见食管、贲门交界的齿状线上移至食管中段。”“病理学改变分为三类：胃底型上皮，与胃底上皮相似，有小凹、黏液腺、壁细胞及主细胞；交界性上皮，与贲门上皮相似，具有小凹、黏液腺，但无主细胞和壁细胞；特殊型上皮，与小肠上皮相似，具有绒毛结构、黏液腺、肠型柱状吸收细胞、杯状细胞和潘氏细胞。上述各型均存在嗜铬细胞。”

胡兆平等（1992）[105]：“自 Van Loghem 等 1957 年报道 1 例急性白血病患者 A 抗原减弱以来，国内已有较多报道。”“有关白血病患者血型抗原减弱的报道已有许多，而本文 30 例均为恶性实体瘤，其中 29 例为晚期肿瘤患者，仅 1 例为早期胃癌患者，结果也显示肿瘤患者血型抗原强度较献血员对照组弱，并且 A、B 血型抗原差异有显著性。”“经统计学处理发现肿瘤患者 A、B 血型抗原强度低于献血员对照组，且差异有显著性。虽然肿瘤患者的 Rho（D）抗原也低于献血员，但差异无显著性，而 H 抗原由于肿瘤患者例数少，不能说明问题。”

朱人敏等（1992）[106]：“本研究利用犬胃癌模型，采用体外胃黏膜培养掺入 3H－TdR 放射自显影方法，研究 ENNG 诱发犬胃癌癌变过程细胞动力学的改变。”“正常胃黏膜向癌演变过程中，胃黏膜的增殖区逐渐扩大，显示细胞的去分化现象。”“本研究发现，萎缩性胃炎时标记细胞向表面上皮扩展，出现增殖象，这种黏膜表面能继续合成 DNA 的细胞，称为去分化细胞。”

匡希文等（1992）[107]：“本文应用大肠癌单克隆抗体 Hb_3 对 20 例大肠癌、60 例慢性溃疡性结肠炎（CUC）、12 例正常成人大肠黏膜和 12 例胎儿大肠黏膜进行了免疫组织化学检查，结果表明，大肠癌 Hb_3 反应阳性率是 80%，CUC 阳性率为 41.7%，正常大肠黏膜阳性率是 8.3%，胎儿大肠黏膜全为阳性。而且，在 CUC 病例中，直肠部位 CUC 的 Hb_3 反应阳性率明显高于直肠以上部位者，这与大肠癌好发于直肠的事实相符。作者认为，慢性溃疡性结肠炎表达肿瘤相关抗原是先于病理形态改变之前的极早期生化异常，进一步支持 CUC 是大肠癌的癌前期疾病，这对于 CUC 的追踪观察以及探讨 CUC 与大肠癌发生的关系有一定意义。”“这说明 CA－Hb_3 可能类似癌胚抗原，是肿瘤胚胎基因去阻遏的结果。”单克隆抗体 Hb_3 其所针对的抗原 CA－Hb_3 为一种糖蛋白。

黄大鹏等（1992）[108]：152 例恶性肿瘤患者血清癌胚抗原（CEA）和铁蛋白用 ELISA 法检测。CEA＞4ng/ml（145 例正常人≤3ng/ml 者占 95%，＞5ng/ml 者仅占 0.6%）和铁蛋白＞80ng/ml（145 例正常人＜70ng/ml 者占 98%）分别见于 54% 和 44% 的食管癌患者；41% 和 56% 胃癌患者；82% 和 64% 的直肠癌患者；66% 和 72% 的肺癌患者。聚丙烯酰胺凝胶电泳法分离血清乳酸脱氢酶（LDH），62% 的患者 LDH_4 和 LDH_5 升高。34% 的患者电泳图谱中出现一条异常区带（LDH－x）。“我们选用的这三种指标（CEA、铁蛋白和 LDH）属于癌胚性肿瘤标志物。”

张文俊（1992。综述）[109]：“胚胰腺泡蛋白（FAP）是一种酸性糖蛋白，首先在胚胰 10 周左右出现，在成人胰腺中缺如，胰腺有病理改变时可以再表达，尤以胰腺癌时为著。”

Bast RC 等（1992）[110]：“在卵巢癌中已检测出几种原癌基因的活性或过表达，……只有 2%~12% 的卵巢癌中 ras 族基因有突变或放大，这比在胰腺癌、结直肠癌或肺癌中发生率低得多。有报道发现，高达 23% 的卵巢癌有 myc 放大，但这并不影响预后，fms 在近 50% 的卵巢癌中得到表达，c－erbB－2（HER－2/neu）则在 86% 的卵巢癌中得到表达。”“M－CSF（巨噬细胞集落刺激因子）和 fms 的同时表达与卵巢癌的不良预后有关，并与肿瘤进展期和高分级有关。”“正常上皮和近 70% 的卵巢癌表达低水平的 HER－2/neu 基因产物 p185，约 30% 的卵巢癌过表达 p185，而这种过表达与不良预后有关。”

俞孝庭（1993）[111]：“毋庸讳言，TC（恶性瘤细胞）与 EC

(胚胎细胞) 确有一定的相似处。如形态学上两者均显示幼稚不成熟性；生长性能均较活跃；有些 TC 具有 EC 的某些生物学标志（AFP、CEA 等）；代谢方面可有酶谱上的雷同性（同工酶等），均具有‘有氧酵解’。” EC 无异型间变迹象。

薛辉等（1993）[112]：“应用 α－32P－dATP 标记的 c－myc DNA 片段为探针与 9 例口腔癌、5 例癌前病变、1 例癌旁黏膜、2 例正常口腔黏膜组织的细胞总 RNA 进行打点杂交。结果：7 例鳞癌中有 2 例 c－myc RNA 明显升高；另有 3 例鳞癌、1 例低分化癌和 1 例腺癌 c－myc RNA 轻度升高；3 例口腔白斑中有 1 例 c－myc RNA 升高，另有 1 例白斑、1 例乳头状瘤、1 例扁平苔癣及 1 例癌旁黏膜 c－myc RNA 轻度升高。结果提示：c－myc 癌基因与细胞增殖有关，可能参与口腔癌的发生、发展。”“本实验还发现在口腔癌中 c－myc 表达升高较口腔癌前病变 c－myc 表达升高明显，而且两例 c－myc 癌基因表达升高的鳞癌均为分化较低的鳞癌Ⅱ级。”

谢青等（1993）[113]：用 ABC 法对 100 例膀胱移行细胞癌切片进行 ABH 单克隆抗体标记。结果：抗原检出率为 63%，其中阳性组 3 年内死亡及随访期间复发人数明显低于阴性组，5 年以上生存无复发人数明显高于阴性组。低分化癌组中抗原阳性病例亦表现出比阴性更好的预后。“反之，在高分化癌病人中抗原阴性者术后数月死亡。Johnson 等报道血型物质丢失的病例中 85% 可由首次活检为非浸润性转变成浸润性癌。”

余永伟等（1993）[114]：“采用常规 ABC 免疫组织化学方法检测了 66 例前列腺癌、46 例前列腺非典型增生、20 例慢性前列腺炎、50 例良性前列腺增生和 6 例正常前列腺组织石蜡标本中 p21 的表达，结果显示，前列腺癌的阳性表达率明显高于其他几组病变，$P<0.01$，其阳性表达率随肿瘤组织学分级增高而增高。前列腺癌周的不典型增生组织对 p21 的反应强度显著高于单纯性

不典型增生组织。上述结果说明，ras 癌基因产物 p21 的过量表达，在前列腺非典型增生向前列腺癌的发展过程中起着重要作用。”“本组 46 例单纯性非典型增生呈阳性反应的有 22 例（47.8%），从阳性反应结果来看，p21 表达水平显著高于良性前列腺增生。”

桂开林等（1993）[115]：“本文采用 ABC 法标记，观察 NEU 癌基因产物 P185 在正常乳腺、不典型增生和乳腺癌组织中的分布。”本研究“显示正常乳腺腺泡或导管上皮 P185 阴性。Ⅱ、Ⅲ级不典型增生 P185 表达虽较乳腺癌低，但比乳腺腺病、导管内乳头状瘤及纤维腺病明显增生。提示 NEU 癌基因已开始扩增，继而基因产物也大量增加，其可能提示乳腺腺泡或导管上皮细胞发生或正在发生恶性转化。”

倪桂宝（1993）[9]：“在 21 例胆囊癌中，16 例阳性，5 例弱阳性，CEA（癌胚抗原）阳性率为 100%。”“①癌旁正常黏膜：大多数不含 CEA，仅少数腺腔缘含微量 CEA。”“②癌旁单纯增生腺体：仅腺腔缘含少量 CEA。”“③癌旁不典型增生腺体：参照巩凤岐胆囊黏膜不典型增生分级。A. 轻度不典型增生 CEA 主要分布在腺腔缘。B. 中度不典型增生 CEA 分布在腺腔缘及部分胞浆内。C. 重度不典型增生 CEA 腺腔缘及胞浆内均呈阳性。”“④胆囊癌：乳头状腺癌 CEA 大部分分布在胞浆缘，部分在胞浆。高分化~中分化管状腺癌 CEA 分布在腺腔缘及胞浆。低分化腺癌 CEA 充满整个胞浆。印戒细胞癌 CEA 充满整个胞浆呈网格状或胞浆一侧及四周。”“21 例胆囊癌 CEA 观察阳性率为 100%，较文献报道胃癌 CEA 阳性率（85.6%）为高。观察结果表明肿瘤分化程度越低 CEA 阳性反应越强，提示产生 CEA 多的癌细胞其恶性程度增高。CEA 的分布也随组织类型而异。印戒细胞癌及低分化腺癌呈浆型分布，乳头状腺癌，高分化腺癌及中分化管状腺癌呈膜型及浆型分布。这种分布形式的差异可能反映了肿瘤细胞的不同分化程度。21 例胆囊癌癌旁黏膜腺上皮均伴有单纯增生及不同程度的不典型增生，越近癌组织不典型增生程度越高，CEA 随不典型增生程度增高，其含量增加，分布由膜型趋向浆型。提示胆囊癌的发生发展有一个较长过程。”

［日］久场睦夫（1993）[116]：“1974 年石井等首次发现胎儿碱性蛋白（BFP），此系一分布于胎儿血清、肠、脑组织和肝胆结肠癌组织及其癌患者血清中的胎儿蛋白。”本文研究表明，“血清 BFP 可作为一种新的肿瘤标志物用于肺癌检测，因其具有较高的敏感性和精确度。”

袁瑞香等（1993）[117]：“应用人胎盘型谷胱甘肽－S－转移酶（GST－π）抗体，以免疫组化 PAP 法检测 85 例大肠癌、34 例腺瘤、9 例腺瘤癌变组织 GST－π 活性。结果显示：24 例正常大肠黏膜 GST－π 均呈阴性。大肠癌组织中 GST－π 呈阳性者 74 例，总阳性率为 87.05%；绒毛状腺癌和高分化管状腺癌阳性率为 93.33%，未分化癌和黏液腺癌阳性率只达 77.27%。视为癌前疾病的异型增生腺瘤 34 例，总阳性率为 64.7%，轻度和中~重度异型增生阳性率分别为 42.85% 和 80%，腺瘤癌变 9 例为阳性。结果表明 GST－π 抗体免疫组化的检测，可作为大肠癌早期诊断一项新的较灵敏的指标。GST－π 在大肠癌组织中的含量及分布除标志分泌、释放的不同外，可能有助于判断大肠癌的预后。”“国内外已有少数报道，GST－π 在肺癌、胃癌和结肠癌等组织均有较高的表达。”“国外学者在研究大鼠化学致癌过程中，发现 GST－π 为大鼠肝癌发生过程中的出现最早，敏感性较强的癌前标志酶。”“Kodate 等检测 60 例大肠癌，GST－π 总阳性率为 88%。尹宗柱等检测 38 例胃癌，GST－π 的总阳性率为 87%，高分化和中分化腺癌的阳性率为 95%，与本文一致。”“Nitutsu 监测胃癌病人血中 GST－π 含量，胃癌切除后 14d GST－π 降至正常，而切除的胃组织作 GST－π 免疫组化染色，呈阳性，说明这是由胃癌细胞产生入血。”

现代医学编辑委员会（1993）[118]：“癌基因（oncogene）”：“迄今识别的原癌基因绝大多数对于动物生命都是十分重要的，在细胞增殖、分化或胚胎发育过程中具有重要功能。因此，这些基因在生物进化过程中大都表现为高度保守的DNA序列，有的癌基因如ras不但存在于所有脊椎动物的基因组中，在节肢动物（如果蝇）乃至酵母中亦行使重要功能。从这个意义上讲把这类基因称作癌基因是欠准确的。只有当这类正常基因发生某种改变后才具有使正常细胞发生癌变的作用。”“癌基因都是通过它们的存在（还要通过点突变、重排或放大等激活过程）而对癌变起促进作用，作用方式为显性。”

冯震博等（1994）[119]：本实验表明，“LCD（肝细胞不典型增生）可能有如下4种变化：①DNA含量增加，但γ-GT（γ-谷氨酰转肽酶）酶呈轻、中度活性；②DNA含量增加或有非整倍体，γ-GT酶呈显著活性；③DNA非整倍体增多，AFP（甲胎蛋白）、CEA阴性；④DNA非整倍体增多，AFP、CEA阳性。其中第4种变化的LCD最终可能转变（或演变）为HCC。”

郑智勇等（1994）[120]：“用人胎胰提取物免疫BALB/c小鼠，获得能稳定分泌IgG 2a单抗的杂交瘤细胞C1。免疫组化染色表明，C1与胎胰、胰腺癌、胃癌和大肠癌等组织有较强结合反应，与正常胰腺、十二指肠、胃、大肠等处的消化腺上皮细胞有轻度结合反应。”

张世忠等（1994）[121]：“鞘糖脂（GSL）是细胞表面的重要标志物之一。”N-GSL是中性鞘糖脂。“脑胶质瘤中出现与胚胎相关的N-GSL条带，主要成分分布于乳糖基神经酰胺与五己糖神经鞘氨醇之间，并与胚胎期脑N-GSL分布特点相似。”“胶质瘤周边1~2cm经病理证实的脑组织，也有胶质瘤相关胚胎N-GSL的表达。”

赵燕等（1994）[122]：“人肝癌组织出现与胎肝组织相关的N－GSL（中性糖脂）条带，主要成分分布于CDH和CTH之间。正常人肝组织无此N－GSL条带。肝癌组织中短链寡糖的N－GSL有缺失。肝癌组织周边1～5cm处，有癌细胞浸润及癌栓（经病理检查证实），亦有肝癌相关胚胎N－GSL的表达。”

刘彦仿等（1994）[123]：“我们曾在26例肝硬变标本中发现一种小多角细胞－肝小多角细胞（SPLC），但其性质和来源仍不清。本研究在260例乙型肝炎、肝硬变组织中对SPLC的有无及其增生程度进行了观察，结果表明，急性肝炎中无SPLC，37%的慢性迁延性肝炎、64%的慢性活动性肝炎及67%的肝硬变标本中均能见到SPLC，而且其数目随慢性肝脏病变的进展而逐渐增加。应用多种抗体进行的免疫组织化学染色表明，它们全为细胞角蛋白（CK）18阳性，显示其上皮性质；界板附近的SPLC呈CK19和S－100蛋白阳性，提示它们具有增生胆小管上皮的某些表型；部分SPLC HbsAg阳性，提示它们又有肝细胞的某些特点；多数SPLC表达胰岛素样生长因子（IGFⅡ）——一种癌胚性强致裂原，表明它们是一种幼稚细胞。我们认为，SPLC是一类兼有增生胆小管上皮和肝细胞性质的新型肝脏细胞，具有干细胞的性质，可能是上皮性干细胞向成熟肝细胞分化过程中的中间形态，其增生反映了非界板性肝细胞的大量损失。”“分化状态上，多数SPLC表达IGFⅡ——一种大量存在于胚胎肝和肝细胞癌中的癌胚性强致裂原，少部分SPLC还表达AFP，这表明SPLC是一类较幼稚的细胞，与卵圆细胞有相似之处。卵圆细胞长期被认为是动物实验性肝癌发生中肝癌细胞的前体细胞。”SPLC“不存在于正常成年肝脏内或者数目极少。”

孙慨等（1994）[124]：“我科1991年以来对84例肺癌患者进行支气管肺泡灌洗液CEA及血清CEA测定，并与20例非癌性肺部球形病灶和肺不张患者行对照。”“本组病例肺癌组BALF

（支气管肺泡灌洗液）~CEA 及血清 CEA 阳性率均明显高于非癌肺疾病组，统计学处理有显著差异。”“从本组病例可见：不同病理类型 BALF~CEA 及血清 CEA 阳性率均以腺癌最高，鳞癌次之，未分化小细胞癌最低，尤以 BALF~CEA 表现明显。腺癌阳性率达 100%。”“本组资料还提示：肺癌瘤体越大、CEA 增高越明显。”

齐为民（1994。综述）[125]：“CA_{125}（癌抗原 125）是胚胎发育期腔上皮表达的一种高分子糖蛋白。”“Bayerl 等对 CA_{125} 在卵巢癌诊断过程中的价值进行了研究。结果表明：CA_{125} 对卵巢癌不但特异性高，而且也非常敏感。但子宫内膜囊肿时常出现假阳性结果。Paganuzzi 等证实：术前低水平的 CA_{125} 并不能说明预后较好，但在治疗卵巢癌期间，CA_{125} 的下降有显著的统计学意义。”最近 Rafael 等用 RIA 法测定了 124 例急性肝炎、慢性迁延性肝炎和慢性活动性肝炎，其中 119 例平均水平均在正常参考范围内，仅有 5 例（4.4%）高于正常。而 244 例肝硬化和 13 例原发性肝癌的平均水平为 381 和 378u/ml，阳性率分别为 60% 和 66.6%。

邹合强等（1994）[126]：“对 4 例正常人肝、5 例肝硬变、5 例肝腺瘤样增生（AH）、16 例肝细胞癌（HCC）（Edmondson 分级Ⅰ、Ⅱ、Ⅲ级各 4、6、6 例）组织中突变型 p53 蛋白（mp53）和甲胎蛋白（AFP）进行了免疫组化检测。结果发现：正常人肝 mp53、AFP 均阴性。5 例肝硬变组织中，4 例同时显示 mp53 和 AFP 阳性，1 例显示二者皆阴性。5 例 AH 中，4 例为 mp53、AFP 阳性，1 例为二者阴性。在 16 例 HCC 中，4 例Ⅰ级者，2 例显示 mp53、AFP 均阳性，2 例为二者皆阴性；6 例Ⅱ级者，4 例 mp53 和 AFP 均阳性，2 例二者均阴性；6 例Ⅲ级者，1 例 mp53 阳性 AFP 阴性，2 例 mp53 阴性 AFP 阳性，3 例二者均阴性。结果提示：p53 的突变可能发生在肝细胞癌变过程的早期，与癌变过程的启动有关；其作用可能与 AFP 的重新激活有关。”

胡明等（1994。综述）[127]：“Lee 曾发现 10 例原发性 RB（视网膜母细胞瘤）细胞中有 N－myc 高水平表达，其中有两株细胞扩增了 100～200 倍。”

许戈良等（1994）[10]：观察 107 例胆囊结石患者。“胆囊结石虽然是良性病变，但结石对胆囊黏膜继发性损害和与胆囊癌并存的现象应予重视。”“从本组 107 例胆囊标本中，均可见到黏膜的增生现象，其中半数有明显的肠上皮化生。证实胆囊结石的存在加重了胆囊黏膜的病理变化过程，说明胆囊上皮增生性改变，是胆囊黏膜损伤的基本特点，是肠上皮化生的先兆。”本实验“随着病理变化程度明显，从正常到间变和癌变，其膜型 CEA 含量呈上升趋势。CEA 分布的另一特点是存在于细胞膜和细胞浆，特别是细胞浆内丧失极性的分布。这种浆型阳性在胆囊黏膜增生组为 0，肠化组中为 2%，不典型增生组中占 90%，胆囊癌组中占 100%。”

王建明等（1994）[128]：原位杂交显示大肠肿瘤组织中细胞 c－myc 基因的蛋白产物阳性颗粒数明显高于正常黏膜组织。“有报告 c－myc 基因的蛋白产物水平由正常黏膜→腺瘤→腺癌的过程呈逐渐上升的趋势。”“本研究中 c－myc 基因过量表达发生于 78%（7/9）的良性肿瘤，90%（20/21）的恶性肿瘤以及大肠癌细胞系 HR－8348，但高表达的水平与肿瘤的组织学分化程度及临床分期均无明显相关，此结果与 Finely 等人报告相同。”“但最近 Heerdt 等用一种敏感的序列定量法对不同组织类型大肠癌的检测结果显示，在一些高恶性度的组织类型中，c－myc 基因扩增较常见，从而认为 c－myc 的扩增多见于临床恶性度高、预后差的肿瘤。本研究未发现扩增的发生与组织学类型有明显相关，可能由于例数较少不足以说明问题，但发现扩增的发生与远隔转移有关，扩增的水平与浸润深度、淋巴结转移也有相关倾向，提示扩增可能与肿瘤的进展期有关。”“有研究发现化学诱变大肠癌过程中有 c－myc 基因扩增。”“大多数肿瘤 c－myc 过量表达而不伴扩增（13/20）。”

张林等（1994）[11]：“AH（肺泡上皮腺瘤样增生）是慢性炎症性肺疾患时肺泡上皮出现的非特异性增生性病变，Ⅰ、Ⅱ两型 AH 均来源于 B 型肺泡上皮细胞；后者在前者基础上发展形成，较前者更具幼稚化倾向及增生能力，为一种癌前病变。细支气管肺泡癌中一部分起源于 B 型肺泡上皮细胞，可以认为其中有的是经Ⅱ型 AH 癌变而形成。”“CEA 染色正常肺泡上皮呈阴性反应。Ⅰ型 AH 6 例中有 4 例阳性，Ⅱ型 AH 5 例中有 4 例阳性，癌组织 7 例中有 6 例阳性。”“美国学者 Solter 和 Knowles 发现着床前的小鼠早期胚胎，在其发育的特定阶段会出现特异的抗原，将其称之为胚胎期特异抗原第 1 号（SSEA－1）。此抗原在小鼠胚胎第 8 细胞期开始出现，桑椹期最强，以后逐渐消退。”“SSEA－1 抗原在人体癌组织中大量蓄积，是一种癌胚胎性抗原，且与人体其它器官癌相比，SSEA－1 抗原对肺腺癌具有较高的特异性。”“我们应用抗 SSEA－1 单抗进行免疫组化染色，细支气管肺泡癌的阳性率为 71%，Ⅰ型 AH 及Ⅱ型 AH 的阳性率分别为 50% 和 60%，表明癌细胞及 AH 细胞内均含有大量 SSEA－1 抗原。结合抗 CEA 抗体染色结果，可以认为，AH 也和癌组织一样，具有胚胎期细胞的幼稚化倾向及增生潜能。”

周涛等（1994）[129]：“近年来 Silva 与雷道年等提出柱状细胞含有硫酸黏液的（胃黏膜）不完全结肠型肠化与胃癌关系密切。”“本实验亦证明各型肠化上皮均可含有 CEA，其中以不完全结肠型肠化阳性率最高（63.9%），较房殿春的研究结果低。完全结肠型次之（33.3%），完全小肠型最低（23.1%），前者与后两者间差异有显著性意义。”“本组中 20 例胃癌 CEA 阳性率为 85%（17/20）。”“本实验中肠化上皮 CEA 颗粒主要分布在腺细胞的腔缘的顶端的胞浆（保持极性的分布），而且染色较清。而胃癌的 CEA 分布多而密集，弥漫分布于整个细胞膜或胞浆中（则丧失极性）。提示 CEA 在细胞分布的异常与细胞的分化有关。”

易庚华等（1994）[130]：“利用阶段梯度聚丙烯酰胺凝胶电泳对 11 例食管癌和 6 例贲门癌组织中碱性磷酸酶（ALP）同功酶进行了研究。结果显示，肿瘤组织中存在一条肿瘤特异性的快带——ALP－1，该同功酶与胎盘型 ALP 同功酶具有相同的电泳迁移率。提示 ALP－1 为一种癌胚酶蛋白。”“在癌症病人体内已发现 3 种独立基因编码的不同 ALP 同功酶：ReganALP 同功酶，NagaoALP 同功酶和 KasaharaALP 同功酶，这些肿瘤相关性 ALP 的理化性质与胎盘型 ALP 一致或相近，被认为是癌胚基因的表达形式。”“本资料检查表明，正常的食管及贲门组织中仅出现 ALPⅡ~Ⅴ，而癌组织中存在 ALPⅠ，其电泳迁移率与胎盘 ALP 相一致。”

范恩学等（1994）[131]：胃液癌胚抗原（CEA）和甲胎蛋白（AFP）含量均为胃癌组 > 慢性萎缩性胃炎组 > 胃十二指肠溃疡病组 > 慢性浅表性胃炎组。

江明等（1994）[132]：研究结果表明，胃癌组织 ABO（H）血型抗原表达高者，患者生存期长。“血型抗原是由人体遗传基因系统控制下合成的上皮细胞分化成熟的膜结构和功能单元之一，其表达必然反映了癌细胞结构和功能改变。我们认为，上皮细胞癌变后，BGA（血型抗原）分子合成中寡糖侧链糖化反应阻断，成熟性、复杂结构的 BGA 消减，胚胎性、简单结构的前体物质暴露，细胞识别现象消失，失去接触性抑制，癌细胞无限制生长，粘着力下降，导致恶性生物学行为，表现为不同浸润生长方式，易发生肌层、浆膜层浸润和淋巴道、血道转移。”

赵燕等（1994）[133]：“与标准中性糖脂比较，正常肝 CDH

与 CMH 表达减弱；肝癌 CDH 和 CMH 表达增加，胎肝 CDH 也增加。”

张世忠等（1994）[134]：应用离子交换层析技术从脑胶质瘤、正常人脑及胎儿（4 月胎龄）脑组织中分离并纯化出中性糖脂（N－GSL）。经高效薄层色谱分析，纯度可靠。胶质瘤 N－GSL 中出现一组特异性条带，主要分布于 Glccer 与 CTH 之间，而正常人脑则以 Glccer 和 Galccer 表达为主，CDH 及 CTH 等长糖链 N－GSL 缺失。胎儿脑组织 N－GSL 与胶质瘤 N－GSL 相似，主要分布于 CTH 与 Globoside 之间。胎儿脑组织 N－GSL 与胶质瘤 N－GSL 相似，尤其 CTH 处含量均较高，显示出胶质瘤组织的原始低分化性。

范恩学等（1994）[135]：“本研究结果表明，CEA 在高中分化型癌的阳性率为 84.62%，显著高于低未分化型癌的阳性率 50%，与国内外文献报道基本一致。AFP 在高中分化型癌的阳性率为 65.38%，显著高于低未分化型癌的阳性率 35%，与部分文献报道一致。”“本研究表明，CEA 及 AFP 在肠型胃癌的阳性率显著高于弥漫型胃癌的阳性率，CEA 与国内外文献报道一致，AFP 尚未见文献报道。”

姜军等（1994）[136]：Y 抗原是受血型 H 基因调控的岩藻糖基转移酶的产物，主要存在于人类胚胎上皮组织中，在成人绝大部分器官中 Y 抗原基因呈封闭状态，而在发生癌瘤时可再度表达。因此，认为 Y 抗原是一种胚胎性肿瘤相关抗原。“检测结果显示，在绝大部分乳腺癌细胞中有这两种抗原（Y 抗原和免疫抑制性酸性蛋白抗原（IAP））表达。同时在部分不典型增生细胞中亦可见 Y 抗原和 IAP 抗原表达，而且随着不典型增生程度加重至乳腺癌其阳性率逐渐增高，具有一定规律性。”“胚胎性抗原的再度出现在一定程度上反映了不典型增生细胞的幼稚状态。”

杨光霖等（1994）[137]：正常胃黏膜与肠化一样 CEA 呈极性分布，而癌细胞除微绒毛外，CEA 还见于细胞侧面、基底及胞质膜结构中，失去极性。这种差异说明细胞表面成分极性丧失是上皮性肿瘤的特征之一。

徐钢等（1995）[138]：“应用 CEA 多克隆抗体和 P21 单克隆抗体对 10 例大肠中分化腺癌（CA）、20 例大肠管状腺瘤（TA）及 10 例绒毛状腺瘤（VA）进行了免疫组化检查，同时对 9 例大肠癌移行黏膜（TM）、10 例大肠增生性息肉（HP）及 9 例大肠癌切缘‘正常’黏膜（NM）进行对照检测。结果，CEA 在 CA 反应的阳性率为 100%，VA50%，TA40%，TM22%，HP20%，NM11.1%。P21 在 CA 反应的阳性率为 70%，VA40%，TA20%，TM22%，HP10%，NM 为阴性反应。CEA 与 P21 的结果呈正相关，两者反映的趋势相似。我们认为，CEA 和 P21 的阳性表达支持大肠腺瘤特别是 VA 属癌前病变。”P21 是 ras 癌基因产物。1965 年 Gold 等首先从结肠腺癌和胎儿结肠黏膜组织浸液中分离出 CEA。本实验 10 例 CA 的反应着色强度明显高于其他各组。“现已发现 19%~40% 大肠癌出现 ras 癌基因突变，并可见于向癌转变的腺瘤中。Kathryn 等用 P21 对正常、癌前及癌变的大肠黏膜进行免疫组化研究，发现在正常大肠黏膜、腺瘤和溃疡性结肠炎中 P21 均染色阴性，而家族性息肉、克隆氏病及癌旁黏膜可见不同程度的阳性表达。……但目前多数学者认为 P21 在癌前及癌变的大肠黏膜有着显著增强的表达，而在正常大肠黏膜中染色阴性。”

周殿元等（1995）[139]：癌基因 myc、ras 的阳性表达率均按正常结肠黏膜→结肠腺瘤→大肠腺癌顺序升高。P53 在正常结肠黏膜表达阴性，在结肠腺瘤阳性表达率仅为 5.6%，而在大肠腺癌阳性表达率达 40%。有二种以上癌基因蛋白产物同时表达呈阳性者在正常结肠黏膜为 0%，在腺瘤占 19.4%，在腺癌占

52.9%。"腺瘤病变中癌基因表达与不典型增生程度有关，其中同时呈二种以上表达者在轻度不典型增生仅为8.3%，中度为33.3%和重度55.6%。"

毕洁等（1995）[140]："利用癌基因蛋白产物单克隆抗体，即C-erbB-2癌基因蛋白产物（P185）单克隆抗体（DM-7001）免疫组化方法检测12例多发性结肠息肉石蜡包埋组织切片标本，得阳性结果2例，见胞浆内细小棕色颗粒。实验证明多发性结肠息肉组织细胞有C-erbB-2癌基因蛋白产物过量表达。""多发性结肠息肉是属慢性炎性病变，具有明显家族遗传性，大量研究表明属癌前病变。""已有研究表明发现一些腺癌如乳腺癌、卵巢癌、直肠癌的发生均可能与有C-erbB-2基因表达有关。已用单克隆抗体检测上述的肿瘤石蜡包埋组织切片和冰冻组织切片均有C-erbB-2基因表达产物增强，对抗体反应也较强。"

邹合强等（1995）[141]："肝腺瘤样增生（AH）是一种瘤样病变，Edmondson于1976年提出其具有癌变趋势。在后来的研究中，AH的癌变趋势进一步得到证实，因而被认为是肝细胞癌（HCC）的癌前病变。""AFP与白蛋白（ALB）一起曾被视为HCC分化程度的标志：高分化者仅合成ALB，分化中等者同时合成ALB和AFP，分化差者仅合成AFP，分化极差者既不合成ALB也不合成AFP。Terasaka在AH中发现有AFP的表达（3/19），而其中3例AFP阳性AH组织中皆有HCC微小癌灶的存在。本文检测了5例AH，其中4例有AFP表达。"

姚登福等（1995）[142]："Wistar大鼠经2-FAA喂饲后，经病理学及酶组织化学证实，在肝脏由癌前病变到癌变过程中，肝细胞大量表达GGT（γ-谷氨酰移换酶）并分泌入血。肝组织GGT，实验各组均明显高于对照组，接近胎鼠肝GGT水平，血中GGT呈持续性增加，……正常鼠肝及血GGT仅为单一区带，肝癌鼠肝与血清GGT也呈动态改变，显示正常鼠和胎鼠肝GGT

的双重特征。研究结果提示鼠肝癌时 GGT 大量表达，具有癌胚性质，且血中同工酶异常区带出现较早，检测其同工酶有助于对鼠肝癌的早期诊断。”“GGT 在人体组织中广泛分布，但成人肝中 GGT 活性很低，肝癌时此酶活性极高，接近胎肝水平。”“哺乳类动物肝脏 GGT 胎生期最高，出生后逐步降低。”“化学诱癌过程中，经病理学及酶组织化学的同步检查证实，在诱癌的早期，可见增生性卵圆细胞和结节形成，早期卵圆细胞出现与癌变有着密切关系。该细胞既具有抵抗致癌剂的细胞毒性作用，显示未分化的形态学特性，又有表达 GGT，白蛋白，甲胎蛋白以及肿瘤相关的醛缩酶，丙酮酸脱氢酶，乳酸脱氢酶及葡萄糖 -6 -磷酸脱氢酶等。酶组化显示早期在肝卵圆细胞内可见 GGT 的存在；而在癌变的组织和癌巢结节可见大量的 GGT 存在，提示肝癌细胞过度表达 GGT。”

齐春会等（1995）[143]：谷胱甘肽 S - 转移酶（GSTs）“是一组具有结合、解毒等多种生理功能的同功酶。目前，据氨基酸顺序的同源性、酶底物的特异性及抗原性，将细胞浆中的 GSTs 分为 α、μ、π 和 θ 四类，其中 π 类 GST 与肿瘤的关系极为密切，包括人胎盘型 GST（GST - π）和大鼠胎盘型 GST（GST - P）。据报道，GST - P 是检测大鼠肝脏化学致癌癌变启动细胞最早最灵敏的标志，GST - π 在人多种器官癌组织及肿瘤患者血清中的表达也明显升高。”“癌变之前即细胞形态及结构还未发生明显变化时，其细胞功能和一些代谢酶的表达可能已发生了变化，这种异常表达的酶称为癌前标志酶。”“Sato 等曾报道，在化学致癌物诱发的大鼠肝增生结节和癌前病变组织中 GST - P 明显增加，认为 GST - P 是检测癌变‘启动’细胞最早和最灵敏的标志。本文用免疫组化染色的方法，发现在胃肠上皮化生，尤其是不典型增生的组织中 GST - π 表达的阳性率已明显增加，肠上皮化生的阳性率为 45%，不典型增生阳性率高达 73%，均显著高于正常胃黏膜。”“在不典型增生，高、中分化腺癌中 GST－π 的强阳性率从 36% 上升到 50%，在低分化腺癌中开始下降，只有 24%，在黏液腺癌及印戒细胞癌中分别为 14% 和 0%。由此可见，GST－π 的表达水平与肿瘤恶性程度有关。在癌前病变及胃癌早期 GST－π 表达升高，随着肿瘤恶性生化程度增高，GST－π 的表达渐渐降低，在恶性化程度很高的印戒细胞癌中甚至近于不表达。”

毛振彪等（1995）[144]：“对 12 例大肠癌患者的手术切除标本采用圆盘等电聚焦电泳将大肠黏膜 γ－谷氨酰转肽酶分为 8 条区带，从阳极到阴极依次为 GGTⅠ～GGTⅧ，其中 GGTⅤ主要存在于大肠癌组织（91.7%）和癌旁组织（72.7%），远癌组织仅 1 例阳性（10%）。GGTⅤ阳性率与大肠癌 Dukes 分期和分化程度无相关，其等电点和胎盘型 GGT（PGGTⅤ）等电点一致。结果表明 GGTⅤ是大肠癌组织的癌胚蛋白，可望成为大肠癌早期诊断及检测癌前病变的生化标志。”“γ－谷氨酰转肽酶Ⅱ（GGTⅡ）已被公认是原发性肝癌的特异性标志物。”“肝癌 GGT 与胚肝 GGT 无结构和功能的差异，二者具有同样的酶蛋白、酶动力学和免疫学性质。……大肠癌组织 GGTⅤ的出现提示病肠迂回到胚胎性生化状态。”

杨健（1995）[145]：观察 32 例皮肤纤维瘤的组织病理。均为单发的皮肤结节，发生于真皮中层，表皮改变多为棘层肥厚，部分呈假上皮瘤样增生及形成幼稚的毛囊－皮脂腺样结构（32 例中有 25 例见幼稚的毛囊－皮脂腺样结构），肿瘤成分以成纤维细胞、组织细胞增生和幼稚的胶原纤维为主（32 例中有 27 例见幼稚的胶原纤维），有些病例可见泡沫细胞、多核巨细胞和含铁血黄素细胞，多数瘤体内有不同程度的毛细血管增生，不同病例中细胞和纤维的比例不同。

吴世祥等（1995）[146]：“总结 104 例骨纤维结构不良的临床

及病理表现，并对6例新鲜标本作碱性磷酸酶染色，3例新鲜标本作透射电镜观察。结果发现104例中36例骨小梁周围有成骨细胞镶边，且纤维样细胞与典型成骨细胞移行；电镜下纤维样细胞周围有大量胶原纤维丝，其中可看到电子密度不均匀，圆形或不规则形态结构，这些结构即是从成骨细胞而来的基质小泡。6例新鲜标本碱性磷酸酶染色呈阳性。16例中见粘合线。根据①纤维样细胞周围的基质小泡的形成同成骨细胞周围的基质小泡完全一致。②纤维样细胞以及成骨细胞均含有丰富的碱性磷酸酶。因此认为两种细胞的性质相同。推测在骨的纤维结构不良中的纤维样细胞其本质符合骨祖细胞特点。故认为骨纤维结构不良的发病机制可能是成骨过程的障碍。即骨祖细胞向成骨细胞转化受阻。”“骨纤维结构不良是一种原因未明的非肿瘤性病变。”“在电镜下观察到的主要细胞类型即成明显梭形形态的类成纤维细胞，类圆形的纤维样细胞。我们认为这两种细胞均为原始间叶细胞，这种细胞形态具有圆形到明显梭形形态的变异性特点，尽管如此变异，但胞浆缺少细胞器，因而既说明细胞的原始性，又说明向其它类型骨细胞转化的多能性祖源性细胞。这些细胞即是在光镜下观察到的成纤维细胞及类纤维细胞。”Changus“发现纤维组织内的纤维母细胞以及成骨细胞均含有丰富的碱性磷酸酶。因此认为两种细胞的性质相同，并将这种含有丰富碱性磷酸酶的纤维母细胞称为‘组织化学的成骨细胞’。”

郑杰等（1995）[147]：“应用免疫组化技术，检测了ras p21、AFP（甲胎蛋白）在二乙基亚硝胺（DENA）诱发的大鼠肝癌前病变中的表达，结果显示：诱癌早期肝小叶周边区即出现p21、AFP表达阳性细胞，随诱癌过程进行，阳性细胞增多并主要分布在变异肝细胞灶和结节中，且常见两者同时表达的现象。由此提示，两者与大鼠肝癌发生有密切关系，p21过度表达直接参与了大鼠肝癌的启动和演进。同时表达AFP、p21的细胞和病变是较具特异性的癌前病变。p21 与 AFP 的联合表达可为人类肝癌提供一个参考诊断标志。”“大鼠实验性肝癌研究表明，鼠肝癌有 ras p21 的过度表达。”“人们用不同的技术方法证明了 p21 蛋白的过度表达存在于人类和动物多种器官肿瘤（包括肝癌）中。”“实验结果表明在诱癌早期增生的肝细胞中显示存在 p21 过度表达，随诱癌过程的进行，p21 阳性细胞持续增多，而且主要分布在增生肝细胞灶、嗜碱性肝细胞结节及瘤样结节中，而在正常肝组织及对照肝组织中几乎没有检出。此结果与 Galand 和 Radosevich 分别在大鼠实验性肝癌变过程及各种肝癌前病变中的观察结果相符，所不同的是他们未检测到最早肝癌启动阶段 p21 的存在状态。此外，本文 p21 阳性细胞分布特点与我们以往检测 N－ras mRNA 原位表达结果相近。类似的结果并不是仅限于肝脏，有研究报道，结肠息肉、腺瘤及不典型性增生腺上皮内 p21 表达增高，而正常结肠黏膜则没有 p21 表达。”“有力的证据是免疫组化已显示了正常 p21 在胚胎肝表达增高，而出生后则不表达。”

苏勤等（1995）[148]：目的：探讨何为肝细胞癌（HCC）的癌前病变以及这病变的形成和发展。方法：对 379 例肝标本进行了形态学观察和 c－myc，c－erbB－2，IGFⅡ，表皮生长因子（EGF）受体、乙型肝炎病毒（HBV）抗原及增殖细胞核抗原（PCNA）的免疫组织化学研究。结果：大细胞性不典型增生（LCD）在癌旁肝内的程度并不高于非癌旁肝，不能大量表达 IGFⅡ，c－erbB－2 及 HBV X 基因，具有较低的细胞增殖活性，这不支持 LCD 是癌前病变的假说；小管状化生（DM）的肝细胞较大量表达 c－erbB－2，但 IGFⅡ表达水平较低，具有略高于增生胆小管的细胞增殖活性，这提示 DM 是一种修复性增生；肝小多角细胞（SPLC）和小细胞性不典型增生（SCD）仅见于慢性肝脏病变，但前者远早于和多于后者，SCD 在癌旁肝中的程度远强于非癌旁肝，SPLC 和 SCD 大量表达 IGFⅡ，c－erbB－2 和

HBxAg，SCD 并具有仅次于 HCC 而高于其它细胞类型的细胞增殖活性。HCC 明显表达 HBxAg，c－myc，IGFⅡ，PCNA－L。结论：SCD 可能是真正的癌前病变，它可能由显著的 SPLC 增生转化而来，与 HBxAg 表达及 IGFⅡ，c－erbB－2 等 HCC 相关基因的激活有关。“基于 SCD 晚于 SPLC 增生，二者在分布及癌基因表达上高度一致，我们认为 SCD 是在 SOLC 增生的基础上发生的。”

黄中新等（1995）[149]：“本研究表明，胎肺发育期及肺腺癌均有不同中间丝组分的共存现象而成体细胞及癌周细胞却无此种表达，可能提示癌细胞的分化状态与胚胎细胞发育分化状态具有某些相似特征。”

张惠铭等（1995）[150]：“本研究应用单克隆抗 c－erbB－2 抗体 Pab1 对 26 例细支气管肺泡细胞癌（BAC）和一组癌旁肺组织非典型细支气管肺泡细胞增生（ABH）进行免疫组织化学研究，显示 BAC 确有 c－erbB－2 癌基因的过表达，其中 clara 细胞型阳性率为 70％；Ⅱ型肺泡细胞型为 50％；黏液柱状细胞型为 50％。……在 10 例癌旁 ABH 中有 1 例中度 ABH 呈 c－erbB－2 阳性和 1 例重度 ABH 显示可疑阳性。此种阳性表达意义尚不清楚，考虑到相应病例的癌细胞亦呈阳性表达，可提示该增生的、表达 c－erbB－2 癌基因的 ABH 细胞亦受到基因突变的影响，可能成为 BAC 的癌前病变信号。”“近年来国内外许多研究表明，c－erbB－2 癌基因产物的扩增和过度表达与某些癌瘤，特别是乳腺癌的发生、发展和预后有关。”

陈关福等（1995）[151]：“本文应用酶免疫分析法对 120 例良恶性肿瘤（80 例口腔及涎腺癌，40 例良性肿瘤）和 80 例正常人的唾液进行了 CEA 测定。”结果，恶性肿瘤组、良性肿瘤组和正常人组唾液 CEA 均值（ng/ml）分别为 49.4、26.98、11.82，三组间差异有显著性。“本文还对 25 例恶性肿瘤患者进行了动态观察，发现其疗效与唾液 CEA 水平变化情况和临床疗效一致者 18 例（72%）。”

杨斌（1995。综述）[152]：“Williams 于 1986 年提出许多自身免疫性疾病都可以看成是良性增殖性疾病。SLE 主要的病理变化是以多克隆淋巴细胞活化、增殖和血管炎为特征的，因此，也可以将 SLE 看成是一种良性增殖性损害，属肿瘤一类的疾病，只不过这种增殖是多克隆而不是单克隆的。已有较多的研究表明，自身免疫异常与某一类细胞尤其是淋巴细胞异常激活和增殖有关。激活的辅助性 T 细胞（Th）数量增多，可促使 B 细胞克隆性扩增，产生过量自身抗体，并与自身抗原发生免疫反应，引起病理性损伤。”“Boumpas 于 1986 年发现原癌基因在 SLE 病人外周血淋巴细胞中亦处于活化状态，c－myc、c－myb 和 c－raf mRNA 含量明显高于正常人，且与疾病活动性呈正相关。此后，陆续有报道在活动期 SLE 病人的红斑皮损、受累的肾脏组织中检测到了 c－myc 原癌基因相应的蛋白产物。Boumpas 还在实验中发现 SLE 病人体内 B 淋巴细胞 c－myc mRNA 水平较 T 淋巴细胞要高，尽管变化趋势是一致的，但反映了 SLE 病人体内淋巴细胞不同的病理活化状态。近年来国外又有学者进一步在 SLE、皮肌炎、硬皮病等自身免疫性疾病患者血清中发现了抗 c－myc 蛋白抗体，推测体内 c－myc 蛋白及其降解产物增多，可以刺激该机体的免疫系统，同时该机体免疫系统的持续活化，又可以反过来促使能产生各种自身抗体（包括抗 c－myc 蛋白抗体）的特殊 B 细胞克隆增生。”

谭毅等（1995）[153]：“目的：研究卵巢上皮交界性肿瘤的发生和发展，以及与卵巢上皮良恶性肿瘤之间的关系。方法：应用地高辛标记 c－myc 和 P53 基因探针对 20 例良性、24 例交界性、23 例恶性卵巢上皮肿瘤进行原位杂交。结果：c－myc 和 P53 在三种肿瘤组织中表达率分别为 10%，66.7%，78.2% 和 5%，

58.3%，73.9%，在交界性肿瘤中的表达率介于良恶性肿瘤之间，而且阳性表达率和表达强度与肿瘤组织类型无关，与临床期别和病理分级有关，二者均定位于细胞核内。结论：结果表明卵巢上皮交界性肿瘤的发生及发展可能与 c－myc 和 P53 过量表达有关，并可将卵巢上皮交界性肿瘤视为癌前病变。”“BOT（卵巢上皮交界性肿瘤）是卵巢上皮性肿瘤的特殊类型，其特征为肿瘤细胞增生活跃和异型性，无间质浸润，可有远处转移及复发，少数可发展为癌。”“作者分组研究发现 c－myc 和 P53 在良性和 BOT Ⅰ期组中表达率显著低于 BOT Ⅱ~Ⅳ期和恶性肿瘤组，表达强度为弱阳性，后者则多为阳性或强阳性，与 Berchuck 等的研究结果一致。”

刘志毅等（1995）[154]：“Bel－7402 细胞是一株人肝癌细胞株，具有典型的肝癌特征，AFP 分泌阳性。”

张文俊等（1996）[155]：“本研究表明 FAP（胚胰腺泡蛋白）在胚胎胰腺中存在，正常胰腺消失，胰腺癌及慢性胰腺炎时可以再表达，其表达可能与胰腺细胞的增殖分化有关。”“FAP 是一种糖蛋白，首先产生于9~11 周胎龄的胚胎胰腺，即初始腺泡形成的开始，35 周胎龄后开始减少，出生后基本消失。但在胰腺癌及慢性胰腺炎时可以再表达，且是一种早期、不可逆的现象，即在组织学未发生变化时就存在 FAP 的表达。”

匡希文等（1996）[156]：“应用大肠癌单抗 Hb_3、花生凝集素（PNA）、癌胚抗原（CEA）分别对 60 例慢性溃疡性结肠炎（CUC）和 20 例大肠癌进行综合研究。结果表明：大肠癌 Hb_3 反应的阳性率为 80%，PNA 为 85%，CEA 为 90%；三种肿瘤标记物均为阳性者 14 例，占 70%，其中各有一项阳性者，共 19 例，占 95%。CUC 对 Hb_3、PNA、CEA 反应的阳性率分别为 41%、34% 和 53%；三者均为阳性者 18 例，占 30%，三种肿瘤标记物有一项阳性者共 40 例，占 66%；12 例胎儿大肠黏膜全为阳性，而正常大肠黏膜几乎全为阴性。由此作者认为，上述改变，特别是这三种肿瘤标记物综合检测，其阳性率之高，不但有利于进一步证实 CUC 确实发生了类似大肠癌的生化改变，亦进一步支持了 CUC 实为大肠癌的癌前期疾病。”“文献报道及本文实验结果表明，Hb_3、PNA、CEA 三种肿瘤标记物对大肠癌均有较强的特异性。在 4～7 月胎龄期，无论升、横结肠或直肠黏膜均表达全阳性；而对成人大肠黏膜，除 Hb_3（8%）、CEA（16%）有极少数阳性外，PNA 亦全为阴性。当发生肠癌时，其抗原重现，故表现 Hb_3、PNA 均有类似 CEA 的特性。”

杨梅芳等（1996）[157]：“CEA 为肿瘤非特异性标志物，原由消化道结肠癌、直肠癌细胞泌释，后来发现在某些非消化道性肿瘤细胞亦能分泌这种物质。实用研究表明，对肺癌发病有一定的阳性检出率报道，国外为 77%，国内为 68.3%。”本文 67 例肺癌患者血清 CEA 阳性率为 77.6%。“本文 67 例肺癌及其分类鳞癌、腺癌和未分化小细胞癌的测值与对照组比较，均有极显著性差异。”

陈世民等（1996）[158]：“在膀胱癌组织中，ABH 抗原常常缺乏并与肿瘤的侵袭性及恶性程度有关。”“血型抗原结构简单化或延伸：在肿瘤中常常可以见到许多血型前体物质的堆积，比如 H、Ii 及其它非岩藻糖前体等。上皮癌中出现 T、Tn 及 s－Tn 抗原特异性表达也是另一种血型系统在肿瘤中发生了结构简单化。”

赵晓晏等（1996）[159]：应用制备的胰腺癌胚抗原（POA），小分子量胰腺癌胚抗原（mPOA），癌胚抗原（CEA）对包括胰腺癌在内的 763 例血清标本进行检测。结果表明，血清 POA 对胰腺癌诊断的敏感性为 67.8%，特异性为 88.5%；mPOA 敏感性为 74.4%，特异性为 95.6%；CEA 敏感性为 25%，特异性为 85.7%。

尹光耀等（1996）[160]：“采用透射电镜、能谱仪、图象分析技术和组织化学染色，对88例脾虚证胃病患者的胃黏膜，进行肠化生分型、亚细胞结构、Zn、Cu和DNA检测。发现细胞核与核仁增大、分叶核增多、染色质密集、线粒体退变，以及核内Zn，Cu和DNA含量，随下列顺序递增：健康对照→脾气虚→脾虚气滞证，慢性浅表性胃炎→慢性萎缩性胃炎→胃癌；肠化生完全性小肠型→不完全性小肠型→完全性结肠型→不完全性结肠型。线粒体及其嵴的数量，线粒体内Zn、Cu含量，则随以上顺序递减。提示脾虚气滞证胃病以细胞核蛋白合成代谢旺盛、线粒体能量代谢衰微为特征，也就是以细胞分裂增殖加速、细胞分化障碍为病理特征；脾气虚以细胞核、线粒体二者代谢同步衰微为特征，也就是以细胞早衰老化为病理特征。脾虚气滞证胃病是癌前疾病，Ⅱb型肠化生是癌前病变。”“细胞核的蛋白合成（包括DNA复制）代谢和线粒体的能量代谢，均需要Zn、Cu依赖性酶的参与。细胞核摄取Zn、Cu多，蛋白合成旺盛，核分裂增殖加速，增加了基因突变的机会；线粒体摄取Zn、Cu不足，能量代谢衰微，细胞功能低落，影响细胞分化和成熟。肠化生细胞（特别是Ⅱb型）是因为其核与线粒体二者代谢不协调，遂成为分化障碍性病变。”

沈薇等（1996）[161]：“应用酶联火箭电泳法测定了90例各种肝病的血清胎盘酸性同工铁蛋白（PAIF）。结果表明，原发性肝癌（PHC）的PAIF显著高于肝炎及肝良性占位性病变。……5例PHC治疗前后PAIF对比有显著性差异。”

李荣华等（1996）[162]：“用免疫组化ABC法对26例原发性胰腺癌ABH物质含量进行了研究，结果发现：癌细胞ABH物质阳性者较正常细胞少，低分化腺癌ABH物质较高、中分化腺癌少。浸润的癌细胞ABH物质含量较原发灶少。同时，发现癌细胞中H转化为A、B物质以及将ABH物质分泌至管腔的功能发生障碍。提示原发性胰腺癌细胞 ABH 物质的含量与肿瘤的分化程度呈正相关。”“Davidsohn 等用混合凝集反应先后对胃肠道肿瘤、宫颈癌、胰腺癌等恶性肿瘤组织 ABH 物质的含量变化进行了研究，发现上述肿瘤组织中 ABH 物质减少或消失，其丢失程度与肿瘤的恶性程度呈正相关，即肿瘤的恶性程度愈高，丢失 ABH 物质愈多。”“我们的结果和 Davidsohn 的实验研究均支持如下的观点：ABH 物质是细胞高度分化的产物，恶性肿瘤细胞去分化，产生 ABH 物质减少乃至消失，ABH 物质产生减少的程度与癌细胞的恶性程度呈正相关。”

牛青霞等（1996）[163]：对 310 例原发性肝癌（PHC）、44 例继发性肝癌、253 例肝外恶性肿瘤、121 例良性疾病患者和 68 例正常人血清进行 5’－核苷酸磷酸二酯酶（5’－NPDase）同工酶聚丙烯酰胺凝胶电泳以及激光凝胶扫描半定量测定。结果：5’－NPDase Ⅰ阳性率在 PHC 组为 79.68%，继发性肝癌为 68.18%，肝外恶性肿瘤为 25.69%，慢性乙型肝炎及肝硬化为 11.48%，肝血管瘤及肝脂肪瘤、肝外良性疾病、正常人均为 0%。“5’－NPDase Ⅰ、Ⅴ、Ⅵ是一种癌胚同工酶带，该种酶带的出现是肝细胞逆分化使控制胚胎期蛋白质合成的而在出生后受阻遏的基因重新开放的结果。”

葛政举等（1996）[164]：“采用自行建立的圆盘等电聚焦电泳将大肠组织中芳香基酰胺酶（AAD）分离出 10 条区带，从阳极到阴极依次为 AAD Ⅰ～AAD Ⅹ，其中 AAD Ⅵ主要见于大肠癌组织（75%）、癌旁组织（50%），而远癌组织仅 9.1%，前二者与后者有显著性差异。大肠癌中 AAD Ⅵ与 Dukes 分期和分化程度无相关性，其等电点和胎盘型 AAD（P－AAD Ⅱ）等电点一致（PI6.33）。结果表明，AAD Ⅵ是大肠癌组织异位表达的证据，可望成为大肠癌及癌前病变的标志物。”“我们采用高分辨率的圆盘等电聚焦电泳（IEF）对 12 例大肠癌组织 AAD 同工酶进行研究，以探讨 AAD 在大肠癌、癌旁组织及远癌组织的表达规律。”“Hiwada 等曾报道肾细胞癌中存在着胎盘型 AAD。源于肾细胞癌的 AAD 具有与源于胎盘组织 AAD 相似的理化特征，但有别于正常肾组织 AAD。本研究显示，大肠癌组织 AAD 与胎盘组织 AAD 在 IEF 上电泳迁移率一致，其等电点相当。因此，大肠癌组织 AADⅥ的出现表明病变大肠迁回到胚胎性生化状态，与甲胎蛋白、癌胚抗原一样，AADⅥ本质上是一种癌胚蛋白。”

梁廷波等（1996）[165]：“检测了 41 例胃癌及其不同距离癌旁黏膜和 67 例胃良性病变组织的 CEA 表达。结果表明：胃癌组织内 CEA 100% 表达阳性，癌旁 2cm 及 5cm 处黏膜，胃良性病变组织内 CEA 表达阳性者分别为 40%、26% 和 56%。癌组织内 CEA 多以胞浆型和间质型分布为主，而良性病变多以腔缘型和膜型分布为主。CEA 表达的阳性程度与癌细胞生物学行为无关，而分布形式则与之有关。不同距离癌旁黏膜及胃良性病变组织内 CEA 表达与细胞分化程度有关，但在癌变之前，CEA 尚保持着极性分布状态。”“胃良性病变组织中，慢性萎缩性胃炎伴肠化或异型增生时 CEA 表达又较浅表性胃炎明显增强，但两者的分布形式尚无差异。说明随着胃黏膜细胞分化的偏离，CEA 暴露逐步加强，但在癌变之前，CEA 尚保持着极性分布；一旦癌变，即丧失了极性。有人研究了伴有不同类型肠化的慢性萎缩性胃炎 CEA 表达，显示不完全结肠化生较完全性结肠化生和小肠化生的阳性程度大。”

郑磊等（1996）[166]：泪腺多形性腺瘤恶性变也不少见。采用免疫组化 ABC 法测定 5 例正常泪腺组织及 32 例多形性腺瘤 P21ras 的表达，结果：正常泪腺组织均染色阴性，12 例肿瘤染色阳性。“Noriak. O 等应用免疫组化及分子杂交等方法检测正常胃黏膜及胃腺癌 ras 癌基因及 p21ras 的表达，结果胃腺癌表达强度明显高于正常组织。……A. Thor 在观察结肠癌 p21ras 表达时发现，恶性肿瘤表达强度与肿瘤侵入肠黏膜的深度有关，侵入越深表达越强。”

张牧霞等（1996）[167]：用特异性抑制反应及聚丙烯酰胺凝胶电泳方法研究了人食管癌上皮细胞系 Eca109 碱性磷酸酶（ALP）的表达及其理化特性。Eca109 细胞 ALP 具有热稳定、被 L-苯丙氨酸高度抑制和被尿素轻度抑制的特点，具备了 PLAP（胎盘型碱性磷酸酶）的性质。强的松龙可显著升高 ALP 活性，但不引起 ALP 同工酶谱及乳酸脱氢酶活性发生改变。结果表明，Eca109 细胞可异位表达癌胚基因产物胎盘型碱性磷酸酶，强的松龙可特异地诱导 Eca109 细胞胎盘型碱性磷酸酶活性升高。“胎盘型碱性磷酸酶是一种癌胚基因产物。研究表明，PLAP 通常在卵巢癌、宫颈癌及睾丸癌等恶性肿瘤及其传代细胞系有较高的表达率。”“于正常人体，PLAP 可在胎盘中大量表达，在宫颈、睾丸等组织中痕量表达，而食管上皮细胞无 ALP 活性。本实验证实的 PLAP 在食管癌上皮细胞系 Eca109 细胞的异位表达可能是癌变后 PLAP 基因位点去阻遏的缘故。”

张治民等（1996）[168]：“本文对胃癌、癌旁组织、慢性萎缩性胃炎伴不典型增生和浅表性胃炎进行了癌胚抗原（CEA）标记的对比研究。结果表明胃癌、癌旁黏膜伴不典型增生及慢性萎缩性胃炎伴不典型增生 CEA 阳性率显著高于浅表性胃炎及单纯萎缩性胃炎。”“文献报道胃癌组织 CEA 阳性率 30%~92%，而正常胃黏膜含量很少或缺无。”“4 例 CAG（慢性萎缩性胃炎）伴中度不典型增生 CEA 全为（++）阳性，经随访，其中 2 例分别在 4 年、2 年后患胃癌，1 例一年后息肉状腺瘤恶变。”“本文 CAG 胃黏膜的胃腺颈部等处可见再生性增生腺体，特别是不典型增生腺体与周围腺体相比 CEA 表达明显阳性或强阳性，这些腺体可能是早期胃癌发生的癌变点，与全国胃癌病理协作组 266 例溃疡癌变病理分析一文中：胃溃疡旁和 CAG 胃黏膜的再生性不典型增生可能是癌变点的结论相一致。”

刘尚梅等（1996）[169]：检测70例胃部标本中c-myc癌基因mRNA的表达。结果发现c-myc癌基因的高表达在胃癌中占60.4%，在胃的良性病变中占27.27%，两者之间有显著性差异。在48例胃癌的癌旁上皮中，c-myc癌基因高表达占37.5%，其中19例有不典型增生的癌旁上皮，高表达占78.95%，而无不典型增生的癌旁上皮高表达只占10.34%。“在13例伴有不典型增生的良性胃部疾病中，c-myc癌基因的高表达阳性率为46.15%。”“Ciclitira和Allum研究c-myc癌基因蛋白$P^{62c-myc}$在胃癌和胃部良性疾病中有相似的结果。”“Ninomiya和Yamamoto的研究结果提示，$P^{62c-myc}$高表达与胃癌的预后有某种相关性，特别是伴有腹膜播散的患者，并提出高表达与肿瘤的复发有关。”

姜军等（1996）[170]：“用免疫组化法检测正常乳腺组织、乳腺囊性增生病和乳腺癌中ras癌基因产物p21蛋白表达。结果显示正常乳腺组织无p21蛋白表达，乳腺囊性增生病不典型增生Ⅰ、Ⅱ、Ⅲ级，乳腺癌组织分化Ⅰ、Ⅱ、Ⅲ级p21蛋白表达阳性率分别为10%、30%、40%、46%、64%、84%。乳腺癌不同组织学类型中p21蛋白表达阳性率差别无显著性。”“有作者观察到，甲状腺癌移行区以及不典型增生活跃区的不典型增生细胞中有中等度p21过量表达。”“随组织分化程度分级增高，p21蛋白表达阳性率有逐渐增高趋势，说明在乳腺癌恶性程度较高者多有ras癌基因的突变。”

殷智榕等（1996）[171]：观察45例大肠癌、36例癌旁非腺瘤型不典型增生、17例大肠腺瘤的石蜡切片。用c-erbB-2、H-ras基因产物相对应的多抗及单抗p185、p21，采用LSAB免疫组化方法进行研究。“结果：p21和p185在正常大肠组织、非腺瘤型不典型增生、大肠腺瘤、大肠癌的阳性率逐渐升高，差异有高度显著性。……29 例大肠癌组织 p21、p185 共同阳性，两者有很好的一致性。”“我们的研究表明，p21 和 p185 在癌旁不典型增生、大肠腺瘤中有较高的表达率，且两者在大肠癌中的表达密切相关。因此，p185 与 p21 高表达可能是大肠癌发生的早期表现。”

王泽球等（1996）[172]：“本文对 183 例支气管肺泡灌洗液（BALF）的癌胚抗原（CEA）和糖链抗原 50（CA50）浓度进行了检测。结果显示：肺癌 BALF 的 CEA 和 CA50 浓度均值分别为 22.05 ± 22.33μg/L 和 41.53 ± 29.57KU/L，明显高于肺结核组和肺炎组，P 值均 < 0.001。将 BALF 的 CEA、CA50 的诊断界值定为 ≥ 10μg/L 和 20KU/L 为阳性，则 CEA 和 CA50 同时阳性对肺癌的特异性为 90%，阳性准确率为 94%。提示 BALF 的 CEA、CA50 同时检测，可为肺癌诊断提供重要线索。”

张健等（1996）[173]：“正常肺 N – GSL（中性糖脂）以三己糖神经鞘氨醇（CTH）、单己糖神经鞘氨醇（CMH）表达为主，肺癌组织中双己糖神经鞘氨醇（CDH）表达增加，CTH 及 CMH 减少，胚胎肺 CTH 的表达与肺癌 CTH 的表达无明显差异，但胚胎肺组织中 CMH 缺失，肺癌组织中大多出现了胚胎期表达较强的红细胞糖甙脂（Globcer）以下的长糖链的 N – GSL。”“不同病理类型的肺癌组织中的 N – GSL 的表达有所不同，但大多出现了正常肺表达减少的，而在胚胎肺中表达较强的 Globcer 以下的长糖链的 N – GSL，并且 CMH 表达皆减少。”“肿瘤细胞膜上的中性糖脂抑制 T 细胞的免疫功能。”“发现肺癌中存在着 N – GSL 的异常合成、合成阻断及重新表达胎儿期的中性糖脂，这种糖脂可能是一种新的肺癌相关胚胎抗原。”

张佳立等（1996）[174]：观察 45 例乳腺癌及 9 例乳腺良性病变 C – erbB2 的表达。“C – erbB2 蛋白在本组 45 例乳腺癌中表达为 37.7%，乳腺良性病变全部为阴性。”“C – erbB2 阳性者淋巴结转移例数多，转移个数也多。12 例 C－erbB2 表达阳性者 10 例出现腋窝淋巴结转移，其中 7 例淋巴结全部转移，包括 2 例肿块 <2cm 的患者。”

吴传真等（1996）[175]：“原癌基因是一组高度保守的正常细胞基因。” “本组 84 例乳腺癌，c－myc 表达阳性 48 例（57.1%）。恶性度高的浸润性导管癌与硬癌的阳性率较高（58.2%，80%），而恶性度较低的单纯癌、小叶癌阳性率较低（42.9%，33.3%）。”“本组研究发现 c－myc 的高水平表达与腋窝淋巴结转移相关。”“本组核分裂数≤3 个/HF（高倍视野）和 >3 个/HF 病例间，c－myc 表达阳性率有显著性差异。” 后者阳性率高。“随访结果证明 c－myc 阳性率 5 年内死亡组大于 5 年以上生存组。”

赵燕（1996。综述）[176]：“肿瘤细胞膜糖脂的变化，可能是细胞发育和分化受阻的结果。”

任景丽等（1996）[177]：“用免疫组化 PAP 法测 CEA 和免疫金银法测谷胱苷肽 S－转移酶（GST－π）在 52 例大肠癌，34 例癌旁黏膜以及 35 例正常黏膜组织中的抗原表达情况。结果：移行黏膜 CEA 和 GST－π 的阳性表达率分别为 32.8% 和 44.1%，与正常黏膜（阳性率分别为 5.7% 和 11.8%）和大肠癌（阳性率分别为 86.5% 和 96.1%）相比，均有显著性差异。结论：移行黏膜有去分化趋势，有潜在恶性。”“GST－π 是近年来新发现的肿瘤标志物，属于胚胎性癌抗原。”

杨波等（1996）[178]：“观察 62 例胃癌切片和 94 例胃涂片癌胚抗原（CEA）反应，结果显示：CEA 存在于胃癌细胞及胃黏膜上皮细胞内，具有极性分布特征；细胞分光光度计检测，胃癌细胞内 CEA 含量显著高于胃上皮细胞，且与腺癌分化程度有关；胃涂片细胞 CEA 阳性率高于胃癌病理检出率，二者符合确诊率亦较高。”“本试验结果显示：高分化腺癌 CEA 呈极性分布，细胞游离缘 CEA 含量较高，且与低分化腺癌细胞游离缘 CEA 含量无明显差异。而后者 CEA 弥散分布，细胞内 CEA 含量显著高于前者。”“试验还发现，同一病例标本的多核、畸形核的巨癌细胞较一般癌细胞 CEA 反应强度明显增强，提示胃腺癌细胞可能存在异质性。”“胃涂片 CEA 定量检测结果显示：胃癌涂片细胞 CEA 含量显著高于 CSG（慢性浅表性胃炎）、CGU（慢性胃溃疡）等胃良性疾患。”“胃涂片 CEA 阳性率（37.2%）亦高于胃癌病理检出率（31.9%）。”“检测结果还显示：CAG（慢性萎缩性胃炎）、MGP（多发性胃息肉）等典型癌前病变胃涂片细胞 CEA 含量与胃癌无明显差异。”

刘巍等（1996）[179]：对女性乳腺癌患者 63 例、乳腺良性病变 12 例、叶状囊肉瘤 3 例，分别采用免疫组化法进行癌胚抗原（CEA）及 c－erbB－2 癌基因产物表达的测定。结果发现乳腺良性病变基本呈阴性着色，乳腺癌基本均为阳性或强阳性，增生性病变则多为弱阳性。“文献报道乳腺癌免疫组化测定 CEA 阳性率为 42%~83%。本研究乳腺癌 CEA 阳性率为 83.2%。”“文献报道，在人类乳腺癌中，较常见 c－erbB－2 激活。发生率约为 15%~40%，本研究乳腺癌中 49.6% 膜着色。”

朱建伟等（1996）[180]：方法：应用免疫组织化学技术，以单克隆抗体鼠抗人 bcl－2，标记 41 例甲状腺癌、53 例甲状腺腺瘤、20 例癌旁甲状腺组织和 10 例正常甲状腺组织。结果：bcl－2 阳性率在甲状腺癌为 43.9%，高于甲状腺腺瘤（22.6%）及癌旁甲状腺组织（15.0%）。正常甲状腺组织 bcl－2 阴性。在甲状腺癌中，bcl－2 阳性率在恶性度很高的未分化癌和恶性度相对较高的滤泡状癌病例、在淋巴结转移或临床Ⅲ、Ⅳ期（进展期）病例中增高。Higashiya－ma 等报道，肺癌 bcl－2 表达与肿瘤组织学类型有关，其中恶性度高的小细胞性肺癌阳性率较高。Lauwers 等发现，bcl－2 可在慢性萎缩性胃炎等胃良性病变组织中表达，基于此，他们观察了 bcl－2 在胃癌中的表达，发现主要是肠型胃癌表达 bcl－2。“我们系统地观察了多种甲状腺组织中 bcl－2 的表达，发现从正常甲状腺→癌旁甲状腺→甲状腺腺瘤→甲状腺癌，bcl－2 表达有递增趋势。”

马骧等（1996）[181]：“方法：胃癌组织 62 例用抗 GST－л（谷胱甘肽 S 转移酶）抗体，按 ABC 法进行免疫组织化学检测癌组织中 GST－л 活性，并与正常胃黏膜，异型增生及肠上皮化生进行比较。结果：胃癌组织 62 例中 GST－л 阳性率 87.1%；27 例正常胃黏膜 GST－л 阳性率只 11.1%（$P<0.001$）；异型增生和肠上皮化生各 23 例，其 GST－л 阳性率分别为 82.6% 和 86.9%，与正常胃黏膜比较 $P<0.001$。结论：GST－л 在胃癌组织中的胎儿型表达为研究消化道肿瘤早期诊断和发病机理提供了新的酶学标志。具有中等度异型增生和不全结肠型上皮化生的慢性萎缩性胃炎阳性率也较高，可列为胃切除手术的相对适应证。”

董郡（1996）[182]：“瘤细胞形态呈不同程度的异型性，表现在它与其起源细胞有形态上的差异，甚至细胞好似幼稚的发育阶段，出现一系列幼稚细胞特点，似乎细胞退回到未发育成熟的阶段。通常将这种形态变化称为间变（anaplasia，nan：退回，plasia：发育）。”肿瘤的酶活性改变的规律是：“①涉及细胞结构成分合成的酶活性增加，包括参与核苷酸合成、参与 DNA 和 RNA 合成、参与蛋白质合成的酶。②涉及细胞结构成分分解代谢的酶活性降低，包括参与核苷酸分解和氨基酸分解的酶。③涉及供应核苷酸合成原料的酶活性增强，例如核苷酸合成所必需的磷酸核糖，其代谢途径中的磷酸戊糖通路的酶活性增强，还原核糖核苷酸转变成脱氧核苷酸所必需的 NADPH 一般也增强。肿瘤组织酶活性另一特点是同工酶的异常表达，这是由于癌细胞的基因表达失控，使已关闭的胎儿型或胎盘型同工酶基因重新活动所致。例如 Regan 型碱性磷酸酶即为支气管癌患者 Regan 的癌细胞所合成的胎盘型碱性磷酸酶，该同工酶也见于消化道和泌尿生殖道的恶性肿瘤。分化差的肝细胞癌可合成胎儿肌细胞的醛缩酶和胎儿期K 型丙酮酸激酶。后者亦见于横纹肌肉瘤和神经胶质瘤。肝癌、乳腺癌可合成胎儿和胎盘组织中的已糖激酶同工酶。”正常组织在有氧时是氧化抑制酵解，此现象称为 Pasteur 效应。恶性肿瘤的糖代谢则是酵解抑制氧化，即 Crabtree 效应，无论在有氧或无氧的条件下均有活跃的糖酵解，肿瘤合成代谢所需的能量(ATP)，在很大程度上来自糖酵解。原因是参与糖酵解的关键酶活性增强和同工酶谱的改变（如胎儿型同工酶增高）。主要的肿瘤相关抗原是胚胎抗原，在胚胎发育时期由相应基因编码合成，出生后该基因受抑制遂使之逐渐消失或仅有微量，但在细胞转化时该基因被解除抑制，重新具有活性，使其产物重新出现或增加；突出的例子为甲胎蛋白（AFP）和癌胚抗原（CEA）。AFP 和 CEA 在血清的检出可用于肝细胞癌和结肠癌的诊断，但非特异性，AFP 的出现亦见于妊娠、慢性肝炎、肝硬变、性腺的生殖细胞肿瘤、胃癌和胰腺癌等；CEA 阳性也见于其他来源的内胚层肿瘤（胃、食管、肝、胰），甚至非肿瘤性疾患（肝硬变、胰腺炎、Crohn 病、消化性溃疡）时血清亦可含有少量。细胞外基质降解的结果产生一个有利于肿瘤浸润的局部环境。同时还合成新的基质，新的基质在糖胺聚糖的组成、结构和量的方面不同于成熟的基质，而是富于透明质酸和硫酸软骨素，相似于胚胎性结缔组织。这种具有胚胎性基质理化性质的糖胺聚糖的选择性沉积，明显地有利于肿瘤细胞的迁移。许多事实证明肿瘤浸润与胚胎细胞迁移过程相似。在胚胎发育过程中先有局部透明质酸的积储，随后胚胎细胞移位，迁移入富于透明质酸和水化的基质内。在兔 V2 癌浸润细胞周围的透明质酸浓度比肿瘤内高 3 倍，人体乳腺癌、肺癌、涎腺癌和肝癌也有高浓度的透明质酸在这些癌的浸润带，镜下呈浅蓝色黏液样，如胚胎性间质。培养的瘤细胞仅产生少量的糖胺聚糖，如将它们接种于皮下，在以后长成的肿瘤内透明质酸的量大大增加，说明新的基质主要由宿主细胞合成。多种瘤细胞株能刺激宿主的纤维母细胞和平滑肌细胞合成糖胺聚糖，用人体 LX－1 肺癌细胞实验进一步说明这种刺激需要细胞间的直接接触。刺激因子是一种热不稳定的嵌合在肿瘤细胞膜上的糖蛋白，这种因子只存在于癌和胚胎性上皮细胞，不能从肉瘤细胞中检出，这可能表明肉瘤细胞可以改变和侵入细胞外间质而无需宿主细胞的帮助。

倪桂宝等（1997）[183]："用 ABC 免疫组化法，对 36 例早期胃癌及癌旁组织进行了 rasp21 表达的检测。结果发现 rasp21 阳性率分别为早期胃癌 88.9%（32/36）；癌旁异型增生 68.7%（22/32），其中中、重度异型增生为 83.3%、100%，且随异型增生程度的加重其表达强度增加；癌旁肠化生 40%（32/30），其中不完全性结肠型化生阳性率为 84.6%；正常胃黏膜全部阴性。提示 rasp21 的表达可能是胃癌形成过程中的关键步骤，rasp21 可以作为胃癌早期诊断的一种新的标志物。""rasp21 是癌基因家族成员（H－ras；Ki－ras；N－ras）的一种共同蛋白质表达产物。ras 基因的突变常见于人类肿瘤和癌前病变，该基因蛋白产物 p21 在许多实体恶性肿瘤中有过量表达。1986 年 BOS 等用合成的寡核苷酸作为基因探针在胃癌中发现有 K－ras 的点突变和扩增。1988 年邓国仁等研究发现在一些胃癌细胞株和组织中存在 Haras 癌基因的激活。""癌旁不完全性结肠型化生 p21 表达阳性率为 84.6%，明显高于癌旁完全性结肠型化生 18.1%，经统计处理此差异具有高度显著性。癌旁完全和不完全小肠型化生 p21 全部阴性，提示不完全性结肠型化生与胃癌的发生有密切关系。""本组胃慢性良性溃疡伴不完全性结肠型化生和轻－中度异型增生病例 p21 呈阳性表达。因此对胃慢性溃疡伴不完全性结肠型化生或黏膜有异型增生者应视为癌前病变。”

杜金荣等（1997）[184]：用免疫酶标组化技术，对51例标本（胃、喉、膀胱）组织中的良恶性及交界性病变进行了癌基因及其产物P21，c－erbP－2的检测，观察其表达。结果：ras基因产物P21和癌基因c－erbB－2阳性表达主要见于恶性病变，即胃癌、喉癌及膀胱癌。阳性颗粒弥漫分布在癌细胞的胞浆及胞膜上，而且大部分表现为超表达。“P21在许多实体恶性肿瘤中都有过量表达。我们研究发现，胃癌、喉癌和膀胱癌均有过量表达，而且阳性表达强度大部分都在＋＋~＋＋＋之间。多数学者研究发现，P21的过度表达出现于恶性肿瘤的早期，我们的研究也符合这一结论。在胃及喉的良性病变中，伴有中度以上不典型增生的上皮细胞内阳性表达占70%~80%，这说明在病理形态学未发生明显恶变之前（即癌前病变），已有癌基因的突变或活化。并出现标记物。”“癌基因c－erbB－2又称neu基因，该基因通过扩增和蛋白产物的过度表达而与人类肿瘤的发生有关。很多学者研究发现该基因可在胃癌、乳腺癌、卵巢癌、子宫颈鳞癌、膀胱癌、食道癌等出现过度表达。本组研究结果：该基因在胃、喉、膀胱组织的恶性病变中出现阳性表达；在良性病变中、重度不典型增生的上皮细胞内也出现阳性表达，亦说明在恶性肿瘤的早期已有癌基因的出现。”

芮红兵等（1997）[185]：采用蛋白质免疫印渍和单克隆抗体免疫细胞化学染色方法检测30例ANLL（急性非淋巴细胞白血病）细胞中原癌基因c－myc的表达。结果：19例表达阳性，阳性率为63%。ANLL中白血病细胞的阳性细胞百分率为29%~96%，c－myc在不同病人的白血病细胞中表达水平不一样；c－myc的表达和患者骨髓中白血病细胞百分率显著相关。c－myc高表达可能是ANLL预后不良的一个指标。“在作者所检测的18例正常人外周血淋巴细胞中无1例阳性，似乎ANLL患者骨髓标本中幼稚细胞比例越大，c－myc 表达阳性机会就越大，这充分体现在 M1、M3 和 M5（指 FAB 分型）中。这 3 种病例骨髓幼稚细胞百分率大都在 70%以上，2 例 M1 均为阳性，8 例 M3 有 6 例阳性，11 例 M5 有 9 例阳性，而 8 例 M2 骨髓中幼稚细胞比例只在 50%左右，结果只有 2 例阳性。另外，统计结果表明，c－myc 阳性细胞百分率和骨髓中幼稚细胞比例相关（$r=0.59$，$P<0.05$），c－myc 高表达的 ANLL 患者骨髓白血病细胞具有高度的增殖潜能。”“研究表明，c－myc 蛋白表达水平可能作为一项预后指标。……很明显，水平高者，治疗效果差，并往往耐药，难以达到缓解，在以往对 c－myc mRNA 的研究中也有类似结果。”“总之，c－myc 原癌基因在成熟淋巴细胞不表达，在各型急性非淋巴细胞白血病中均有表达。”

邓民斌等（1997）[186]：“分析 238 例不同病理类型肺癌患者血清中 CEA 放射免疫分析的结果，发现 CEA 在各型肺癌中的阳性检出率：腺癌＞大细胞未分化癌＞小细胞未分化癌＞鳞癌。”

梁晓秋（1997。综述）[187]：“自从发现胎盘型谷胱甘肽 S 转移酶（GST－π）为大鼠肝脏化学致癌中敏感的癌前标志酶以来，现已证实在许多人体肿瘤中表达增加，尤其是胃肠道癌及癌前病变，病变与 GST－π mRNA 水平表达一致，还与肿瘤化疗的耐药性密切相关。”“通过放免法测定胃癌、食道癌、结肠癌、胰腺癌、胆管癌患者血清 GST－π，结果显示其含量均高于正常及良性疾病患者，提示 GST－π 也许是消化道恶性肿瘤的血清标志物。Tsatsmn 等从人胎盘中分离纯化 GST－π 免疫兔，获得兔抗人 GST－π 抗体，并运用免疫组化技术检测，发现 GST－π 在 100 例各种组织类型的胃腺癌表达，高分化、中分化、低分化腺癌、黏液癌、印戒细胞癌阳性率分别为 95%，100%，85%，63%，16%。运用 ABC、PAP 方法观察 GST－π 在胃癌及癌前病变中的表达，结果与上一致，癌前病变表达亦明显增高，认为这对胃癌的早期诊断具有意义。”“其它研究也显示，结肠癌、尿道及膀胱癌、乳腺癌、胶质细胞瘤等肿瘤中GST－π表达均比对照组明显增高。而GST－π在人肝癌中的表达阳性率为38.7%，不象大鼠肝化学致癌阳性率明显。在宫颈癌中阳性率为78%～100%，但是在良性病变的贮备细胞增生、未成熟鳞状化生和邻近的子宫内膜细胞阳性率为68%，因此在这些组织中GST－π难以作为良恶性鉴别的指标，但对研究肿瘤的发生有一定意义。”“GST－π在肿瘤组织中表达增加的原理尚不清楚。GST－π表达增高没有基因扩增，而是由于转录活性的提高。”

黄晓赤等（1997）[188]：“绒毛状腺瘤是消化道常见的良性肿瘤之一，但其癌变率居消化道上皮源性肿瘤首位。”“正常成人消化道上皮的CEA含量极少或基本缺如，而消化道癌的CEA表达能力极强，可高达85.6%～96%。”“本文的观察发现，绒毛状腺瘤或伴有轻度不典型增生时，其上皮细胞内大多不含CEA或仅在绒毛或腺腔的细胞顶端见CEA呈线状分布，极性表现明显，而绒毛状腺瘤伴中－重度不典型增生时，CEA表达较活跃，局灶阳性率可达82.1%。……CEA局灶性的表达增强，意味着成熟上皮向幼稚型转化。在绒毛状腺瘤癌变病例的组织中，癌变区域上皮CEA阳性率达87.5%，而未癌变区域的上皮其阳性率仅为5%，局灶阳性率达62%。……在绒毛状腺瘤癌变区与绒毛状腺癌的比较中发现，其CEA阳性表达率分别为87.5%和100%，没有显著性差异。仅形态学而言，二者皆属恶性肿瘤的高分化类型，两者间CEA表达相近表明其恶性程度相似。”

朱敬先等（1997）[189]：“用流式免疫法，研究神经纤维瘤（包括单发性和多发性）和神经纤维肉瘤的p21ras、p53基因表达及与细胞增殖活性的关系。”p21ras蛋白定量（相对含量）均值，11例单发性神经纤维瘤为0.905，11例多发性神经纤维瘤为1.098，11例神经纤维肉瘤为1.586。三组间两两比较，差异均有显著性。“提示尽管单发性和多发性神经纤维瘤均为良性病变，但 ras 突变在多发性神经纤维瘤即发生了质的变化，换言之，多发性神经纤维瘤具有恶变的潜能。”“本结果中，单发性、多发性神经纤维瘤和神经纤维肉瘤的 p53 蛋白表达与 p21ras 表达相似，说明 p53 突变蛋白的积累是发生在多发性神经纤维瘤。”

张燕等（1997）[190]：“γ - GTP - Ⅱ（γ - 谷氨酰转肽酶同工酶Ⅱ）的阳性率在 PHC（原发性肝癌）组、良性肝病组、非肝癌的肿瘤组分别为 80.5%、4.8% 和 3.2%。正常组为 0。其中 36 例 AFP（甲胎蛋白）<400μg/L 的 PHC 患者中，γ - GTP - Ⅱ阳性率为 75.5%，AFP≥400μg/L 的 PHC 组中，γ - GTP - Ⅱ阳性率为 85.5%。”

庞飚等（1997）[191]：“目的：研究癌基因产物 c - erbB_2、EGFR、P_{21}及增殖细胞核抗原（PCNA）在巨大型侵袭性垂体腺瘤中的表达。方法：采用免疫组织化学方法（ABC 法）测定上述蛋白在 67 例该类肿瘤和 22 例非侵袭性肿瘤中的表达。结果：巨侵型腺瘤中 PCNA，c - erbB_2 的阳性表达高于非侵袭性腺瘤；巨侵型腺瘤中细胞间变组的 PCNA、c - erbB_2、EGFR 及 P_{21}的阳性表达高于非间变组。”“EGFR 是一种跨膜生长因子受体类的癌基因。”“P_{21}是由 ras 基因编码的一种胞浆内蛋白。”

梁刚等（1997）[192]：目的：研究从慢性胆囊炎，胆囊腺瘤至早期胆囊癌等多阶段发展过程中多种癌基因变化，进一步探讨胆囊癌的发病机理，寻找胆囊癌早期诊断的肿瘤标志物。方法：本文采用免疫组化 S - P 法，对 10 例慢性胆囊炎，10 例胆囊腺瘤及 10 例早期胆囊癌组织切片行 c - myc、ras、c - erbB - 2、p53 及 nm23 等 5 种癌相关基因蛋白同时检测。结果：①nm23、p53、c - myc、ras 及 c - erbB - 2 基因在胆囊腺瘤及早期胆囊癌中有表达；②着色强度随病变发展逐渐增强；③2 例胆囊腺瘤伴不典型增生呈强阳性表达；④p53 基因仅见于早期胆囊癌；⑤联合癌基因 p53、ras，p53、c - myc，p53、c - erbB - 2 及 p53、ras、c - myc 对诊断早期胆囊癌有价值。结论：p53，ras，c - myc 及 c - erbB - 2 可能与胆囊癌的发生有关，四者在胆囊癌的发生中可能起协同作用。"Yukawa 等用免疫组化检测 9 例慢性胆囊炎，13 例早期胆囊癌的 ras 基因表达，发现 ras 基因在慢性胆囊炎及早期胆囊癌表达阳性率分别为 33% 及 92% 。""Tatsuta 等研究发现 46% c - myc 染色阳性的隆起型胃黏膜病变在 2 ~ 32 个月内发生癌变，而染色阴性均未发生癌变，作者认为 c - myc 过度表达可作为区分腺瘤和腺癌的肿瘤标志物。""本研究发现慢性胆囊炎以单一癌基因表达为主，早期胆囊癌出现多种癌基因一起表达，可见胆囊癌形成不是靠某一种癌基因，而是由多种癌基因协同作用所引起的。"

陈铁河等（1997）[193]："对不同时期的胚胎组织和肿瘤组织中端粒酶活性进行了分析，结果显示：胚胎组织中端粒酶活性水平随发育阶段和组织而异，呈现出明显的阶段性特征。恶性肿瘤组织细胞普遍存在端粒酶活性，同时恶性化倾向比较大的中重度不典型增生肠腺瘤组织也出现端粒酶活性升高的趋势。由此提示：①端粒酶也属于胚胎性的肿瘤标志物；②结直肠癌前病变组织也可出现端粒酶活性。""现有的研究表明恶性肿瘤组织和生殖组织中普遍存在较高水平的端粒酶活性，而正常人体组织中则基本测不到该酶活性。""妊娠早期一般采用刮宫，由于此法不能得到完整的胚胎，且此时各器官太小难以操作，故仅将 1.7 个月的胚体分成四部分进行测定。各部分端粒酶活性水平由高到低依次为绒毛膜、躯干、四肢和头颅。3.5 个月胎儿不同组织端粒酶活性水平的高低顺序则为肺、肾、肠、肝和脑组织。1.7 个月和 3.5 个月胚胎组织的端粒酶活性水平均较低。5.0 个月胎儿各个组织端粒酶活性普遍达到较高水平。但是到 5.8 个月胎龄时，除肝组织端粒酶活性还稳中有升外，其他各组织端粒酶活性均下降至较低水平。”“端粒酶活性由高到低依次为结直肠癌、乳腺癌、白血病和非恶性增生。”“在非恶性增生组，多数中、重度不典型增生组织其端粒酶活性也表现出升高趋势。”“肝、脑、肾、肠等组织在3.5~5.8个月之间的端粒酶活性表达水平变化即明显地表现出阶段性特征。有研究证明胎儿肝细胞合成AFP也有类似特征，即在3.7~5.6个月之间，所有肝细胞均合成AFP，5.6个月后仅中央静脉周围肝细胞产生AFP。由此可见，端粒酶与AFP在胚胎组织中的表达时期基本吻合。”

袁永群等（1997）[194]：“原始基因在特定的微环境作用下，被激活表达，而形成肿瘤。”“正常细胞具有分化功能，癌细胞却失去分化功能，而表现原始的幼稚状态。我们认为癌症是基因的返祖现象。”“生物个体发育和细胞个体发育反映进化过程。”

毛振彪等（1997）[195]：“利用自行建立的圆盘等电聚电泳将大肠黏膜碱性磷酸酶分为12种同工酶，从阳极到阴极依次为ALPI-ALPⅫ。其中ALPⅥ和ALPⅧ主要见于大肠癌（81.8%和90.9%）、癌旁组织（80.0%和70.0%），远癌组织仅22.2%和11.1%，表明癌旁组织已具备癌组织的生化代谢特点。ALPⅥ和ALPⅧ的阳性率与大肠癌Dukes分期及分化程度无相关性。ALPⅧ与胎盘型ALP（P-ALPⅢ）等电点相当，表明ALPⅧ系一种癌胚蛋白。ALPⅥ和ALPⅧ可视为大肠癌组织特异性同工酶。”“胎盘型同工酶的复活是恶性肿瘤组织或细胞的重要特征之一。Gum等在研究丁酸钠对人结肠腺癌细胞株（LS174T）作用时发现，碱性磷酸酶活力增高的同时伴有胎盘型碱性磷酸酶（PL-ALP）同工酶的表达。”

吴云松等（1997）[196]：“体液细胞学检查中，某些分化好的腺癌和间皮瘤与异形增生的间皮细胞容易混淆，影响诊断。分析了10例体液样品的常规细胞学诊断及免疫细胞化学标记结果，腺癌中癌胚抗原（CEA），上皮膜抗原（EMA）均为强阳性表达，而在异形增生的间皮细胞或间皮瘤中仅 EMA 为阳性表达，以此区别腺癌细胞和间皮细胞。”“CEA 广泛存在于各种上皮性肿瘤，尤其是各种腺癌细胞中。而体腔间皮细胞中不含 CEA。在体腔间皮瘤中 CEA 含量很低，大多数呈阴性表达，因而是鉴别腺癌和间皮瘤的重要标记。”

沈景波等（1997）[197]：“通过检测癌旁腺病及乳腺癌组织中 C－erbB－2 的表达，分析癌旁腺病与乳腺癌之间的关系。结果在 68 例癌旁腺病中有 19 例阳性（27.9%），68 例乳腺癌中有 27 例阳性（39.7%），两者相比，$P>0.05$。癌旁腺病与乳腺癌阳性强度之比 $P<0.01$。癌旁腺病小叶增生期阳性率为 33.9%。40 例不伴有乳腺癌的腺病中只有 2 例弱阳性，与癌旁腺病及乳腺癌有明显不同（$P<0.01$）。以上结果提示，乳腺病有癌变的可能性，特别是小叶增生期有导管上皮增生或不典型增生者，应视为癌前病变。”C－erbB－2：“该基因蛋白在乳腺癌中的研究报道较多，其阳性率约在 10%～60%，国外文献报道在 10%～33%，国内文献报道普遍高于国外报道，在 20%～60%。”“结果表明，乳腺癌的阳性强度明显比癌旁腺病强。”

黄莺等（1997）[198]：P21 是 ras 基因产物。结果显示 P21 蛋白阳性表达率分别为直肠腺癌 76.2%、直肠腺瘤 50%、癌旁组织 19%。表明直肠腺癌与癌旁组织有差异表达（$P<0.05$），与 P. Horan 的实验结果相符。直肠腺癌的增强表达与分化程度、Dukes’分期、淋巴结转移无关。直肠腺瘤组织中的不典型增生区有较明显的表达。“迄今已发现 ras 基因通过各种机理参与多种肿瘤的发生过程，表现为基因突变和 P21 蛋白的过度表达。乳腺癌、前列腺癌、结肠癌、膀胱癌、胸腺癌及胃癌中均有 P21 的表达。”“Burmer 等人测定 12 例结肠腺瘤，其中 9 例（75%）有 K－ras 的突变。在腺瘤发展成腺癌的标本中，腺瘤区和癌区都

存在着突变。”

陈世民（1997。综述）[199]：“癌组织中 BGA（血型抗原）表达数量增多往往是由于胚胎抗原重新表达或者是在不匹配组织中表达增多。”“恶性肿瘤中常常见到在成熟结构 A 及/或 B 抗原丢失的同时，伴有前体物质 H 抗原的大量表达。”

姜军等（1997）[200]：“检测 ras、c－erbB2、c－myc 等 3 种癌基因蛋白和 p53 抑癌基因蛋白在乳腺囊性增生病不典型增生和乳腺癌中的表达。”标本：正常乳腺组织 5 例；乳腺囊性增生病 30 例，其中上皮增生Ⅰ级、不典型增生Ⅱ、Ⅲ级各 10 例；乳腺癌 40 例。“结果：4 种基因蛋白在正常乳腺组织中均无表达。乳腺囊性增生病上皮增生Ⅰ级中仅 1 例有 ras 基因 p21 的微弱表达。不典型增生Ⅱ级中 6 例为单一基因表达，1 例有 2 种基因蛋白表达。不典型增生Ⅲ级中 6 例为单一基因表达，3 例有 2 种基因表达。40 例乳腺癌中 21 例有 2 种基因表达，13 例为 2 种以上基因表达，2 例为 1 种基因表达。”

吴名耀等（1997）[201]：方法：应用免疫组织化学 SABC 法，以兔抗 C－Fos、C－Jun 抗体标记 60 例食管癌和 10 例远端切缘黏膜。结果：癌旁黏膜 C－Fos、C－Jun 阳性率分别为 72.2% 和 58.3%，癌组织为 55.0% 和 48.3%。“不同分化程度的食管癌其表达阳性率不同，其中高分化鳞癌阳性率高于低分化癌（$P < 0.05$）。”

袁永群等（1997）[202]：“基因重复是生物进化的重要来源，在此基础上可生产生基因倒转、移位、替换、缺失等基因重排，为原始基因保留在高等生物基因库中提供了可能。早期胚胎发育的基因控制和真核细胞的起源，反映基因重复在基因进化的历程。肿瘤形成过程中，原始基因在特定的微环境作用下，被激活表达，而形成肿瘤。我们认为癌症是基因的返祖现象。”“正常细胞具有分化功能，癌细胞却失去分化功能，而表现原始的幼稚状态。我们认为癌症是基因的返祖现象。”“生物个体发育和细胞个体发育反映进化过程。”

芮铭安（1998。综述）[203]：病因：“（1）先天性：在胚胎期时，食管被覆的是纤毛柱状上皮，17 周起逐渐向下为鳞状上皮所替代，至出生时完全替代。若替代不全，则远端残存的柱状上皮易发展为 BE（Barrett’s 食管）。此类患者亦往往同时伴有先天性食管狭窄或下端食管不全性闭锁，大多合并有较严重的胃食管返流（GER）。（2）获得性：通过临床、实验、形态学等都证实了 GER 为 BE 的根本原因，故可以引起 GER 的原因都可成为 BE 的病因。其返流因子包括了①胃酸；②胃蛋白酶；③十二指肠液和胆汁，而下端食管括约肌压力（LESP）降低、食管清除能力下降亦起着重要的作用。此外，吸烟、饮酒往往能加重黏膜的损伤，促使食管上皮发生畸形修复。”“BE 患者的 LESP 降低比单纯性 GER 更为明显。”“发病机制：由于长期反复的 GER，致食管下端黏膜经常暴露于酸或胆汁环境中，黏膜受到侵蚀发生糜烂甚至溃疡。修复过程中，代之以更新速度快的柱状上皮。Gillen 等在狗的模型中已证实了此柱状上皮是从食管腺体内处于静息期的原始干细胞直接分化而来，此种干细胞在异常的 GER 内环境中可分化为各种细胞。如主细胞、杯状细胞、潘氏细胞等等。”“BE 发生柱状上皮化生，组织学提示在化生区域内一般含有三种上皮，即①特异性柱状上皮；②基底上皮；③连接区上皮。其中，特异性柱状上皮是诊断 BE 的特征性的依据。该上皮位于 BE 区域的最上面。以下依次与基底上皮和连接区上皮相接。特异性柱状上皮在光镜下与肠道黏膜酷似，也含有杯状细胞、潘氏细胞及肠道内分泌细胞，能分泌中性黏液，并对神经、体液调节产生免疫应答。电镜下与肠道黏膜的区别在于缺乏刷状缘。”“BE 最严重的并发症是在化生的区域中出现腺癌，现认为 BE 是一种癌前状态，其发生腺癌的危险性是普通人群的 30～

150 倍。其经过一般包括特异性柱状上皮化生→轻度不典型增生→中度不典型增生→重度不典型增生→腺癌的过程。”治疗：“抑酸剂对逆转 BE 化生的上皮有部分作用，但不能完全逆转。”“Nissen 术式是控制 GER 最适宜的方式，可使部分患者的 BE 上皮完全逆转。”

黄巍等（1998）[204]：“应用两株抗人胎盘酸性同工铁蛋白（AIF）单克隆抗体建立了测定人血清 AIF 的夹心 ELISA，并初步测定了 104 例健康献血员，30 例良性肝病患者和 60 例原发性肝癌（PHC）患者。结果……正常对照组、良性肝病和 PHC 患者血清 AIF 分别为 36.3 ± 18.3、52.1 ± 33.8 和 158.9 ± 74.5μg/L，PHC 血清 AIF 水平显著升高。”

许彦枝等（1998）[205]：“本组 37 例舌癌中，26 例 P21 表达阳性，P21 表达量与舌癌组织学分级密切相关，分化越差，P21 表达阳性率越高。”“在 10 例口腔癌前病变中，P21 阳性表达 3 例。”

邹伟等（1998）[206]：“检测 77 例肝细胞癌及癌旁组织中 GSTπ（胎盘型谷胱甘肽 S－转移酶）的表达。结果：77 例肝细胞癌中，GSTπ 阳性表达率为 89.6%；癌旁组织中，增生结节 GSTπ 阳性表达率为 71.1%（27/38），肝硬化组织为 22.9%（8/35）；肝癌及增生结节中 GSTπ 阳性表达率显著高于肝硬化组织；且肝癌与增生结节两组间 GSTπ 阳性表达率亦有显著性差异。GSTπ 表达与 Edmondson 组织分级无关。结论：GSTπ 可作为肝细胞癌及癌前病变的标志酶。”“研究表明，胎盘型 GST（GSTπ）在人体多种器官的肿瘤及其病变组织、血清中含量明显升高。”“1984 年，Sato 等发现在化学致癌物诱导的大鼠肝脏癌前病变和增生结节中 GSTπ 明显增加，而在正常的肝组织几乎不存在。GSTπ 的这种改变不仅比已知的肝癌标志酶 γ－谷胺酰转肽酶（γ－GT）出现早，而且随癌变的发生而逐渐增加，且持续时间长。”“研究表明，多种人类肿瘤组织中可以检测到 GSTπ 的高表达，从表达结果看，可以比较肯定地将 GSTπ 做为肿瘤标志酶的肿瘤有胃癌、肺鳞癌和腺癌、宫颈癌、食道癌等及其癌前病变。”“文献报道正常肝组织 GSTπ 多为阴性或弱阳性表达。”

陈英新等（1998）[207]：“应用免疫组化技术（ABC 法）检测口腔鳞状细胞癌及白斑组织中 ras 癌基因产物 P21 蛋白的表达。检测结果表明：在 40 例口腔鳞癌中 P21 蛋白阳性表达率为 92.50%；21 例口腔白斑病变中其阳性率为 19.05%。P21 阳性表达位于分化差的癌细胞膜及胞浆内，且阳性表达与临床病理分级呈正相关，提示 P21 蛋白检测可以作为癌及癌前病损预后观察的客观指标。”“另外，先取 10 例口腔扁平苔藓石蜡标本做为对比。”“10 例口腔扁平苔藓标本中 P21 蛋白表达全部为阴性。”

欧阳能太等（1998）[208]：“采用原位分子杂交技术和免疫组织化学方法，对 8 例临床与肺组织学确诊的特发性肺间质纤维化（IPF）病人的肺活检组织及 7 例正常肺组织进行了 ras 和 c - erbB 癌基因及其产物的检测。结果：ras 癌基因产物 P21 在 6/8 例 IPF 肺组织中呈阳性反应；5/8 例 IPF 肺组织 c - erbB - 2 显免疫阳性反应，而在 7 例正常肺组织 P21 及 c - erbB - 2 均无明显表达，原位杂交结果显示 IPF 肺组织没有明显 ras 和 c - erbB 癌基因的 DNA 扩增。提示 IPF 的病变过程与 ras 和 c - erbB - 2 癌蛋白表达增强有关。”

徐杨等（1998）[209]：“应用免疫组化法检测 15 例正常结肠黏膜，40 例结肠腺瘤及 40 例结肠癌组织的 p53，c - erbB2 和 CEA 的表达。结果发现：结肠癌患者 p53，c - erbB2 及 CEA 的阳性表达率均显著高于腺瘤。p53 阳性表达在不典型增生腺瘤患者中，重度显著高于轻度病例；在结肠腺癌患者中低分化显著高于高分化病例。”“本文结果显示从结肠正常黏膜、腺瘤至腺癌 p53 和 c - erbB2 蛋白的阳性表达率逐步增高，且三种不同性质组织之间表达率有显著性差异。”p53“基因突变后，其抑癌作用丧失、细胞无遏制地增殖，助长了良性病变向恶性转变。突变后的p53蛋白构象发生改变、半衰期延长，在细胞中堆积并能被检测出。”“腺瘤组CEA阳性表达率为35%（14/40），明显低于腺癌，但显著高于正常组织6%（1/15）。”

覃柳亮等（1998）[210]：“动态观察HBV（乙型肝炎病毒）与AFB1（黄曲霉毒素B1）诱发树鼩肝细胞癌（HCC）病变过程肝癌前病变γ-谷氨酰转肽酶阳性肝细胞灶（GGT阳性灶）和胰岛素样生长因子Ⅱ（IGFⅡ）、p21及p53表达情况，探讨HCC发生的可能机制。实验动物分4组：A组血清HBV阳性和摄入AFB1；B组HBV阳性；C组摄入AFB1；D组空白对照。结果：①各实验组肝癌前病变GGT阳性灶数量、大小均明显高于空白对照组，A组明显大于B、C组；②实验第15周，即有IGFⅡ阳性表达，在第45周阳性率明显高于第75周；③A、B两组动物肝组织中HBsAg阳性率高达92.1%，首次在树鼩肝组织中检出HBxAg，且阳性率达86.5%。提示：HBV与AFB1协同致树鼩HCC；HCC发生早期就有癌基因IGFⅡ的异常表达。”“GGT阳性灶是肝癌前病变，与HCC发生有密切的因果关系。”“IGFⅡ基因蛋白产物在人肝癌、癌旁均有过量表达，癌旁比癌内相对高，与胎肝组织的表达一致，而在正常肝中呈阴性，故它被认为是早期参与癌变的一种癌基因。”

管英俊等（1998。综述）[211]：“癌胚抗原（CEA）是加拿大学者Gold和Freedman于1965年首次在人结肠癌组织中发现并提取出的糖蛋白，因这种抗原也存在于8~12周胚胎的胃肠、肝脏和胰腺组织中，故名CEA，也称胚胎抗原（EA）或胎儿抗原（FA）。它在胚胎期间表达而在出生后显著减弱或消失，但在肿瘤发生、组织增生、修复时又重现，表明CEA在胚胎早期发育和肿瘤发生中起着重要作用。”“CEA在胚胎组织中分布广泛。

Huang 等应用 Northern 分析和原位杂交方法观察 CEA 基因在鼠胚胎发育过程中的时空表达，发现最早平均可在妊娠第 10.5 天的间质细胞中检测到 CEA 基因转录产物，从妊娠第 15.5 天开始，小肠、胃黏膜下层、肌层和结缔组织一直到出生后的早期发育阶段均呈阳性，妊娠第 13.5 天可在胚胎骨骼系统中检测到。此外，支气管间质细胞和平滑肌、血管壁以及真皮层、胎盘中均可测到。这些组织主要来源于间质和迁移的神经嵴细胞。”“随着 CEA 检测方法的增多，CEA 作为肿瘤标记物（TM）亦得到临床医学工作者的重视。CEA 作为 TM 的研究，大多集中在胃肠道肿瘤方面。此后，许多学者探讨了 CEA 与妇科恶性肿瘤的关系及其临床应用。”“在妇科肿瘤患者的肿瘤组织及血浆中可检测到 CEA，约 60% 呈阳性结果（≥5μg/L）。”“子宫颈癌和卵巢肿瘤患者的血浆与肿瘤组织中的 CEA 水平与肿瘤分型有关，黏液性囊腺癌的囊液中 CEA 平均水平≥7500μg/L，而浆液性囊腺癌的囊液中者仅为 200μg/L。子宫颈癌、颈管腺癌和角化鳞状细胞癌患者血浆及癌组织中 CEA 水平的增高是一致的。”“Meier 对晚期及复发的子宫颈癌化疗期间，观察患者血清中鳞状细胞癌抗原（SCC）及 CEA 水平的变化，发现化疗有效者的 SCC 及 CEA 迅速下降，疗效不明显者的 SCC 及 CEA 则维持在高水平或先下降又升高。”“综上所述，胚胎 CEA 和肿瘤 CEA 在理化性质及氨基酸构成上相似，提示二者可能由相同基因编码和调控。随着胚胎的发育成熟，CEA 基因关闭，患肿瘤时该基因又打开。”

丁晓萍等（1998）[212]：“用免疫组化 LSAB 方法检测 5 例正常卵巢组织和 35 例卵巢肿瘤组织中的 c－myc（原癌基因）和 p53（抑癌基因）蛋白的表达水平。结果从良性卵巢腺瘤、交界性到恶性卵巢囊腺癌，c－myc 和 p53 阳性表达呈增高趋势。”“本文结果表明 p53 与 c－myc 之间呈正向关系，即 c－myc 和 p53 表达越强，恶性程度越高，癌组织分化越差，临床分期越晚。”

毛荣军（1998。综述）[12]：“胃黏膜肠上皮化生分为完全型（Ⅰ型）和不完全型（Ⅱ型）肠化生，后者又分为胃型（Ⅱa型）和结肠型（Ⅱb型）化生。”“在胃黏膜标本中，可见Ⅱ型肠化生与癌灶混存或移行过渡的状态，特别是Ⅱb型肠化生。故认为Ⅱb型肠化生与胃癌关系密切。此型肠化生的细胞分化不成熟，细胞异型性较明显，CEA免疫酶标阳性率高。实际上它代表胃黏膜分化异常，回复胚胎早期幼稚化，是种‘去分化’表现。许建明等研究结果亦表明：胃黏膜异型增生加重或癌变组几乎均为Ⅱb型肠化生（14/15），提示异型增生伴Ⅱb型肠化生属高危病变，与Murayama等研究结果一致。”“胃癌变过程中有多种癌基因（met、EGFR、erbB2、akt－2、ras^{H}）和抗癌基因（P53、P16、Rb、nm23、APC）发生结构和表达的异常，其中met、erbB2、EGFR、akt－2基因扩增与肿瘤的快速生长有关，nm23、P16基因缺失或表达水平降低与肿瘤细胞恶性表型密切相关，P53不仅在肿瘤细胞中有高频率的突变和缺失，而且在肠化生和异型增生中也可检测到。许多体内外实验表明，Ras原癌基因突变可形成质、量异常的P21ras。Czermiak 1989年对21例小胃癌免疫组化分析，发现在胃癌中有P21ras高表达，表达具有异质性，肠型胃癌旁肠化生和异型增生黏膜中也有P21ras高表达且染色强度大于相应的癌组织。在胃癌旁黏膜出现P21ras强染色的黏膜，而正常十二指肠黏膜P21ras也是强阳性。……在胃癌病变中，不典型增生程度与P21ras表达量密切相关，说明ras基因的激活在癌变过程中起重要作用。”

张庆慧等（1998）[213]：“采用免疫组化ABC法对82例髓母细胞瘤（MB）进行中间丝蛋白（GFAP（胶质酸性蛋白）、NF（神经丝蛋白）、Vim（波形蛋白））和神经内分泌标志物（SYN（突触素）、CgA（嗜铬素A））检测。结果显示MB82例中，

GFAP 阳性 74 例（90.24%）、NF 阳性 17 例（20.73%）、Vim 阳性 33 例（40.24%）、SYN 阳性 62 例（75.61%）、CgA 阳性 22 例（26.83%）。有 8 例肿瘤 5 种标志物均有表达，其余也有 2 种或 2 种以上标志物表达。标志物表达与患者年龄、性别、肿瘤大小、分化及预后等因素之间无关。提示髓母细胞瘤是具有不同中间丝蛋白及神经内分泌标志物表达的异质性肿瘤。这种表达可能是幼稚的原始神经外胚层组织胚胎发育过程中标志物表达的重演。”“本研究结果显示，MB 可以同时表达 GFAP、NF、Vim 等多种中间丝蛋白，表明 MB 是一种起源于未分化原始神经上皮细胞的具有向神经元、神经胶质等多方向分化的肿瘤。”“在对神经组织发育的研究中发现，胚胎发育早期，神经组织主要表达 Vim 和 nestin，以后逐渐由 GFAP 和 NF 代替，而 SYN 在神经组织发育的早期及晚期均有表达。从胚胎发育的角度看，MB 中间丝蛋白和神经内分泌标志物的表达实际上是原始神经上皮组织分化过程的重演。如 MB 主要表达 Vim 和 SYN，表明是处于较幼稚阶段。如除表达 SYN 外尚有 GFAP 或 NF 表达，则表明细胞有一定的分化，处于相对较成熟的阶段。”

王学春等（1998）[214]：“AFP（甲胎蛋白）与 CEA（癌胚抗原）阳性的 5 例 LCD（肝细胞不典型增生），其 DNA 含量增高，更重要的是出现了较多的非整倍体细胞。而 AFP 或 CEA 阴性者，虽然 DNA 含量也显示增高，但非整倍体细胞较少或无。”“本研究结果表明 AFP、CEA 阳性者 DNA 含量增高并出现了较多的非整倍体细胞，与 HCC（肝癌）相似。”

王素琴等（1998）[215]：“采用免疫组化 S－P 法对 77 例涎腺良性多形性腺瘤与 11 例恶性多形性腺瘤的 ras－P_{21}表达状况进行了观察。结果：良性多形性腺瘤 ras－P_{21}表达阳性率为 19.48%（15/77），恶性者为 63.63%（7/11）。两者经 x^2 检验，阳性率差异有非常显著意义。”恶性多形性腺瘤 P_{21} 表达阳性率为

63.63%，并且以强阳性表达为主。“恶性多形性腺瘤90%是来自良性多形性腺瘤。”

毛振彪等（1998）[216]：结果：AAD（芳香基酰胺酶）分为8条区带，从阳极到阴极依次命名为AADⅠ－AADⅧ，其中AADⅣ主要见于胃癌（90.2%），不完全大肠型肠化（86.7%）和异型增生（75.0%）黏膜；而不伴有肠化或异型增生的良性胃病和正常胃中则未发现。且AADⅣ等电点和胎盘型AAD等电点相当。结论：AADⅣ是一种癌胚蛋白，即胃癌组织特异性同工酶，是癌前期病变及早期癌的标志物。“芳香基酰胺酶是一种膜结合糖蛋白酶，在许多恶性肿瘤时表达异常，表现为血清及组织酶活性明显增高及（或）出现胚胎型同工酶。”“肿瘤组织或细胞中胎盘型同工酶的复活是一种众所周知的现象。同ALP同工酶一样，AAD同工酶也有胎盘型的表达。Hiwadaetal报道在肾细胞癌中有胎盘型AAD的表达。”

姜军等（1998）[217]：“观测正常乳腺、乳腺囊性增生病和乳腺癌细胞核DNA含量、细胞超微结构、Y抗原（肿瘤相关抗原血型Y抗原）及免疫抑制性酸性蛋白（IAP－2）表达。结果：上皮增生Ⅰ级细胞与正常乳腺细胞相似；不典型增生细胞DNA含量增加，细胞膜和细胞核超微结构出现发育不良及去分化现象，部分不典型增生细胞见异常抗原表达；部分Ⅲ级不典型增生细胞DNA含量和超微结构与乳腺癌组织分化Ⅰ级细胞相似。”“乳腺良性疾病癌变是乳腺癌发生的原因之一，其中不典型增生在乳腺良性疾病癌变中具有重要作用。”“临床及病理研究证实，经活检确定的乳腺囊性增生病发生乳腺癌的危险比普通人群高1.4~4.8倍。多数作者认为本病是一种癌前病变，其中不典型增生与乳癌发生密切相关。作者曾对325例临床活检证实者随访2~10年，癌变率为3.1%。”“Y抗原是一种胚胎性肿瘤相关抗原；免疫抑制性酸性蛋白则是一种肿瘤异常基因表达产物。在大多数乳腺癌细胞中有这两种抗原表达。在正常乳腺和一般增生细胞中为阴性；而在部分不典型增生细胞中则可见 Y 抗原和 IAP 抗原表达，而且随着不典型增生程度加重至乳腺癌阳性率逐渐提高，其变化规律与 DNA 含量的变化规律相似。提示在不典型增生细胞伴随着细胞核 DNA 含量增加，可能已发生了某些基因调控失常，使细胞中原已封闭的胚胎性基因再现，而异常基因产物 IAP－2 的表达则提示可能存在异常基因突变，并与后继的癌变密切相关。”

黄月华等（1998）[218]：“应用免疫组化技术检测 260 例慢性肝炎及 50 例肝硬变、肝癌患者肝组织中 AFP 的表达情况。结果：AFP 的表达与慢性肝炎患者的年龄、性别、炎症活动度、纤维化程度有关，同时肝癌组患者 AFP 表达显著多于慢性肝炎及肝硬变组。结论：肝组织表达 AFP 显著者其病变程度较深且预后较差，并可能发展为癌前病变。”“在慢性肝炎、肝炎后肝硬变、肝炎后肝癌患者肝组织中 AFP 表达是有差异的。肝癌患者肝组织中 AFP 表达显著高于前两者，而肝硬变患者 AFP 表达又明显多于慢性肝炎患者。”“肝癌组织中 AFP 表达显著的原因，是肝癌患者肝脏内有大量的新生幼稚细胞，这些细胞不具有正常肝细胞的功能，但可以合成大量的 AFP，而合成部位在这些细胞的粗面内质网的核蛋白上。”“从实验中发现，肝炎和肝硬变患者肝细胞上 AFP 表达与其病变程度有关。当病毒复制活跃，肝细胞不断发生炎症、坏死，且出现大量碎屑状坏死、桥接坏死时，部分坏死后的肝细胞出现再生现象，会诱发体内 AFP－mRNA 上升，而出现 AFP 表达。”“当进一步发展为假小叶形成肝硬变，AFP 表达亦有可能随着纤维化程度的加深、炎症活动度的加大而显著。”

张彤等（1998）[219]：“例 1：女，64 岁，内窥镜活检诊断为贲门腺癌。血清免疫酶标示 AFP 110ng · L^{-1}，CEA 19ng · L^{-1}。

……行上部胃切除术。术后病理示肿瘤由两种成分组成，一是管状乳头状腺癌伴透明胞浆，二是肿瘤性软骨夹杂在腺癌之间，未分化短梭形细胞包绕软骨岛，似形成与腺癌的移行区。……免疫组化结果：大部分透明细胞癌区 AFP、CEA 阳性、软骨区 S-100 蛋白阳性。”“例 2：男，59 岁，内窥镜活检诊断为胃窦部腺癌。血清 AFP 和 CEA 分别为 70ng · L^{-1}和 27ng · L^{-1}。B 超及术中未见肝转移，行部分胃切除术。术后病理示透明细胞管状乳头状腺癌为主要成分。有 1/5 区域相似于肝细胞癌改变，胃左淋巴结转移癌为肝样癌成分，瘤周胃黏膜为中度萎缩性胃炎伴肠上皮化生Ⅰ°~Ⅱ°。免疫组化结果：AFP、CEA 在透明细胞癌区部分阳性，在肝样癌区弥漫性阳性。”“国内外研究了近 300 例伴有高血清 AFP 的胃癌，发现有两种组织学特征者免疫组化 AFP 呈阳性表达，一是与髓样癌相似的肝样癌，二是管状乳头状腺癌伴有透明胞浆，以前者为主或两者组织象混合存在的称之为胃肝样腺癌，而以后者为主无或有肝样分化的予以忽略。”“本组 2 例产生 AFP 的胃腺癌，则可以解释为是再现胎儿肠的分化，肿瘤性软骨的出现也提示原始胚胎细胞源性肿瘤的多潜能和不成熟性。”“本组例 1 透明细胞管状乳头状腺癌，其 ConA 非结合性 AFP 的比率高，尤其在 LCA 亲合图像中 LCA 片段的 3 个峰，以峰 1 比例高，不象肝癌或卵黄囊瘤，更象是胎儿肠上皮产生的 AFP 的表现，进一步说明本组产生 AFP 的胃癌是一种胚胎肠样分化。”“我们认为产生 AFP 的胃透明细胞管状乳头状腺癌可以称之为产生 AFP 的肠型胃癌。综合文献，我们把产生 AFP 的肠型胃癌总结如下：①柱状细胞癌，主要呈管状乳头状和腺样结构，有反复分支的特征，胞浆透亮，糖原丰富，PAS（+），AB（-）。②肠的含激素细胞散在透明细胞中。③有胚胎细胞起源的肿瘤样分化，出现不成熟软骨及肝样分化等。④癌细胞产生癌胚蛋白 AFP 和 CEA。⑤超微结构，癌细胞有发育好的丝心微绒毛，它们的小根偶尔形成末端网，与胎儿肠上皮的吸收上皮相一致或为胚胎肠样分化。⑥瘤周常有肠上皮化生，与该瘤发病似有相关因素。”

吴名耀等（1998）[220]：在食管消化性溃疡边缘黏膜上皮基底细胞层及其上方的细胞核开始出现 Fos 蛋白的阳性，随着食管黏膜上皮增生程度的加重，从单纯性增生到不典型增生及癌组织，Fos、Jun 蛋白阳性程度及阳性例数逐渐增加。

郑亮等（1998）[221]：“CEA 免疫组化染色镜下观察：对照组正常细胞不染色；腺瘤组有部分染色，其中管状腺瘤大部分为（-），绒毛状腺瘤大部分为（+），4 例不典型增生 Ⅰ~Ⅱ级者均（+），早期癌变 2 例均（++）；肠癌组 36 例（+++），4 例（++）。三组阳性率分别为 0、43%、100%。三组间阳性率比较均有显著性差异。”“王实 et al 证实肺癌支气管灌洗液中 CEA 含量明显高于血清值，肺癌早期支气管镜下肉眼尚不能见到病变时支气管灌洗液中 CEA 已升高。”“大肠癌最常见的转移部位在肝脏，CEA 异常升高是大肠癌肝脏转移的一个信号。Hohbergeretal 报道大肠癌肝转移时 CEA 异常增高者为 73.7%。本文 CEA 异常升高者有 6 例（CEA >40ng/ml），其中 2 例 CEA 值高达 80ng/ml，该 6 例患者均有肝转移。”

余春艳等（1998）[222]：对 102 例外阴白斑和鳞癌细胞中 ras 癌基因产物 P21 进行检测。各组阳性率（%）：正常组 0，增生组 45，硬化萎缩组 39，不典型增生组 88，鳞癌组 100。

［德］Müller. W. A.（1998）[223]：“固体瘤（solid tumur）能通过另一种伎俩促进自身的生长，它们像胚胎组织一样，能产生并释放血管生成因子，刺激毛细血管朝向肿瘤生长，并进入肿瘤内部，这样就保证了营养的补给。”“总之，癌细胞恢复并再活化了许多胚胎细胞所特有的能力，因此，癌不仅是一个严峻的医学问题，也是发育生物学问题。”

傅西林等（1999）[224]：“乳腺癌是在乳腺上皮增生及不典型增生的基础上逐渐发展而成的。”“本组 316 例不同类型病变组织 CEA 免疫组化检测结果表明，正常导管上皮 CEA 均阴性，随上皮增生和异型程度加重，CEA 表达的强度和阳性率均逐渐递增，至导管内癌达高峰。”“对不同类型病变 c－erbB－2 癌基因产物免疫组化检测结果表明，正常导管上皮均呈阴性表达，随上皮增生和异型程度加重，c－erbB－2 癌基因产物表达强度和阳性率均呈同步递增，至导管内癌达高峰，而浸润性癌则出现下降趋势。……文献报道 c－erbB－2 在乳腺癌的阳性率为 15.0%~58.7%，而在原位癌阶段的导管内癌则高达 56.0%~77.0%。本组乳腺癌 c－erbB－2 癌基因产物阳性率为 53.6%，其中导管内癌高达 66.7%，与文献资料一致，提示 c－erbB－2 过度表达是乳腺癌的早期事件。”

郭文君等（1999）[225]：“检测 54 例大肠癌、17 例大肠腺瘤和 31 例正常黏膜中的 ras p21 的分布。结果：癌组织及腺瘤组织中均有 ras p21 过量表达，阳性率分别为 57.4% 和 29.4%，均高于正常黏膜，在大肠癌淋巴结转移组 p21 阳性表达高于非淋巴结转移组。结论：ras p21 的过量表达与大肠癌的发生及淋巴结转移有关。Ras p21 在大肠腺瘤不典型增生上皮中的高表达，可作为早期癌变的参考诊断指标，大肠癌 p21 表达阳性率与癌分化程度、浸润深度无明显关系。”“rasp21 是 ras 癌基因家族中共同编码的一组功能相似、分子量为 21KD 的蛋白质（简称 ras p21）。……当 ras 基因发生突变时，细胞内的生长刺激信号持续传递，导致细胞无限制生长并引起癌变。免疫组化已证实 p21 蛋白在多种肿瘤中有过度表达。”“17 例腺瘤中 5 例呈阳性表达（29.4%），……在腺瘤中有重度不典型增生的 3 例均为阳性表达。”本研究“与 Jansson 等报道的结肠腺瘤及不典型增生腺上皮内 p21 表达增高的结果相一致。”“郑杰等通过大鼠肝癌模型动态观察发现，在诱癌早期增生的肝细胞中存在 p21 过度表达，随诱癌过程的进行，p21 阳性持续增多。”“Myahara 等认为 ras p21 可作为预测临床预后的指标，理由是 p21 阳性表达与淋巴结转移相关，肿瘤侵犯深部组织及肝转移时 p21 阳性率提高。本研究结果表明，p21 阳性表达在有淋巴结转移的大肠癌阳性率高于非淋巴结转移组，与 Myahara 等结果相符，可作为间接判断预后的参考指标。”

孙宏晨等（1999）[226]：“采用光镜、免疫组化技术对 8 例腺淋巴瘤、3 例嗜酸性腺瘤、12 例多形性腺瘤及 2 例上皮－肌上皮癌进行研究，同时观察了 56 例胚胎颌下腺组织作为对照。结果：多形性腺瘤中导管样结构系肿瘤性闰管结构和肿瘤性分泌管结构；腺淋巴瘤和嗜酸性腺瘤中导管结构系肿瘤性分泌管结构；上皮－肌上皮癌中导管结构系肿瘤性闰管结构；涎腺肿瘤组织结构及抗原表达复杂多样，与人胚涎腺发生过程中结构及抗原表达有相似之处。结论：涎腺肿瘤的复杂性系致瘤因素作用于不同干细胞或同一干细胞不同分化阶段所致。”“根据对本组涎腺肿瘤的观察，其导管结构有两类：①具有类似闰管的结构。细胞呈立方形，核居中，胞浆淡染，细胞角蛋白和溶菌酶阳性，绕以单层或成片的梭形、多边形、浆细胞样有时为透明的肌上皮细胞，这些细胞 S－100 蛋白、波形蛋白、肌动蛋白阳性，相似于胚胎生长期和分化期闰管结构，见于多形性腺瘤、上皮－肌上皮癌。②具有类似分泌管的结构。细胞呈柱状，核靠近基底侧，胞浆内含嗜酸性颗粒，排列成双层或单层导管状结构，双层导管基底细胞对细胞角蛋白呈阳性反应，相似于胚胎分化期和成熟期的分泌管结构，见于多形性腺瘤中某些导管结构，腺淋巴瘤和嗜酸性腺瘤的肿瘤性导管。”“免疫组化染色观察证实，多形性腺瘤、上皮－肌上皮癌可表达多种抗原，S－100 蛋白仅见于胚胎颌下腺生长期和分化期的肌上皮细胞，成熟后不表达，表明这些涎腺肿瘤的免疫组化反应相似于胚胎母组织，某些结构的出现又说明该肿瘤具有异质性。”

喻爱喜等（1999）[227]：应用免疫组化法对37例骨纤维结构不良行多种癌基因蛋白检测。结果：37例实验组中c－fos、c－myc蛋白均有高表达，在20例正常对照组中c－fos、c－myc蛋白全部为阴性表达。rasp21蛋白在该病恶变组中有高表达，在该病未恶变组和20例正常对照组中全部为阴性表达。“骨纤维结构不良属瘤样病变，近年来有人从分子水平探讨其发病机理，认为该病中都存在c－fos mRNA的过度表达。”Bcl－2蛋白在37例实验组中全部呈阴性表达，正常对照组20例亦均为阴性。本实验c－fos蛋白表达的结果与Candeliere的检测结果基本一致。

王桂华等（1999）[228]：“方法：采用抗人胎盘酸性同功铁蛋白单克隆抗体和免疫组化方法（LSAB法）对38例乳腺癌和30例乳腺腺病组织进行了检测。结果：73.7%（28/38例）的乳腺癌和6.7%（2/30例）的乳腺腺病患者AIF（酸性同功铁蛋白）呈阳性表达，阳性细胞胞浆着色明显，阳性细胞主要是癌细胞和增生的导管上皮细胞；44.7%（17/38例）的乳腺癌和3.3%（1/30例）的乳腺腺病组织P53呈阳性表达，阳性着色位于核内，阳性细胞为癌细胞和非典型增生的导管上皮细胞；P53表达与AIF表达符合率为60.5%，二者有一定的相关性。结论：酸性同功铁蛋白的检测可以作为乳腺癌早期诊断指标之一。”“酸性同功铁蛋白作为一种癌胚铁蛋白用于恶性肿瘤的血清学诊断指标和靶向治疗抗原已引起人们的重视。”“Sterman采用CM－H9McAb对体外细胞培养的乳腺癌细胞系和正常乳腺上皮细胞系研究发现乳腺癌细胞对胎盘酸性同功铁蛋白的表达明显高于正常乳腺上皮细胞。利用酶联免疫吸附法检测人乳腺癌组织及正常乳腺组织胞浆提取液的同功铁蛋白水平也发现乳腺癌组织中酸性同功铁蛋白的浓度是正常组织的11.6倍。这一现象提示乳腺癌组织可能具有产生和分泌酸性同功铁蛋白的能力，可能是乳腺癌患者血清酸性同功铁蛋白值升高的原因。”

刘爱军等（1999）[229]：9 例成人型肺母细胞瘤，组织学表现为双相型者 8 例：既有复杂的胚胎性腺管结构又有幼稚的始基成分和分化程度不等的梭形细胞。上皮型者 1 例：主要由复杂的分枝状腺管构成。部分腺上皮形态相似于子宫内膜样腺体。“成人型肺母细胞瘤包括双相型肺母细胞瘤（BPB）和上皮型肺母细胞瘤，后者又称分化好的胎儿型腺癌（WDFA）。”“1945 年 Barnett 和 Barnard 描述了一类罕见肺肿瘤，1952 年 Barnett 对此做了更加详细的描述，因其形态类似于 2～3 个月的胚胎肺组织而命名为肺胚瘤。……80 年代初，Kradin 和 Kodana 提出肺母细胞瘤亚型——分化好的胎儿型腺癌，瘤组织主要由幼稚的分化较好的腺上皮细胞构成。……成人型肺母细胞瘤与一般肺癌有相似的发病机理。而儿童型则与胚胎性横纹肌肉瘤的免疫学表型和细胞遗传学有相似之处。”

喻爱喜等（1999）[230]：“目的：探讨骨纤维结构不良的发病机理。方法：应用免疫组化 ABC 法研究 37 例骨纤维结构不良中 c－fos 的表达情况。结果：实验组中单发型 31 例、多发型 6 例；病灶周围骨组织 9 例及正常皮、松质骨 11 例共 20 例作对照组。37 例中 c－fos 阳性表达 35 例，与对照组相比差异有显著性。单发与多发型的阳性表达率差异无显著性。结论：c－fos 癌基因的过度表达在骨纤维结构不良的发生发展中起重要作用。”“有报道在骨纤维结构不良病变组织中存在 c－fos mRNA 的过度表达，但在通常骨代谢率同样活跃或纤维变性的组织中却无 c－fos 表达。说明 c－fos 在骨纤维结构不良中的重要作用。过度 c－fos 表达的转基因鼠存在骨的异常改造，而且其中一部分鼠发展成为骨肉瘤。近年来在人的骨肉瘤组织中也检出有较高的 c－fos 癌基因阳性表达率。另据报道骨纤维结构不良中约 0.5%，奥氏综合征中约4%的患者最终形成骨肉瘤。这些资料提示：过度表达的c－fos癌基因可能是骨组织恶性变多步骤中的始动环节。目前原癌基因在骨的瘤样病变组织中的表达报道极少，1995年Candeliere应用原位杂交方法检测8例穿刺的骨纤维结构不良标本，发现全部病例均有c－fos mRNA的过度表达。"

蔺桂珍（1999）[231]："本研究对38例非小细胞肺癌患者和15例小细胞肺癌患者的血清进行癌胚抗原（CEA）的测定。""17例鳞癌中4例分化程度高，19例腺癌中1例分化程度良好，其CEA均超过50μg/L，与分化程度呈正相关。"CEA"在肺癌中的阳性率高达40%~90%。CEA在各型肺癌中的阳性率并不平均，至今仍被视为非小细胞肺癌的一个较好标志。"本实验"CEA对各型肺癌检出的阳性率是鳞癌>腺癌>小细胞癌。"

陈新等（1999）[232]："31例原发性小肠癌为我院1972~1996年外科手术根治切除病例。""取非肿瘤性小肠黏膜标本15例作为对照。""本组免疫组化结果，原发性小肠癌组织中CEA染色均为阳性。CEA的阳性率及阳性强度在癌组织与癌旁黏膜及非癌小肠黏膜之间差异呈非常显著性。……CEA阳性愈强，癌组织浸润愈深，愈易出现局部淋巴结转移，这说明产生CEA多的癌细胞生物学行为较恶性，有扩散和转移的倾向，其原因可能由于含有CEA的肿瘤细胞具有胚胎细胞及恶性细胞的侵袭行为。"

王洁等（1999）[233]："方法：采用斑点杂交技术研究42例涎腺良恶性多形性腺瘤中c－myc癌基因的表达。结果：涎腺多形性腺瘤中c－myc癌基因表达均值高于正常腮腺组织（$P<0.05$）。涎腺恶性多形性腺瘤中c－myc癌基因表达均值也高于正常腮腺组织（$P<0.05$）。但与多形性腺瘤之间差异无显著性。""在诱导实验动物涎腺癌的发生中，c－myc癌基因与变异的α生长因子（α－TGF）具有协同作用。当带有c－myc和α－

TGF 转移基因的小鼠出现 c - myc 与 α - TGF 过量表达时，涎腺上皮也同时显示出从增生到腺癌的改变。”“作者以前的研究表明，在涎腺良性多形性腺瘤中 P53 基因有突变，rasP21 有过度表达。”“涎腺良性多形性腺瘤是一种交界性肿瘤，其本身的 DNA 含量和倍体分布已达到恶性肿瘤的水平，是一个具有明显潜在恶性的肿瘤。”

王亚东等（1999）[15]：方法：采用免疫组织化学方法对 10 例慢性胆囊炎、12 例胆囊腺瘤、3 例胆囊腺瘤癌变和 40 例胆囊腺癌标本进行研究。结果：c - erbB - 2 在胆囊腺瘤组的阳性表达率明显高于慢性胆囊炎组；胆囊腺癌组的阳性表达率明显高于胆囊腺瘤组；c - erbB - 2 表达与胆囊腺癌的分化程度、浸润深度，淋巴结转移无关。结论：c - erbB - 2 在胆囊腺癌发生过程中起一定作用；c - erbB - 2 表达不能作为判断胆囊腺癌恶性程度和预后的可靠指标；胆囊腺瘤具有癌变潜能。“人类许多肿瘤中均发现 c - erbB - 2 的异常表达和基因扩增。如乳腺癌、卵巢癌、胃癌、大肠癌组织中等。”“卿德科研究发现胆囊腺瘤的 rasP21 阳性表达率显著高于胆囊炎和瘤样病变，但与胆囊癌的差异不显著，提示胆囊腺瘤已有明显的 ras 原癌基因的活化，在其他癌基因的协同作用下比胆囊炎及瘤样病更易转变为胆囊癌，这在一定程度上证实了胆囊腺瘤为胆囊癌前病变的观点，本研究中 c - erbB - 2 阳性表达率从慢性胆囊炎、胆囊腺瘤、腺瘤癌变到胆囊腺癌过程中有增加趋势。……说明在胆囊腺瘤阶段就有一定程度的 c - erbB - 2 基因活化，但其活化程度不如胆囊腺癌，提示胆囊腺瘤有很大的癌变潜能。”

王大平等（1999）[234]：“应用免疫组化方法研究 58 例骨巨细胞瘤（GCTB）组织切片的 Rb、c - erbB - 2 蛋白表达及意义。GCTB 组织中 Rb 蛋白表达阴性者共 43 例（74%），c - erbB - 2 蛋白过度表达者 18 例（31%）。Rb、c - erbB - 2 蛋白在病理分级各级中的表达无显著差异，在 Enneking 外科分期各期中的表达亦无显著差异。58 例 GCTB 组织中，Rb、c－erbB－2 蛋白至少一个表达异常者共 48 例（83%），两者均异常者 13 例（22%）。结果提示：Rb 蛋白失活、c－erbB－2 蛋白过度表达与 GCTB 的发生可能有关；部分 GCTB 发生可能与 Rb 蛋白及 c－erbB－2 蛋白过度表达的协同作用有关。” c－erbB－2 是原癌基因，Rb 是抗癌基因。“在乳腺癌、胃癌、卵巢癌、前列腺癌等肿瘤组织中，均发现有 c－erbB－2 表达增强，研究表明 c－erbB－2 的过度表达与肿瘤发生密切相关。”“c－erbB－2 不仅可引起细胞的恶性转化，而且与多种肿瘤的预后密切相关，c－erbB－2 的过度表达与肿瘤的恶性正相关。……本组病理分级Ⅰ、Ⅱ、Ⅲ级 GCTB 中，c－erbB－2 阳性率分别为 30%，26%，50%。Ⅲ级的阳性率明显高于Ⅰ级和Ⅱ级，但无显著性差异，提示 c－erbB－2 的过度表达与 GCTB 的恶性程度有一定关系。”

李祥周等（1999）[235]：结合文献，对 4 例 FLAC（胎儿肺型肺腺癌）病理资料和 2 个妊娠 3 个月胚胎肺的病理学特征进行对比研究。结果：4 例 FLAC 具有复杂分枝管状或乳头状腺体，腺上皮柱状或高柱状，胞浆透明富含糖原，类似于胚胎肺的气道结构；腺体间为良性纤维增生的间质；其中例 1 腺体较规则，腺上皮核小，圆或卵圆，分裂相少，见光亮核上皮细胞呈桑椹状凸入或占据腺腔，胞核 Biotin 阳性，电镜下见其染色体由多量微丝组成，少数癌细胞浆内见神经内分泌型颗粒；另 3 例腺体不规则，腺上皮核异型明显，易见分裂相，无桑椹状结构，癌组织坏死常见；NSE 和 CgA（嗜铬蛋白 A）染色仅例 1、2 灶性癌细胞阳性；p53 和 PCNA 阳性表达率后者高于前者，AFP 染色例 4 灶性癌细胞阳性表达。结论：FLAC 腺体成分的病理学特点与妊娠 3 个月胚胎肺的气道结构相似；其中例 1 临床病理符合低恶 FLAC 或称肺内胚瘤，并具有向神经内分泌分化的特征；另 3 例为高恶

FLAC，FLAC 属于单向型肺母细胞瘤。

张继增（1999）[236]：“目的：研究实验性肝癌的组织发生过程中甲胎蛋白的表达，旨在为肝癌诊断奠定形态学基础。方法：Wistar 大白鼠喂 0.04% 3’ Me－DAB 不同日程处死，36 周处死完，观察动力形态变化和免疫组化 AFP 表达。结果：实验早期卵圆细胞增生，该细胞是多向分化的干细胞。它进一步分化成过渡细胞、胚胎性小肝细胞，后者可呈不典型增生，它们散在或群集，这些细胞 AFP 强阳性，群集不典型增生的小肝细胞形态上不同于肝细胞增生结节，前者和肝细胞癌形态相似。卵圆细胞向胆管分化形成纤维腺瘤样增生，其上皮细胞也见不典型增生。58 只实验动物生成 26 例肝癌，其中肝细胞癌 18 例，混合癌 8 例，癌 AFP 强阳性，其周围宿主肝细胞和实验晚期无癌动物的肝细胞也见程度不同的 AFP 阳性表达。结论：小肝细胞和胆管上皮细胞的不典型增生是肝细胞癌和胆管癌的癌前病变。”“本研究中除肝细胞癌有 AFP 阳性表达外，在实验晚期无癌动物的肝细胞也有程度不同的 AFP 阳性表达。显然，这些细胞在致癌因子的作用下虽无形态上的异型性，但功能上已有返祖改变而处于胚胎状态，出现了 AFP 阳性表达。肝细胞癌相连的‘正常’肝细胞索，可视为返祖功能改变的肝细胞被致癌因子启动失分化后形成的癌突变。”“众所周知，肝细胞和胆管细胞来源于同一胚芽。在实验性肝癌中 Dempo 和 Hixson 等指出卵圆细胞是胚胎性多潜能分化的干细胞，不言而喻，它既可生成肝细胞癌也可生成胆管癌和混合性肝癌。明显的小胆管纤维腺瘤样增生处卵圆细胞的消失与它向小胆管分化有关。不典型增生的小胆管上皮细胞在间变过程中返祖到与肝细胞同源的胚胎性质时即可出现 AFP 阳性表达，一旦这些细胞过渡到胆管癌时其本质已不是肝细胞，故 AFP 呈阴性反应。”

易先平等（1999）[237]：“酸性同工铁蛋白（AIF）是铁蛋白

中的一种异构体，又称癌胚铁蛋白。”“我们采用自制备的抗 AIF 单克隆抗体检测 1460 例人体肿瘤组织和非肿瘤组织中 AIF 的分布。”“本研究结果显示 AIF 主要分布在原发性肝癌、各部位鳞癌、膀胱移行细胞癌和乳腺癌、胃癌、大肠癌、胆囊癌、甲状腺癌、卵巢癌等腺癌中，其阳性率为 8.3%~85.3%，……本结果则在良性病变和正常组织中多为阴性或阳性率较低。”“根据铁蛋白等电点不同，铁蛋白分为碱性铁蛋白（肝铁蛋白，脾铁蛋白）和酸性铁蛋白（心肌铁蛋白，胎盘铁蛋白），前者以 L 亚基为主而后者则以 H 亚基为主。……而肿瘤组织所含铁蛋白主要是酸性铁蛋白，因此用抗酸性铁蛋白抗体检测能够较好地反映癌组织中癌胚铁蛋白的分布特点。”“本研究结果显示 AIF 在鳞癌、移行细胞癌和部分腺癌组织中有较高的阳性表达率，而在软组织肉瘤、神经胶质细胞瘤、非霍奇金淋巴瘤和恶性黑色素瘤等肿瘤中为阴性。”“本研究发现 AIF 在肝脏、乳腺、大肠、卵巢、胆囊、甲状腺、胃和肺等部位的恶性肿瘤中有较高的阳性率，而其良性病变阳性率较低或为阴性，二者比较有显著性差别。”

易先平（1999）[238]：“采用抗人胎盘酸性同工铁蛋白单克隆抗体、p53 单克隆抗体和免疫组化方法，分别对 32 例大肠腺癌、30 例大肠腺瘤和 30 例非肿瘤性大肠黏膜组织进行检测。结果是酸性同工铁蛋白在 53.1% 的大肠腺癌和 16.67% 的大肠腺瘤中为阳性表达，二者阳性率比较存在显著性差异，在非肿瘤性大肠黏膜组织中全部为阴性。”“而且恶性肿瘤组织中的铁蛋白主要是酸性铁蛋白为主。”“AIF（酸性同工铁蛋白）是铁蛋白的一种异构体，富含 H 亚基，它主要存在于人体的心脏和胎盘组织中，Alpert 首先从肝癌组织中提取了酸性铁蛋白，认为它是恶性肿瘤组织所特有的一种癌胚铁蛋白。血清学研究发现原发性肝癌、乳腺癌、大肠癌等肿瘤患者血清酸性铁蛋白水平增高。”

苗传龙等（1999）[239]：“本实验对人胚胎和多种癌组织中的

I型成纤维细胞生长因子受体（FGFR1）基因组DNA进行了Southern印迹分析，发现多种肿瘤的FGFR1基因组DNA的杂交结果不同，而与胚胎期FGFR1基因组DNA的杂交结果相似。以上结果提示，恶性肿瘤细胞似乎获得了胚胎细胞的某些特点，具有超常生长增殖的能力；肿瘤细胞中的FGFR1可能也有胚胎化倾向，从而使FGF－FGFR系统在肿瘤的发生、发展中发挥异常功能。”结肠癌组织基因组DNA的Southern印迹分析，与正常成人FGFR1细胞外区杂交的结果均不相同，而与胚胎组织的杂交结果则有相似之处。

张健等（1999）[240]：“方法：本实验运用改良的Hakomori的方法提取、纯化了脑胶质瘤及胚胎脑的中性鞘糖脂，并行高效薄层层析。结果：胶质瘤的N－GSLs以CDH（二已糖神经酰胺）及CTH（三已糖神经酰胺）的表达较正常人脑强，胚胎脑N－GSLs以CMH（单已糖神经酰胺）及CTH表达为主，与正常人脑组织N－GSLs相比，胶质瘤及胚胎脑均不含有Globoside（红细胞糖苷脂）。结论：脑胶质瘤及胚胎脑的N－GSLs表达具有一定程度上的相似性，脑胶质瘤N－GSLs的表达可能是碳水化合物结合的胚胎性基因产物的表现。”“胶质瘤及胚胎脑的中性鞘糖脂的表达有一定的相似性，它们均不含有Globoside，胶质瘤及胚胎脑N－GSLs的这种表达，可能是由于其糖基转移酶发育不完全，也就是说在胚胎早期主要以合成简单糖链的糖基转移酶为主，随着胚胎的成熟，糖基转移酶的种类增多，结构复杂，从而能合成复杂糖链的中性鞘糖脂。”

梅陵宣等（1999）[241]：目的：用免疫组织化学定量方法观察在上皮癌变过程中c－myc的表达及意义。方法：标本取自病人颊黏膜，包括白斑（OLK）、慢性炎症（IF）、鳞状细胞癌（SCC）。结果：显示myc在口腔上皮癌过程中有较高的表达，从IF、OLK到SCC组，有逐渐增大的趋势。“本研究显示，在炎症状态的上皮中，c－myc主要表达在基底层，而在癌前病变（白斑）上皮组及鳞癌组中，棘层细胞出现明显的c－myc表达增加。”“在本研究结果中，还显示了白斑c－myc表达最接近于SCC组，这正说明了癌前病变上皮高度恶变的可能，也说明了在上皮癌变发生的早期，一些癌基因的表达已出现异常。”

朱声荣等（1999）[242]：“目的：为了探明rasp21癌基因在涎腺良恶性肿瘤生物学行为中的作用。方法：采用LSAB免疫组化染色技术及CMIASWIN免疫组化图像分析系统，镜下定量判断正常涎腺，良恶性肿瘤rasp21癌基因表达的阳性单位（PU值），通过t检验和方差分析。结果：正常涎腺组，良性肿瘤组、恶性肿瘤组均有rasp21表达，良恶性肿瘤组PU值明显高于正常组（$P<0.01$）。胞浆中PU值明显强于胞核、阳性细胞最多见于腺管样区，恶性肿瘤及瘤旁腺泡分别为强阳性和弱阳性表达，复发性腮腺深叶包膜不完整的肿瘤其PU值明显高于原发性腮腺浅叶包膜完整的肿瘤。结论：实验结果表明rasp21癌基因的激活在涎腺良恶性肿瘤的发生和发展过程中起着重要的作用。”“关于涎腺多形性瘤rasp21的表达率在24～100之间。王洁等的表达率为78%，本文良性肿瘤阳性以上表达率为75%，与之接近。”

梁晓秋等（1999）[243]：“方法：应用S－P法检测116例胃癌和53例胃癌前病变的GST－π（胎盘型谷胱甘肽S转移酶）表达和限制性内切酶及PCR、Southern印迹方法检测14例胃癌及其相应正常胃黏膜GST－π DNA5′端调控区CCGG特定位点的甲基化水平。结果：GST－π阳性率，正常胃黏膜10%（4/39），胃癌77%（89/116），肠上皮化生76%（19/25），不典型增生89%（25/28）。GST－π在胃癌及癌前病变中的表达较正常胃黏膜增高（$P<0.01$）。胃癌组织中GST－π基因较正常胃黏膜呈现高度去甲基化（$P<0.01$），胃癌GST－π基因5′端调控区低甲基化与其GST－π表达增加呈相关性（$P<0.05$）。”

邹岚等（1999）[244]："70年代，Alpert等发现肝癌及胎肝组织含有与正常肝组织铁蛋白不同的酸性成分，称为癌胚同工铁蛋白。"

施宝民等（1999）[245]："目的：探讨C－fos基因在正常肝、硬化肝、肝癌组织中表达及肝组织癌变的机理。方法：收集肝癌切除标本和肝硬化门脉高压者肝活检组织各20例，正常对照10例，肝癌病例中乙肝阳性者16例，肝硬化中肝炎后肝硬化15例，血吸虫性肝硬化5例。应用SP免疫组化法计算其阳性率、阳性细胞指数、强阳性表达率。结果：肝癌和硬化肝组织的阳性率、阳性细胞指数均显著高于对照肝，而肝癌和肝硬化组却差异无显著性。阳性切片中，强阳性表达，肝癌显著高于肝硬化组。……结论：C－fos作为一种早期应答基因，在肝组织由正常到硬化和癌变中有一个渐进性的量变过程。""肝硬化目前被认为是一种癌前病变。""肝硬化的主要病理变化是肝脏的纤维化和假小叶的增生，很多研究表明，增生结节内有大量C－fos的表达。"

严庆惠（1999。摘）[246]："'永生'的胚芽细胞因有端粒酶，因此细胞分裂时其端粒不缩短。正常体细胞无端粒酶表达，因此经若干次分裂后变为衰老及死亡。""增加细胞寿命可能引发癌症。但Harley等认为端粒酶只起放任而不是引发癌症作用。端粒酶在癌症初期只有轻度重要性，但在癌症后期作用较明显，85%肿瘤有端粒酶表达。"

蔡胜利等（1999）[247]：对45例HCC（肝细胞癌）患者癌组织和相应癌旁肝组织以及16例肝硬化组织和12例正常肝组织的MAGE－1（黑色素瘤抗原－1）mRNA表达情况进行研究。结果：45例HCC患者中，32例表达MAGE－1 mRNA，而相应癌旁组织及非HCC患者肝组织均不表达。MAGE家族基因"编码的蛋白只在肿瘤中表达，而在正常组织，除睾丸和胎盘外，均不表达。”“MAGE－1 基因虽克隆自恶性黑色素瘤，但在多种肿瘤中都有较高程度的表达，如在上颌骨肿瘤为 70%，食管癌为 62%，T 淋巴细胞性白血病为 50%，胃癌为 41% 等。”“本结果显示，MAGE－1 在 HCC 中高表达，达 32/45，与日本报道的 80% 近似。”

蔡文琴等（1999）[248]：“从发生学观点来看，肿瘤细胞和胚胎细胞在细胞的增殖、生长和分化等方面都有许多共同特点，尤其是它们都具有惊人的分裂能力和受原癌基因的调控。”“在了解了胚胎时期神经系统的发生和发育以后，让我们再来研讨与之有关的肿瘤的发生。这似乎有些令人费解。肿瘤与胚胎的发生有什么关系吗？事实上，肿瘤是细胞增殖失控及终末分化受抑的一种发生生物学异常的疾病，是由于正常细胞的遗传物质组构或基因表达程式与错误编码而出现转化和癌变的结果。从发生学观点来看，肿瘤细胞和胚胎细胞在细胞的增殖、生长和分化等方面都有许多共同特点，尤其是它们都具有惊人的分裂能力和受原癌基因的调控。从一个受精卵开始的人胚发育，经过 9 个多月后形成体重达 3000～3500g 的临产胎儿；同样，一个恶变的肿瘤细胞，通过失控增殖可以于数月内在体内产生大量的癌细胞，形成致命的赘生物。然而，它们之间非常不同的是前者的增殖、生长与分化受胚胎整体性的调控管制，而后者则‘离经叛道’任意生长和不受约束。正常干细胞在化学致癌物、病毒和辐射等因素作用下，使其基因转录和翻译的某个表达环节受到干扰，于是导致细胞转化，恶性增殖和分化异常，引起畸形和肿瘤发生。”“早在 1829 年，法国生物学家 Lobstein 和 Recamier 便提出了肿瘤的胚胎性起源的概念。他们认为，肿瘤的发生是由于持续存在于成体内的胚胎细胞的增殖。1884 年，Durante 也提出类似的见解。在整个 19 世纪，肿瘤的胚胎来源学说得到了广泛的支持。因为在当时的条件下，已发现胚胎组织与肿瘤组织有许多相似之处。但后来有人将胚胎组织接种到成年动物体内，并不能产生肿瘤。因此，肿瘤的胚胎形成学说受到人们的怀疑。以后随着显微技术的发展，人们对肿瘤进行了细致的分类，发现肿瘤细胞与胚胎细胞仍有诸多的差别，肿瘤的胚胎性起源假说才逐渐被人们所遗忘。然而，近二三十年来，随着细胞生物学、分子肿瘤学、实验胚胎学、实验肿瘤学以及免疫胚胎学的发展，累积了不少资料，说明肿瘤是胚胎性基因产物的表现，或者是人体中‘癌基因’的激活与大量表达的结果。由此看来，胚胎与肿瘤之间确实存在着密不可分的关系。”“肿瘤播散的机制可能也与胚胎细胞迁移的机制相同。Nicolson 和 Winkelhake 也提出从原发性肿瘤脱落下来的癌细胞在特殊部位形成继发性肿瘤是因为它们在这一特定区域有最佳的附着。譬如将恶性黑色素瘤细胞与正常体细胞一起旋转，结果显示黑色素瘤细胞与肺细胞比起与其他细胞来更容易粘附在一起。体内实验也证明，肺是发生继发性肿瘤最多的部位。此外，不少研究证明，细胞播散或转移的器官亲和性（organ specificity）与该器官分泌的细胞因子有关。肝脏所以成为癌转移的焦点之一，便在于它所分泌的肝细胞生长因子（hepatocyte growth factor，HGF）与转化生长因子 α（transforming growth factorα，TGFα）能刺激癌细胞增殖之故（Gotley，Ooi；1996）。因此，正如粘附识别控制了胚胎细胞迁移至胚胎特定部位一样，它也控制了继发性肿瘤形成的部位。”“有报道证明，肿瘤细胞与某些胚胎细胞都具有可移动的细胞表面受体位点（mobile cell surface receptor site）。运用荧光标志的植物凝集素可与细胞表面受体位点相结合的原理，可观察到受体的移动。由于肿瘤细胞与某些胚胎细胞表面都不会限制特异性受体的运动，因此使得肿瘤细胞与胚胎具有迁移的能力。”“就某些方面来说，肿瘤细胞从原发部位脱离下来，然后播散到机体的其他部位，与胚胎细胞的迁移颇为相似。原始生殖细胞最早见于胚胎的卵黄囊壁，以后迁移至生殖腺内，在这里进一步增殖与分化。神经嵴细胞（neural crest cell）也要迁移到体内多个区域，成为周围神经系统中所有躯体和内脏感觉神经元的来源。视神经也要迁移到脑的顶盖层（optic tectum）。胚胎细胞从发生部位迁移至特定部位进行增殖和分化，与该部位有其特异识别的受体以及某些生长因子有关。Barbera 等就曾提出视神经从视网膜迁移到眼顶盖层可能与特异性粘附识别（specific adhesive recognition）机制有关。”“关于肿瘤的形成是胚胎性基因重现与大量表达的结果，近年来已获得了较多的证据。现在已有不少学者提出癌基因本来就是生命必须的基因，尤其为早期胚胎发育所需的观点。这一点将在以后讨论。“现已证明许多肿瘤可以分泌某些异位激素。目前认为异位激素的产生是正常失活的基因去抑制的缘故，也可能是由于编码异位蛋白的 mRNA 增多所致。与胚胎发育有关的异位激素见下表。”

肿瘤分泌的异位激素（部分）表

激素	肿　瘤
HCG	肺癌、肝癌、纵隔畸胎瘤、睾丸瘤、子宫颈癌、卵巢癌、子宫内膜癌
EPO	肝癌、小脑血管瘤等
ACTH	肝癌、甲状腺癌、甲状旁腺癌、胸腺癌、卵巢癌
MSH	乳腺癌、前列腺癌、胰腺癌、腮腺癌、食管癌、肝癌
ADH	肺癌、十二指肠癌、胰腺癌
PTH	肺癌、胰腺癌、肝癌、结肠癌、腮腺癌、卵巢癌、膀胱癌、肾癌
TSH	支气管癌
CT	甲状腺髓样癌、小细胞肺癌、胰腺癌、上颌窦癌、肝癌、肾癌、前列腺癌、膀胱癌

HCG：人绒毛膜促性腺激素；EPO：促红细胞生成素；ACTH；垂体促肾上腺皮质激素；MSH；黑色素细胞刺激素；ADH：抗利尿素；PTH：甲状旁腺激素；TSH：促甲状旁腺素；CT（calcitonin）：降钙素。

“从表中可以看出，能分泌异位激素的肿瘤涉及到消化系统、呼吸系统、生殖系统以及神经系统等。肺癌也是最常见的产生异位激素的肿瘤之一。一般认为，这类肺癌来自胚胎的神经嵴，而神经嵴在胚胎发育过程中可以衍生为多种内分泌器官的某些成分。”“为什么特殊异位激素的产生只限于某些肿瘤，而不是所有的肿瘤都产生异位激素呢？这个问题目前仍未完全阐明。一般认为肿瘤或多或少地由于去分化而回到胚胎的形式。例如几乎所有的肝细胞瘤，某些胰腺癌、胃癌、肺腺癌都可以产生AFP，这些肿瘤的来源和胚胎卵黄囊内胚层有关，而卵黄囊内胚层则是AFP产生的胚胎位置。肿瘤形成过程中有胚胎性基因表达的另一个强有力的证据是：肿瘤与早期胚胎组织往往具有共同的抗原性及免疫现象。迄今在肿瘤中发现的胚胎抗原已有癌胚抗原（carcino－embryonic antigen，CEA）、α甲胎蛋白（α－feto-protein，AFP）、γ甲胎蛋白、硫糖蛋白、胎铁蛋白、T球蛋白、乙胎蛋白、波形蛋白（vimentin）、结蛋白（desmin）等。肿瘤组织具有胚胎性抗原以及胚胎细胞与肿瘤细胞表面的相似性，提示肿瘤细胞与胚胎细胞具有共同的免疫逃逸机理。例如，用胚胎细胞或经射线照射的肿瘤细胞都可使动物获得免疫性，这也证明肿瘤具有那些与免疫逃逸有关的早期胚胎发育基因产物的重现机理，从而使肿瘤细胞能够存活下来。有人认为，这些基因的重现可能是恶性转化必须的步骤。”“有实验表明，从小鼠肿瘤及胚胎中提取出一种RNA，注射到同种小鼠的体内，可以引起实体瘤的坏死、出血及肿瘤的消退。如果注射到孕鼠，则可以引起胚胎的吸收，但对带瘤宿主和孕鼠本身都无毒性。这种共同存在于肿瘤及胚胎中的RNA及其作用的特异性，表明肿瘤中有胚胎性基因的重现。”“个体发育实质上是细胞有控生长与逐步分化的结果，而肿瘤则是生长失控与去分化的结果。因此分化是细胞正常或恶性的分水岭。”“细胞分化的分子遗传基础是基因的选择性激活、转录和翻译。在这一基因表达过程中，任何环节或其正常基因功能错误编码，甚至只是一个核苷酸的改变即可引起突变。这就是基因突变致癌、异常分化和许多遗传性疾病发生的物质基础。在某种情况下，也可能因成体细胞特异基因表达被抑制而代之以胚胎性基因的重现，导致发生癌变。例如肝癌中甲胎蛋白就是这种胚胎性基因的产物。”“正常细胞固然可以在化学致癌物、病毒或射线等因素作用下发生恶性转化，而肿瘤细胞也可在某些因子作用下发生分化，朝正常方向改变。最常观察到的肿瘤分化见于哺乳动物的畸胎瘤。1985 年，Wartiovara 报道以视黄酸和双丁酰 cAMP 处理小鼠畸胎癌 F9 细胞系可诱发形成神经样细胞，并产生乙酰胆碱酯酶，而且如果以上两种药物较长时间地处理，则细胞内还有神经纤丝蛋白的形成。国内有科学家用维生素 A 处理 F9 小鼠胚胎癌细胞也观察到分化现象。王振义、陈竺等用全反式维生素 A 治疗急性粒细胞白血病，不但观察到白血病细胞向正常方向分化，还观察到细胞凋亡（apoptosis）以及某些基因表达的改变。”“成神经细胞瘤的组成细胞类似于人体早期发生中的神经母细胞。胚胎性的神经母细胞可以分化为神经节细胞，而成神经细胞瘤细胞可分化为节细胞神经瘤细胞。此外，在某些病例中还可见到成神经细胞瘤可以自发消退。这在年幼的儿童患者中更为多见。体外研究能更直接地观察到成神经细胞瘤细胞的分化。例如，将人成神经细胞瘤细胞进行体外培养，最初它们是圆形的，没有胞质突起，然而一旦附于基质，便产生轴突和树突，特别是当它们聚集在一起时更为明显。电子显微镜的观察证明，它们已有了分化，并且和神经节细胞相似，即具有突起，并终止于突触小结。此外，这些细胞可以合成和降解儿茶酚胺，将多巴转变成多巴胺及去甲肾上腺素。因此可以在培养液中检测到胺的代谢物。这些细胞可为神经生长因子所刺激，细胞内见有中枢神经系统的特异神经蛋白。”“c－src 原癌基因的产物为一种磷蛋白，符号为 pp60 c－src，它为神经元细胞中的特异表达提供了一个原癌基因在细胞分化中作用的最佳例子。在小鸡视网膜和小脑中，pp60c－src 的表达首先是在神经元开始分化时被检出，这时增殖停止，而此原癌基因产物的表达则持续到神经元的终末分化。与此相同的现象见于大鼠脑内的神经元和星形细胞中含有的 c－src 蛋白和激酶活性都比成纤维细胞者为高。这些发现说明，c－src 原癌基因在神经元分化中的功能，并非起细胞增殖的作用。”“在胚胎组织中，c－src 原癌基因产物 pp60c－src 也显示最高的表达水平。如在胚胎脑中，CNS 神经元和星形细胞所含的 c－src 蛋白比正常成纤维细胞高 15～20 倍，其酪氨酸激酶活性高 10 倍。与胚胎中的 pp60c－src 的表达情形相反，在完全分化的成年组织中，c－src 的表达是为了维持这些组织的功能。例如，肾上腺髓质的嗜铬细胞是从神经嵴的发育而衍生的，它参与胞泌作用中释放传递物的非常特异的功能。此外，神经母细胞瘤也有很高的 pp60c－src 的表达。”“在成神经细胞瘤细胞分化过程中，以及用视黄酸诱导 F9 畸胎癌细胞过程，c－myc 和 N－myc 信使 RNA 水平降低。这个结果表明 c－myc 和 c－myb 所编码的基因产物的作用是促进增殖或抑制分化。在机体内，c－myc 基因在许多生长中的细胞中表达，N－myc 和 L－myc 基因则在小鼠的产后早期阶段的脑和肾中表达，说明这些原癌基因在小鼠发育中起作用。”

谢庆祥等（2000）[249]：“目的：探讨肝细胞生长因子受体（c－met）蛋白在前列腺增生（BPH）和前列腺癌（PC）中表达及其与细胞增殖和血管形成之间的关系。方法：应用免疫组化 SP 方法检测 18 例正常前列腺（NP）、62 例 BPH 和 33 例 PC 组织中 c－met 蛋白的表达及其 PCNA 指数和微血管密度（MVD）。结果：PC 组织中 c－met 表达显著高于 BPH 和 NP 上皮细胞中表达，后两者之间比较也有显著性差异。但两者间质组织中表达无显著差异。BPH 上皮细胞和 PC 组织中 c－met 表达与 PCNA 指数正相关，但与 MVD 之间均无显著相关性。c－met 表达与肿瘤病理分化分期之间密切相关。结论：c－met 可能通过促进细胞增殖增加的途径而在前列腺上皮细胞增生和癌变的发生发展过程中起重要作用，并且可作为肿瘤生物学行为标记物。”“c－met 蛋白表达与肿瘤分化分期之间关系：高分化＋中分化 PC 组织中 c－met 蛋白表达显著低于低分化肿瘤的表达。A 期＋B 期的 PC 组织中 c－met 蛋白表达显著低于 C 期＋D 期。”（Jewett－Whitmore－Prout 分期）。“本组结果也显示 c－met 蛋白表达与肿瘤分化分期之间呈正相关，而且在部分雄激素阴性表达的组织中也发现 c－met 蛋白强阳性表达，提示 c－met 表达强度能够反映肿瘤恶性程度和浸润深度。”“HGF（肝细胞生长因子）受体 c－met 蛋白为原癌基因 c－met 拷贝产物。”“本组发现 BPH 上皮细胞中 c－met 蛋白表达显著高于 NP，但两者间质组织中表达并无显著差异性。”“Humphrey 等研究发现转移的 PC 组织中 c－met 蛋白表达明显增高。”

殷拥军等（2000）[250]：“目的：探讨胎盘型谷胱甘肽 S－转移酶（GSTπ）在胃癌中表达的意义。方法：应用 LSAB 免疫组化方法检测了胃癌及癌旁黏膜组织 GSTπ 的表达。结果：正常胃黏膜组织 GSTπ 阳性表达率为 16.7%，肠上皮化生和不典型增生腺体 GSTπ 阳性表达率分别为 71.4% 和 100.0%，显著高于正常胃黏膜。胃癌组织中 GSTπ 阳性表达率为 80.3%，高分化腺癌和低分化腺癌 GSTπ 阳性表达率显著高于未分化癌和黏液腺癌。GSTπ 表达与肿瘤大小、浸润深度及淋巴结转移等无关。结论：GSTπ 可作为胃癌及其癌前病变的标志酶。”“1979 年 Mannevik 等从人胎盘中分离纯化一种酸性 GST，命名为胎盘型谷胱甘肽 S－转移酶（GSTπ）。研究表明，多种人类恶性肿瘤及癌前病变组织中 GSTπ 含量显著增高。”“Emoto 等对不同组织学类型的肺癌进行 GSTπ 的免疫组化检测，发现鳞癌阳性率为 100%，高分化腺癌为 70%，而低分化腺癌及小细胞肺癌均为阴性。Shigehi 等发现大肠腺癌中 GSTπ 含量高于正常肠黏膜。……从表达结果看，可以比较肯定地将 GSTπ 作为肿瘤标志酶的肿瘤有肺鳞癌和腺癌、宫颈癌、大肠癌、食管癌、肝癌等及其癌前病变。”本实验“高分化腺癌阳性率达到 100.0%，低分化腺癌也达到 84.6%，显著高于未分化癌和黏液腺癌，与文献报道相符。”“文献报道胎儿组织中 GSTπ 含量显著高于成人，但 GSTπ 能否作为癌胚抗原，仍需进一步研究。”

石凤娟等（2000）[251]：26 例含有透明细胞胃癌手术标本分别进行光镜、电镜观察及组织化学、ABC 法免疫组化染色。2 例妊娠 3 月胎儿胃肠标本作对照。结果：含有透明细胞胃癌均为进展期癌，组织学主要有 2 种类型：不同分化程度的乳头状管状腺癌及肝样腺癌，……透明细胞 AB 染色阴性（表明其不含酸性黏液），PAS 染色少部分阳性。电镜见胞质中含有丰富的糖原颗粒，AFP、AAT 和 HCG 阳性率分别为 64.71%、76.47% 和 58.82%。结论：含有透明细胞胃癌属于产生 AFP 并伴胎儿肠胚分化腺癌及肝样腺癌，恶性程度高，预后差。“Matsunon 等（1994）报道的 2 例伴透明细胞并产生 AFP 的胃癌，1 例呈管状乳头状结构，另 1 例则由管状乳头状样癌区和所谓的肝样癌区及肿瘤性软骨 3 种形态组成，2 例的透明胞浆癌细胞均位于管状乳头状癌区，其胞浆中含有丰富的糖原，并呈 AFP 免疫组化染色阳性反应，认为这种组织学改变在形态和功能特点上类似于妊娠 3~4 个月的胎儿肠上皮，是再现了胎儿胃肠上皮分化现象。我们对 2 例妊娠 3 个月胎儿胃肠组织所作的 HE 切片、PAS 组化和 AFP 免疫组化染色及电镜观察，证明此期的胎儿肠上皮在 HE 切片上表现为胞浆透明，并有较多的 PAS 及 AFP 染色阳性细胞，电镜下观察亦发现其胞质中含有丰富的糖原。本组 26 例中有 16

例呈乳头状管状腺癌及中－低分化腺癌改变，8例呈肝样腺癌改变，其中有24例透明胞浆癌细胞见于不同分化程度的乳头状管状腺癌或管状腺癌部，6例同时出现于肝样分化区；透明胞浆癌细胞AB染色阴性，PAS少数或少部分癌细胞阳性，免疫组化除全部癌组织呈CEA染色阳性外，还有64.71%及76.47%病例呈AFP及AAT染色阳性，4例电镜观察在透明细胞胞质中可见丰富的糖原颗粒。上述结果支持Matsunon等伴有透明胞浆并产生AFP胃癌是再现了原始多潜能细胞向胎儿胃肠上皮分化的观点，并与文献中将产生AFP胃癌分成3个亚型，即肝样型、卵黄囊瘤样型及胎儿胃肠型相吻合。”

王洁等（2000）[252]：“方法：采用流式免疫荧光技术对40例口腔鳞状细胞癌，10例口腔白斑和14例口腔扁平苔藓中c－myc和Rb基因蛋白的表达量进行定量研究。结果：c－myc癌基因在口腔癌、白斑、扁平苔藓中表达的阳性率分别为65%、30%和21%。在c－myc癌基因的平均表达量中，口腔癌明显高于白斑和扁平苔藓，差异均有显著性。Rb抗癌基因在口腔癌、白斑、扁平苔藓中表达的阳性率分别为30%、0和7%。其中口腔癌，白斑，扁平苔藓中的平均表达量均低于正常口腔黏膜，但差异无显著性。口腔癌不同组织学类型之间Rb蛋白的阳性检出率无明显差异。”“Rb抗癌基因是人类发现的第一个肿瘤抑制基因，在口腔癌中常出现突变、缺失和表达异常。”“口腔白斑是目前公认的癌前病变，而扁平苔藓则被归于癌前状态。”

姚登福等（2000）[253]：“以2－乙酰氨基芴（2－FAA）喂饲SD大鼠诱发肝癌，观察鼠肝细胞在癌变期间的病理组织学、酶组织化学、肝总RNA水平、不同分子形式GGT（γ－谷氨酰转移酶）及同工酶的动态改变。结果：诱癌后随鼠肝组织学改变，肝GGT过度表达，可溶性及膜结合性GGT比活性（U/g）均明显异常；肝总RNA浓度与肝GGT比活性或血清GGT活性均呈显著正相关；同工酶分析显示实验鼠出现对照鼠和胚胎鼠的混合谱型，于诱癌初期的鼠肝和血中可检出癌胚性 GGT。结论：GGT 为反映肝细胞癌变敏感性标志酶，癌胚性 GGT 形式的分析有助于鼠肝癌的早期诊断。”“人类 GGT 在胚胎期活性甚高，出生后迅速降至低水平。肝细胞癌变时又重新表达，并出现对肝癌诊断具特异性的酶区带。”“在鼠肝发生癌前病变和促癌阶段，鼠肝总 RNA 及总 GGT 的比活性已发生明显改变，肝细胞破坏引起血清中 GGT 活性的明显升高，说明癌变早期的肝细胞已过度表达 GGT 并分泌入血。在肝组织逐步癌变的过程中，尤其在 6 周后鼠肝已全部发生癌变，GGT 的表达已达最高峰，接近胎肝的 GGT 水平；……在肝细胞癌变过程中所表达的 GGT，在电泳行为上表现为现正常成鼠和胎鼠肝 GGT 的混合同工酶谱型，提示胎肝形式的 GGT 为癌胚性，在外周血中的异常出现有助于对肝细胞癌变的监测。”

左敏等（2000）[254]：肺类癌和小细胞癌、腺癌、鳞癌及大细胞癌均表现 PNEC（肺神经内分泌细胞）分化，其阳性率分别为 95%、55%、45% 和 50%。PNEC 表达的种类与肺癌组织的分化程度相关，GRP（胃泌素释放肽）阳性细胞在小细胞癌、低分化鳞癌及腺癌，明显高于相应高分化肺癌组织，与其在胎肺发育早期相似；CGA（嗜铬素 A）细胞在类癌、高中分化腺癌的阳性表达高于相应低分化癌组织，与其在胎肺发育中晚期的表现相似。结论：①PNEC 在胎肺不同发育阶段，呈现不同的激素表达特征。②PNEC 对胎肺发育的作用集中于胚胎发育早、中期（12～24 周）。③神经内分泌癌、腺癌、鳞癌及大细胞癌均存在神经内分泌分化现象，肺癌细胞分化程度与神经内分泌细胞激素表达的种类有显著的相关性。④在不同发育时期胎肺组织与不同分化程度肺癌组织中，PNEC 表现相似的分泌特性，提示 PNEC 在胎肺发育过程和肺癌组织发生中，可能存在相同调节因素。

宋宝萍等（2000）[255]："方法：对30例垂体腺瘤进行了c－erbB－2、c－myc、bcl－2及P21 4种癌基因表达蛋白的免疫组织化学检测，并与其功能分类进行了观察比较。结果：4种癌基因蛋白的阳性率分别为93.4%，46.7%，20%，6.7%。结论：尽管垂体腺瘤在组织形态学上多表现为良性肿瘤的特征，但在肿瘤的发生和演进过程中，其与癌基因扩增及表达与之具有密切关系。""垂体腺瘤是颅内常见的肿瘤之一，尽管从组织形态学上多诊断良性肿瘤，但大部分的垂体腺瘤有浸润性生长的倾向，即在生物学上表现为恶性肿瘤的某些特性。""垂体癌及侵袭性垂体腺瘤中也证明有多种癌基因的表达。最近的研究表明，垂体腺瘤的发生也与一些原癌基因的激活及癌基因的异常表达有关。其中erb－b基因的扩增及表皮生长因子受体在垂体腺瘤中的表达较正常垂体明显增加。""其中2例术后复发病例均表现有较强的c－erbB－2阳性。……c－myc在46.7%的垂体腺瘤中显示免疫反应，其中2例术后复发病例表现为较强的阳性反应。"

李陕区等（2000）[256]："30例胆囊癌组织中，11例（36%）显示CEA过度表达；18例（60%）显示PCNA高表达，其中9例两种标记同时阳性。半定量分级，spearman秩相关分析两者呈显著相关。""为探讨该CEA的表达与细胞增殖之间的关系，我们同时对上述标本进行了PCNA染色。……由此可见，CEA阳性的细胞多具有较高的增殖活性。"

周序珑等（2000）[257]：方法：应用放射免疫分析方法检测30例原发性肺癌患者血浆及癌组织悬液中人绒毛膜促性腺激素（HCG和β－HCG）的含量。结果：肺癌患者血清HCG和β－HCG含量在术前组明显高于正常对照组，而术后组较术前组显著降低。癌组织悬液中HCG和β－HCG明显高于肿瘤远端正常肺组织。"人绒毛膜促性腺激素（HCG）是一种糖蛋白激素，在妊娠期主要由胎盘合体滋养层细胞分泌产生，而在非妊娠情况下，机体内含量极微。近年来发现很多恶性肿瘤患者体内均可测出 HCG。”“很多非滋养细胞来源的肿瘤尤其是呼吸道、消化道以及泌尿生殖道来源的恶性肿瘤均可产生和分泌异位 HCG，有鉴于此，Wilson 等曾提出采用 HCG 作为肿瘤标记物对肿瘤高危人群进行筛查的设想。”“Mcmanus 用电镜观察 28 例不同类型肿瘤，发现其中 25 例在瘤细胞表面也有与滋养细胞表面相似的呈膜状分布的 HCG，因此，认为肿瘤细胞与滋养细胞有相似性。”

时军等（2000）[258]：目的：探讨癌基因 HER2、mdm-2 和 c-myc 扩增与胃癌恶性程度、转移及预后的关系。方法：以同一病例胃癌患者的肿瘤原发灶、癌旁、转移淋巴结、远处脏器转移癌和正常胃黏膜组织为研究对象。采用差异竞争性多聚酶链反应（DC-PCR），分析了 32 例胃癌患者的 131 份组织中 HER2、mdm-2 和 c-myc 基因的扩增频率。结果：HER2 扩增频率在近端胃癌组中明显高于远端胃癌组（“临床资料显示近端胃癌比远端胃癌的预后差”），侵及浆膜组明显高于未侵及浆膜组。mdm-2 的扩增频率在转移淋巴结中高于胃原发癌，在 3 例淋巴结微转移灶中发现 mdm-2 扩增。c-myc 在胃癌原发灶及转移淋巴结中的扩增频率分别是 6/32 和 5/21，2 例远处脏器转移癌中有扩增。结论：HER2、mdm-2 和 c-myc 基因扩增与胃癌的快速生长有关。“mdm-2 在软组织肉瘤、骨肉瘤、恶性胶质细胞瘤及乳腺癌组织等人类许多肿瘤中有不同频率的扩增或过表达，但在 p53 突变率较高的胃癌中尚未发现扩增。”“c-myc 是否是胃癌相关基因一直有争议。Iamseki 等发现 c-myc 表达在癌和癌旁黏膜中无区别，认为 c-myc 变异与胃癌无关。Tsubi 等报告 c-myc mRNA 表达在快速生长和低分化腺癌中明显增高，在缓慢生长和高分化腺癌中仅轻度增高，因此提出 c-myc 变异与胃癌恶性程度有关。”

陈天星等（2000）[259]：应用免疫组化 S-P 法于石蜡切片对

43 例甲状腺癌、17 例腺瘤、19 例瘤旁甲状腺组织进行了 c－erbB－2、p53、Bcl－2、c－myc、p16 癌基因产物的检测。结果：癌组织中均有不同程度 1 种或 1 种以上基因产物表达，各基因产物阳性率均显著高于腺瘤及瘤旁正常组织。c－erbB－2 表达随癌组织分化程度增高而增高。p53 表达随癌组织分化程度增高而减少，与 c－erbB－2 间呈负相关。在淋巴结转移病例中 c－erbB－2 阳性率增高明显。癌基因产物"在癌组织和癌旁组织中阳性分布特点：癌组织区＞移行区＞正常组织。""突变型 p53 蛋白半衰期延长，在恶性肿瘤中堆集。因此 p53 蛋白的高表达间接反映了 p53 基因突变的发生。""p16 是 1994 年由美国 Kamb 和 Kalmick 首次报道的一种新的抑癌基因，……甲状腺癌中 p16 蛋白的过度表达，推测可能与 p16 基因突变有关。"

刘东屏等（2000）[260]："目的：研究碳酸酐酶同功酶Ⅰ、Ⅱ（CAⅠ、CAⅡ）在胃癌组织内的表达及意义。方法：应用免疫组化法测定了 30 例早期胃癌，30 例胃腺瘤型息肉，30 例轻度不典型增生胃上皮组织中 CAⅠ、CAⅡ的表达，以 30 例慢性浅表性胃炎（非活动性）为对照组。结果：CAⅠ、CAⅡ在早期胃癌组织的阳性率分别为 13.3%、26.7%，胃腺瘤型息肉组织的阳性率分别为 40%、60%，轻度不典型增生的胃上皮组织内的阳性率均为 100%，慢性浅表性胃炎（非活动性）的阳性率分别为 93.3%、96.4%，且早期胃癌组织 CAⅠ、Ⅱ活性明显低于胃息肉及不典型增生上皮组织，统计学检验差异显著。结论：CAⅠ、Ⅱ为正常胃黏膜上皮细胞分化、成熟的指标，在肿瘤发生早期活性已降低和丧失。""正常黏膜上皮存在大量的 CAⅠ、CAⅡ。""轻度不典型增生的胃上皮组织内 CAⅠ、CAⅡ的阳性表达为 100%，其阳性表达位于不典型增生上皮组织的上皮细胞胞浆内，但染色强度较慢性浅表性胃炎明显减弱，$P < 0.01$，差异显著。""Masaki 和 Granlich 研究发现大肠癌组织 CA 阳性组的预后明显

好于 CA 阴性组。”

王勇等（2000）[261]：“目的：探索 c－Myc、Fas 和 P53 与成骨性肿瘤细胞分化的关系。方法：采用免疫组织化学方法对骨肉瘤、骨化性纤维瘤、骨纤维结构不良和正常骨痂组织进行 c－Myc、Fas 和 P53 蛋白测定，与肿瘤组织学分级、细胞分化及核丝分裂比较分析。结果：P53 和 c－Myc 胞核阳性与肿瘤低分化相关，Fas 和 c－Myc 胞浆阳性与肿瘤的高分化具有一致性。结论：P53 蛋白高表达是肿瘤恶性的标志；c－Myc 胞浆表达与细胞分化密切相关，其高表达不能代表瘤细胞的高增殖性。”“P53 过度异常表达是肿瘤预后差的标志。”“P53 蛋白阳性染色位于细胞核。阳性细胞主要分布在骨肉瘤低分化细胞，骨化性纤维瘤、骨纤维结构不良及骨痂组织为阴性。”“c－Myc 蛋白胞核阳性：骨肉瘤阳性表达见表 1。骨化性纤维瘤、骨纤维结构不良及骨痂组织中无核阳性细胞。”“正常软骨细胞 c－Myc 表达：增殖期为核阳性；完全分化期为胞浆阳性。宫颈癌中，c－Myc 蛋白在高分化组比低分化组有较高的表达。某些良性肿瘤 c－Myc 表达可超过恶性肿瘤。在脑星形细胞瘤中，c－Myc 基因单独表达多在分化较好的病例，癌旁正常组织中也可 c－Myc 高表达。”

吴逸明等（2000）[262]：“目的：探讨肺癌发生发展过程中 cJun、cFos 表达水平。方法：收集 42 例人肺癌标本，其中 10 例可观察到肺癌癌前病变组织，运用免疫组织化学的方法，研究 cJun、cFos 在上述组织中的表达水平。结果：42 例肺癌组织中 cJun、cFos 的阳性表达率分别为 83.2% 和 59.5%，其中鳞癌为 88.0% 和 56.0%，腺癌为 69.2% 和 53.8%，小细胞肺癌均为 100.0%。正常肺组织 cJun、cFos 表达阴性。在 4 例癌前组织中，cJun 表达为 75%；9 例癌前病变组织中，cFos 表达为 77.8%。结论：在肺癌组织中，有 cJun、cFos 的高表达，同时，cJun 的表达可能介导肺癌的促癌过程。”肺癌组织中 cJun、cFos 表达水平的本实验结果与贾心善等报道的基本相近，而明显高于 ManfredV 等、EveS 等报道的结果。上述结果再次证实了 Tabor 等的研究结果，即在人肺癌组织中，有 cJun、cFos 的高表达。肺癌癌前病变组织中 cJun、cFos 表达水平的本实验结果与 EveS 等的报道基本相近，支持其“cJun 的改变可能是肺癌发生的早期事件”的理论，提示 cJun 介导肺癌的促癌过程。

阎国富等（2000）[263]：“采取免疫组化 SP 方法检测了细胞间粘附分子－1（ICAM－1）、血管内皮细胞生长因子（VEGF）、以及原癌基因（c－fos）在瘢痕疙瘩、普通瘢痕、正常皮肤组织中的表达。结果表明 ICAM－1、VEGF、c－fos 在瘢痕疙瘩中表达皆增强。ICAM－1 主要表达在真皮浅层血管、浸润的炎细胞、成纤维细胞；VEGF、c－fos 主要表达在表皮、真皮血管、皮肤附属器；部分瘢痕疙瘩标本成纤维细胞 c－fos 染色阳性，提示瘢痕疙瘩组织中血管内皮细胞处于一种激活状态，瘢痕疙瘩组织血管内皮细胞和成纤维细胞增殖异常。”

刘建军等（2000）[264]：“癌胚抗原（CEA）是一种细胞表面的粘蛋白，存在成人大肠黏膜的腔面肠上皮的微绒毛及胃化生肠上皮细胞膜，而不存在于细胞浆、细胞外侧的细胞膜或细胞的基底膜中，在肠上皮由非典型增生至癌变过程中 CEA 染色加强；细胞外侧部细胞膜及细胞浆都被深染。本组 82 例大肠癌 CEA 阳性表达类型中：CEA 极向性主要位于腔面细胞膜及相邻胞浆；弥漫型则定位于细胞浆呈弥漫分布。……CEA 阳性表达极向型与弥漫型在生存率（87%、41%）之间存在的差别与两类型在 Dukes 分期中的分布存在一定的相关关系。”

张健等（2000）[265]：“方法：采用改良的 Hakomori 的方法，提取了肾透明细胞癌及胚胎肾组织的中性糖脂（N－GSLs），并进行了高效薄层层析。结果：胚胎肾 N－GSLs 的表达随着胚胎的成熟而呈规律性的变化，肾癌 N－GSLs 的表达存在着异质性，与胚胎期肾组织 N-GSLs 表达相似，它们都不含有正常成人肾所具有的长糖链的红细胞糖苷脂（Globoside）。”“肾脏是一个很好的分离和发现新 N-GSLs 的器官，如：SSEA-1（期相特异性胚胎抗原）或称 LeX 是一种由 FH_6 单抗识别的 GSLs，研究发现 SSEA-1 在胚胎早期肾脏及肾癌细胞均有表达。”“随着组织器官的成熟，其中性糖脂的含量增多，成分变得复杂，长糖链的中性糖脂逐渐增加，Globoside 是其分化成熟的标志。……也就是说在胚胎早期主要以合成简单糖链的糖基转移酶为主，随着胚胎的成熟，糖基转移酶的种类增多，结构复杂，从而能合成复杂糖链的中性鞘糖脂。”“本研究发现虽然肾癌的 N-GSLs 的表达存在着异质性，但与正常肾脏相比，它们都不含有长糖链的 Globoside。这点与 4~7 月胎龄的肾脏极为相似。”“肾癌 N-GSLs 出现胚胎 N-GSLs 类似的表现，是一种碳水化合物结构的逆基因（retrogenetic）表达。”

陈县城等（2000）[266]：对 46 例骨巨细胞瘤（含 10 例肿瘤复发）进行 Jaffe 分级与综合分级，结合免疫组织化学技术检测 Ki67，bcl-2，c-erbB-2 及 nm234 种癌基因蛋白表达。“国内外许多研究表明 Ki67 抗原的过量表达与许多恶性肿瘤的生物学行为和预后密切相关。本研究发现 GCT（骨巨细胞瘤）的 Ki67 表达均呈阳性反应。侵袭组的表达强度高于未侵袭组。”“侵袭组 bcl-2 蛋白表达的阳性率高于未侵袭组。”“生长因子受体相关基因 c-erbB-2 已被证实可在 37% 的间质来源肿瘤中表达。在本组 46 例的表达中，未侵袭组无阳性表达，而侵袭组内有近半数为阳性。”侵袭组 nm23 表达率与未侵袭组无显著性差异。

孙青等（2000）[267]：“采用免疫组化 LSAB 法检测了 10 例甲状腺腺瘤、10 例不典型腺瘤、20 例乳头状癌、20 例滤泡癌、10 例髓样癌、10 例未分化癌。结果：在甲状腺癌、甲状腺腺瘤和周边正常组织中均有表达，但阳性细胞的量和染色强度有所不同，其分布特点是：癌组织区 > 腺瘤区 > 正常组织。良恶性肿瘤组间比较差异非常显著。结论：甲状腺癌的发生与 ras 基因的活化和 p21ras 的过量表达关系密切。p21ras 的过表达有助于甲状腺良恶性肿瘤的鉴别。”“国内李晓曦等检测了 86 例甲状腺癌的 p21ras 蛋白表达，阳性率为 90.7%。”“本结果显示在良性甲状腺病变中，滤泡上皮生长密集区或呈乳头状生长区有较明显的 p21ras 表达，尤其在甲状腺不典型腺瘤中随增生程度 p21ras 阳性细胞数量逐渐增多。”

姜艳芳等（2000）[268]：“目的：研究乳腺癌、膀胱癌和肾癌组织中 c－myc 基因扩增情况。方法：采用聚合酶链式反应（PCR），对 48 例恶性肿瘤 c－myc 基因扩增进行研究，通过激光密度扫描仪对琼脂糖凝胶 EB 染色底片进行积分光密度分析。结果：正常组织无 c－myc 扩增，……乳腺癌组织 c－myc 基因扩增阳性率为 25.00%，膀胱癌组织的 c－myc 基因扩增阳性率为 43.75%，肾癌组织 c－myc 基因扩增阳性率为 37.50%，48 例肿瘤组织 c－myc 基因扩增总阳性率为 26.56%。结论：癌组织 c－myc 扩增率高于正常组织，在不同肿瘤组织中扩增程度不同，与细胞潜在的增殖能力呈正相关。”“myc 基因属于‘不死性’或‘永生性’癌基因，过度表达可改变细胞内的基因调控，使细胞易于转化为恶性表型。癌基因扩增是癌基因激活的主要形式。”“Maetin 和 Berns 等分别对乳腺癌进行了研究，表明 c－myc 基因扩增者淋巴结转移率高，临床病理分期晚。”本实验“基因扩增在分化差的、有淋巴结转移的病例中表现突出，提示 c－myc 扩增是肿瘤较晚期事件。”“Yao 等在对肾癌的研究中证实有 c－myc 蛋白的高表达。”

王丽萍等（2000）[269]：“目的：检测原癌基因蛋白 C－erbB－2 和增殖细胞核抗原（PCNA）在乳腺良恶性病变中的表达及意义。方法：采用免疫组化法。结果：C－erbB－2 和 PCNA 在乳腺良恶性病变中表达差异显著。其中导管内乳头状瘤病中二者表达高于其它良性病变而低于乳腺癌。乳腺癌中 C - erbB - 2 和 PCNA 表达与肿物大小和组织学分级呈正比与 ER 水平和 5 年生存期呈反比。结论：C - erbB - 2 和 PCNA 高表达者组织分化差，预后不良。C - erbB - 2 和 PCNA 可作为判定潜在恶性程度的乳腺良性病变及乳腺癌预后的指标。”良性病变 76 例，其中乳腺纤维腺瘤 30 例（C - erbB - 2 和 PCNA 均无表达），乳腺纤维腺病 30 例（C - erbB - 2 1 例弱表达，PCNA 2 例弱表达），导管内乳头状瘤 16 例（C - erbB - 2 5 例弱表达，阳性率为 31.3%，PCNA 7 例弱表达，阳性率为 43.7%，明显高于上述两种良性病变（$P<0.01$））。乳腺癌 35 例（C - erbB - 2 和 PCNA 阳性率为 74.3% 和 68.6%）。“实验表明 C - erbB - 2 和 PCNA 在乳腺癌中的表达呈正相关，肿瘤越大，组织分化越差，二者表达越强。”“有报道显示乳导管内癌的 C - erbB - 2 阳性率高于乳腺浸润性导管癌，表明 C - erbB - 2 基因蛋白的突变存在于乳腺癌发生过程的早期阶段。我们的实验结果表明，有恶变倾向的导管内乳头状瘤病的 C - erbB - 2 和 PCNA 表达率明显高于乳腺纤维腺病和纤维腺瘤而低于乳腺癌。因而对于 C - erbB - 2 和 PCNA 阳性的乳腺良性病变患者应密切随访。”

王小明（2000。综述）[270]：“高迁移率蛋白 I（HMGI）家族是细胞核内一组小分子的染色体结合蛋白，至少包括 HMGI，HMGY 和 HMGI - C 三种成员。”“在胚胎发育早期，除脑组织外，几乎所有组织都表达 HMGI - C，这对胚胎期细胞的生长是不可缺少的。……但是 HMGI - C 基因的表达在胚胎发育 15 天后即被关闭，除肺和肾脏外，在成年组织中几乎测不到其转录产物，只有在肿瘤组织或转化细胞才重被打开。”“正常甲状腺组织测不到 HMGI - C 的转录产物，仅 HMGI/Y 有低水平的表达，但在二甲基苯蒽诱导的小鼠甲状腺癌和柯萨奇肉瘤病毒（Ki-

MSV）诱导的大鼠甲状腺癌中，HMGI－C 和 HMGI/Y 的表达都很高。迄今已发现来源于脂肪、甲状腺、造血组织、子宫、肺和乳腺等组织的许多良恶性肿瘤都存在 HMGI－C 的异常表达。”“一些学者还发现，HMGI－C 的表达高低与肿瘤的恶性程度相关。在 21 例Ⅲ级乳腺癌病例中，有 17 例存在 HMGI－C 的高表达，而 16 例Ⅰ～Ⅱ级者仅有 3 例表达，说明 HMGI－C 的表达水平和乳癌的组织学分级密切相关。Rogalla 等检测了 19 例非小细胞肺癌，发现 14 例有 HMGI－C 的表达，而在任何非恶性的邻近组织和胸腔组织中均未检测到。”“除了在良性肿瘤中发现 HMGI－C 基因移位外，在许多恶性肿瘤中也发现涉及该基因的染色体扩增。Berner 等分析了 122 种恶性肿瘤，发现 13 种存在 HMGI－C 基因的扩增，其中 8 例是脂肪肉瘤。”“由此可见，HMGI－C 的生物学行为极似癌基因，其重排和扩增与肿瘤的发生关系密切。”

方细堂（2000）[271]：“笔者认为细胞癌变的本质是干细胞在增殖分化过程中，其 DNA 构象逐渐演变的过程受到外界各种致癌因素的干扰，使其构象发生紊乱，以至无法按既定程序向成熟阶段演变，从而导致细胞停留在比较幼稚的阶段，即分化停滞或分化阻断。”“癌细胞起源于干细胞，而不是已分化成熟的细胞再‘去分化’或‘逆分化’而来。”

王学江等（2000）[272]：“在组织细胞癌变过程中，与细胞分化有关的组织特异性酶和同功酶活性降低或消失，而与细胞增殖有关的酶活性升高，尤其是某些成年型同功酶活性减低或消失，同时出现了一些胚胎型同功酶和异位酶。”“本实验应用 AFB1（黄曲霉菌毒素 B1）诱发大鼠肝癌前病变模型，以 LDH、ALP、r－GT－Ⅱ（r－谷氨酰转肽酶同功酶Ⅱ）检测作为肝癌前病变标记物。结果显示模型组血清中的 ALP、r－GT－Ⅱ、LDH 的酶活力异常升高，并出现 $LDH_5 > LDH_4$，异常 ALP 出现。”“肝癌前病变的肝细胞增生灶中糖酵解速度明显高于正常组织，故血清LDH活力明显升高。”“LDH_5主要存在于肝及骨骼肌中，除外骨病其升高（$LDH_5 > LDH_4$）说明有肝病。”

黄开红等（2001）[273]：本文通过免疫组化方法，检测了56例HCC（肝细胞癌）组织中CEA的表达。56例HCC中有44例CEA阳性。高、中分化的HCC中CEA阳性率为93.8%，低分化的为58.3%，两组比较有显著性差异。无转移的HCC组CEA的阳性率为87%，伴转移组为40%，两组比较有显著性差异。故这一结果提示HCC中CEA的表达可能是预后好的一个标志。

闫钢等（2001）[274]：免疫组化检测结果显示：正常乳腺各项检测均为阴性；乳腺良性病变的CEA、c-erbB-2、p53基因阳性表达率较低；而乳腺癌组织的CEA、c-erbB-2、p53基因的阳性表达率较高。重度乳腺导管上皮不典型增生及重度乳头状瘤病上述指标的阳性表达率与乳腺导管内癌相近。

刘宝瑞等（2001）[275]：“目的：检查癌胚纤维连接蛋白在大肠癌中的表达及转化生长因子β_1对其表达的影响。方法：采用逆转录聚合酶链法扩增癌胚纤维连接蛋白EDA、EDB和ⅢCS1剪切区，并对目的片段进行酶切鉴定。结果：EDA、EDB和ⅢCS剪切区在大肠癌细胞中表达阳性，EDB、ⅢCS1表达仅局限于癌组织中。”“近年来，在研究FN（纤维连接蛋白）多样性与肿瘤浸润及转移的关系时，发现EDA、EDB和ⅢCS剪切区在胚胎组织和某些肿瘤组织中表达较高，而在正常成人组织中不表达或仅有微量表达，因此，含有上述剪切区的FN被称为癌胚FN。”“癌胚FN在不同肿瘤组织中的表达存在着明显的差异。在肺癌组织中，EDA的分布较为广泛，在正常成人肺组织中可呈明显的阳性表达，EDB则主要分布于胎肺及肺癌组织中，而在肝脏情况却明显不同，EDA和EDB在正常肝组织均无表达，其表达仅局限于肝癌组织。有关大肠癌组织癌胚FN在蛋白水平上的表达情况，曾有文献报道，采用可识别ⅢCS 剪切区的单克隆抗体进行免疫组化染色，结果在大肠癌组织中，阳性率达64.5%，在转移灶中的表达率明显高于非转移灶。”

左敏等（2001）[276]：“目的：检测肺癌组织神经内分泌细胞表达特征。方法：用组织化学和免疫组化染色检测 70 例人肺癌组织中分泌胃泌素释放肽（GRP）、降钙素（CT）及嗜铬素 A（CgA）神经内分泌细胞的表达。结果：肺神经内分泌癌、腺癌、鳞癌及大细胞癌中神经内分泌细胞的阳性率分别为 95%、55%、45% 和 50%。GRP 阳性细胞在小细胞癌、低分化腺癌及鳞癌的表达高于高分化癌组织，CgA 阳性细胞在类癌、高分化腺癌的表达高于低分化癌组织。结论：肺癌分化程度与神经内分泌细胞表达的种类有显著相关性；神经内分泌细胞在肺癌组织发生过程表现出胚性重演的特点，胎肺发育与肺癌发生在一定程度可能存在相同的调节因素。”“Eliot 等报道肺神经内分泌癌组织中神经内分泌细胞与胎肺神经内分泌细胞存在某些相似现象。”“不同激素特征的神经内分泌细胞在不同分化程度肺癌组织的表达规律，与胎肺发育时期神经内分泌细胞的表达有密切的相似性，对此我们称之为‘胚性重演’：低分化癌组织中神经内分泌细胞与胚胎早期相对幼稚神经内分泌细胞，GRP 阳性表达较高；而高分化癌组织中神经内分泌细胞则以分泌 CT、CgA 为主，与胎肺发育较成熟神经内分泌细胞相似。已有实验证实肺类癌、SCLC（小细胞癌）中，GRP mRNA 三种类型表达比率也与其在胎肺中的表达相同。Yutaka 同样观察到肺神经内分泌癌与胎肺发育中神经内分泌细胞的相似之处，他认为 GRP、CT 及 CgA 在类癌的表现与胚胎晚期相近（GRP +，CT +，CgA +），SCLC 则与胚胎早期相近（GRP +，CT –，CgA –）。本结果中相似现象也支持 Yutaka 的观点。”“近年研究发现，在细支气管肺泡癌细胞与Ⅱ型细胞，肺胚胎细胞瘤的上皮成份与胎儿支气管上皮之间，亦存在相似现象。”“我们倾向多数学者的意见：认为类癌、小细胞癌及非小细胞癌可能有共同的起源，均来自具多能分化特征的支气管上皮的干细胞。这一干细胞很可能也是胎肺发育中支气管上皮细胞的起源。”

胡振富等（2001）[277]：“目的：病理性瘢痕是创伤过度愈合的结果，以成纤维细胞的异常增殖、合成及分泌大量胶原和细胞外基质为特征，其形成机理仍不清楚。探讨原癌基因 c－fos 的表达与病理性瘢痕形成的相关性。方法：应用免疫组化 SP 法，检测 c－fos 蛋白在增生性瘢痕、瘢痕疙瘩及正常皮肤组织中的表达和分布，并用图像定量分析比较其差异。结果：在增生性瘢痕和瘢痕疙瘩的成纤维细胞中 c－fos 呈强阳性表达，两组间无明显差异，而与正常皮肤对照组均有显著性差异。结论：增生性瘢痕与瘢痕疙瘩中 c－fos 蛋白表达升高，存在 c－fos 癌基因的激活，可能参与了成纤维细胞的分化增殖、胶原合成与降解以及对细胞因子的调控，并导致瘢痕增生。”“增生性瘢痕与瘢痕疙瘩是临床上常见的病理性瘢痕，是创伤过度愈合反应的结果，常表现为瘤样增生并伴有不同程度的功能障碍。”“文献表明 c－fos 癌基因与皮肤肿瘤恶性转化明显相关。”

夏敏等（2001）[278]：“甲胎蛋白（AFP）是原发性肝细胞癌的重要诊断指标。但近来不少研究发现慢性肝炎和肝硬化患者的血清 AFP 都可有不同程度的升高。本文通过对 100 例经病理诊断证实的慢性乙型肝炎患者血清 AFP 的检测，发现血清 AFP 的值与慢性肝炎炎症程度和肝纤维化程度呈正相关。”“我们通过检测血清 AFP，并结合肝组织病理结果进行分析研究发现，在轻度慢性肝炎时，血清 AFP 已有升高，但程度和发生率较低。随着炎症和纤维化程度的加重，血清 AFP 逐步升高，不但升高的例数比例增多，而且 AFP 均值也逐步升高。”

张积仁（2001）[279]：“我们用改良的 Hakomori 的方法直接

从人体胚胎肺、肾、脑组织中及肺癌、肾癌及脑胶质瘤中提取中性鞘糖脂，并用高效薄层层析的方法比较了中性鞘糖脂的组成及含量。结果发现不同组织器官在其胚胎发育过程中中性鞘糖脂的表达呈现出一定的规律性，随着组织器官的成熟，其中性鞘糖脂的含量增多，成分变得复杂，长糖链的中性鞘糖脂逐渐增加，短糖链的中性鞘糖脂 CDH 的含量逐渐减少。而在肝癌，肺癌，脑肿瘤组织中 CDH 的表达较正常组织增强；……提示 CDH 是一种肿瘤胚胎相关中性鞘糖脂抗原，与肿瘤的发生增殖和分化密切相关。”“我们对不同组织器官在其胚胎发育过程中中性鞘糖脂的表达规律的分析结果表明，胚胎组织中 CMH 有较高的表达，在肝、肺和脑胚胎组织中 CMH 的表达均高于正常人体组织，并随着组织器官的成熟逐渐减少。当细胞恶性增殖时，短糖链的中性鞘糖脂 CMH 逐渐增多，并与肿瘤细胞的耐药性呈正相关。”“我们的实验结果发现不同组织器官在其胚胎发育过程中中性鞘糖脂的表达呈现出一定的规律性，随着组织器官的成熟，其中性鞘糖脂的含量增多，成分变得复杂，长糖链的中性鞘糖脂逐渐增加，尤以 Globoside 的含量增多为著。在肾脏及脑组织中，Globoside 是其分化成熟的标志。然而，在不同的器官，其中性鞘糖脂的表达也有一定程度的差异性，在胚胎肺，5 月龄即表达相当量的 Globoside，而在 8 月龄的胚胎肾及脑中，仍无 Globoside 的表达。……在肝癌、肺癌组织中，Globoside 的表达缺失。肾癌、脑胶质瘤 N－GSLs 的表达存在着异质性，但与正常组织相比有一个共同点，即它们都不含有长链的 Globoside。”

胡云等（2001）[280]：检测 32 例子宫内膜癌的 DNA 含量，细胞膜抗原癌胚抗原（CEA）的定位及端粒酶活性。结果：DNA 含量及 SPF 值（DNA 倍体分布（DI 值）与 S 期细胞比率）是判定子宫内膜组织分化程度的重要指标；端粒酶在子宫内膜癌组织中活性显著增高，与正常内膜组织相比 $P < 0.05$。结论：

DNA 非整倍体是子宫内膜癌分子生物学的特异性标志。”CEA“正常子宫内膜和增生过长内膜阳性相同，主要分布于腺腔游离缘、呈浅棕黄色，但后者染色较深。子宫内膜腺癌阳性分布无规律，浓淡不均，胞浆内可显阳性颗粒。随着分化程度的降低，染色加深，分布范围扩大。”“Kim 等人发现在来源 17 种不同组织中的 400 多例肿瘤中，端粒酶活性高达 84.8%，而肿瘤周围正常组织和癌前病变中表达率仅为 18%。Terry 等报道 998 例来源 15 种组织类型的肿瘤中端粒酶活性表达为 85%。良性及癌前病变中仅为 42%。”

胡振富等（2001）[281]：“在增生性瘢痕和瘢痕疙瘩的成纤维细胞中 c－myc、c－fos 呈强阳性表达，两组间无明显差异，而与正常皮肤对照组均有显著性差异。”

赵欣等（2001）[282]：对 72 例经手术病理证实的 NSCLC（周围型非小细胞肺癌）患者术前进行 CT 扫描，并用 SP 法对肿瘤标本 BGA 进行免疫组化染色。结果：①肿瘤 BGA 表达阴性率随着病理分级的增加而明显增高，且在有淋巴结转移或肺外浸润组中明显升高。②CT 征象中，肿块最大径 $>3cm$ 组其肿瘤 BGA 表达阴性率比 $\leq 3cm$ 组显著增高；有纵隔淋巴结增大组其肿瘤 BGA 表达阴性率显著高于无纵隔淋巴结增大组；胸膜受累胸膜外脂肪线消失组其 BGA 表达阴性率显著高于胸膜外脂肪线存在组；具有含气支气管征或空泡征的肺腺癌 BGA 表达阴性率显著低于无此征象的肿瘤，肿瘤 BGA 表达阴性组的强化曲线与阳性组间有差别，前者 CT 值在达到了强化峰值后有下降更快的趋势（$P \leq 0.05$）。“肿瘤细胞膜及胞浆内的 BGA 表达减少或完全丢失，是一种去分化现象。分化程度高，抗原保留多；分化程度低，抗原丢失越多。细胞 BGA 的表达减少或丧失，使细胞间相互作用减弱，细胞的免疫原性发生变化，因而肿瘤细胞容易脱落、转移，恶性程度明显增高，预后较差。”“本组资料中，低分化的肿瘤其 BGA 表达阴性率明显高于中、高分化组，且中分化组与高分化组肿瘤相比其 BGA 表达阴性率亦较高，统计学处理三者总体上存在显著性差异。”“本组资料随访至术后半年内有复发或转移者 8 例，其 BGA 表达阴性者占 6 例。”“含气支气管征、空泡征主要见于伏壁式生长的腺癌。由于肿块内支架及肺泡腔结构得以保存或破坏少，故可出现空泡征及含气支气管征。本组 12 例含气支气管征、10 例空泡征均出现于中、高分化腺癌，其肿瘤 BGA 表达阴性率均明显低于无含气支气管征或空泡征组。其中空泡征有 7 例出现在细支气管肺泡细胞癌。由此提示有含气支气管征或空泡征的肿瘤其分化程度相对较高，BGA 表达阴性率低。”“肺癌 BGA 表达阴性可能伴随着其增生肿瘤血管分化差、结构缺陷增加、毛细血管发育差、动静脉间直接交通支增多，因而强化高峰后 CT 值有下降更快的趋势。”

赵志力等（2001）[283]：“胚胎组织是快速生长的组织，在其增殖分化过程中总能观察到原癌基因的表达。然而，当胚胎细胞和成体组织趋向成熟时，活化原癌基因的表达通常便丧失，另有一些原癌基因可能仍有表达。”“目前不少学者认为个体发育是细胞有控生长与逐步分化的结果，而肿瘤则是生长失控与去分化的结果。分化自然是细胞正常或恶性的分水岭。”

李继梅等（2001）[284]：方法：采用免疫组化及 RT－PCR 法分析临床乳癌标本及腋窝清扫淋巴结组织 GST－π（胎盘型谷胱甘肽转移酶）蛋白和 mRNA 的表达。结果：在正常乳腺组织、乳癌组织、HE 阳性（HE 染色已见转移）淋巴结、HE 阴性（HE 染色未见转移）淋巴结中 GST－π 蛋白阳性表达率分别为 0，60%，77%，43%；GST－π mRNA 阳性表达率分别为 0，88%，71%，39%。结论：在肿瘤启动和促进阶段 GST－π 表达增高，是一典型癌前病变标志酶；HE 阴性淋巴结中出现 GST－π 阳性表达，提示预后不好，且在耐药反应性上淋巴结灵敏性强于乳癌组织。“GST－π是一种酸性胞浆蛋白，在体内主要分布于胎盘、肺、肾和红细胞中，与组织的分化发育有关。”“免疫组化研究发现，乳腺正常组织胞浆几乎无GST－π蛋白表达，乳腺良性病变、乳癌组织GST－π蛋白胞浆阳性率分别为86%、60%，明显高于乳腺正常组织，并且随着细胞分化程度降低，肿瘤从良性到恶性的进一步转变中，GST－π阳性表达率也有所下降，表明GST－π是一种重要的癌前病变标志物。”

樊昕等（2001）[285]：“方法：采用SABC免疫组化法，对71例外阴白斑和21例外阴鳞癌标本进行c－myc基因蛋白检测。结果：c－myc基因蛋白在正常组织中主要分布在细胞核，外阴白斑各型和鳞癌组织中主要分布在细胞浆。……21例鳞癌标本，Ⅰ级，Ⅱ级，Ⅲ级中c－myc蛋白的阳性率分别为100.0%（9/9），85.7%（6/7），60.0%（3/5）。结论：c－myc基因蛋白的表达和分布与外阴白斑分型有关，外阴鳞癌和不典型增生组织中表达阳性率明显高于外阴白斑各型，c－myc基因蛋白的过度表达可能与外阴鳞癌的发生有一定的关系。”外阴白斑分型：增生型23例，硬化萎缩型21例，混合型17例，不典型增生型10例。“c－myc过度表达可改变细胞内的基因调控，使细胞易于转化为恶性表型。本试验从蛋白水平上发现c－myc在外阴鳞癌中（85.7%）表达阳性率比其它各组均高，说明c－myc基因蛋白可能与疾病的良恶性及恶性程度有关，提示c－myc基因蛋白过度表达可能与外阴鳞癌发生有一定的关系。此外本实验发现正常组织中c－myc基因蛋白阳性表达率较高（35.0%），且与外阴白斑各型无明显差别，提示研究该基因时不应忽视正常生理功能的机制研究。除此以外我们还发现增生组c－Myc基因蛋白表达阳性率（52.2%）明显高于硬化萎缩组（19.0%），再次说明c－myc具有调节细胞增殖分化的作用。”“外阴白斑增生型和不典型增生型都与外阴鳞癌的发生有密切的关系。本结果虽然显示外阴鳞癌 c－Myc 蛋白阳性表达率明显高于外阴白斑增生型，但与不典型增生型无显著性差异并且增生型与不典型增生型之间也无显著差异。”“肿瘤组织以糖酵解为主要供给能量的来源，尤其是恶性肿瘤中，即使是在有氧条件下，仍以糖酵解形式供给能量，在外阴白斑增生型和外阴鳞癌糖酵解都处于高水平，c－myc 又是参与糖酵解调控中的重要基因。”

陈黎明等（2002）[286]：目的：研究正常口腔黏膜，口腔黏膜白斑及口腔鳞癌组织中不同癌基因的表达。方法：通过 HE 染色确定口腔黏膜组织类型，提取组织中 RNA，采用 RT－PCR 的方法研究不同组织中 c－myc、ras、cyclinD1 及 bcl－2 基因的表达。结果：正常口腔黏膜中未见 c－myc、ras、cyclinD1 及 bcl－2 基因表达；轻、中、重度异常增生白斑和鳞癌组织中 c－myc、ras、cyclinD1 及 bcl－2 基因表达显著增加，以重度异常增生性白斑为最高，表达的程度与黏膜白斑的增生程度密切相关。在鳞癌中上述基因表达明显高于轻、中、重度异常增生白斑。见下表。

表　正常黏膜、白斑的不同病理分期以及鳞癌中癌基因的表达

分期	例数	阳性例数(阳性率)(n%)			
		c－myc	ras	CyclinD1	bcl－2
正常粘膜	8	0	0	0	
轻度白斑	17	2(11.7)*	3(17.6)*	2(11.7)*	4(23.5)*
中度白斑	16	4(25.0)*	5(31.3)*	3(18.8)*	4(25.0)*
重度白斑	18	8(44.4)*	7(38.9)*	6(33.3)*	9(50.0)*
鳞癌	20	17(85.0)*	18(90.0)*	16(80.0)*	17(85.0)*

*：$P<0.01$，vs Control、c－myc、ras、cyclinD1 及 bcl－2 基因的表达增多与口腔黏膜白斑的严重程度密切相关，随着口腔黏膜白斑的加重，上述基因表达显著增多，与正常口腔黏膜相比 $P<0.01$，鳞癌病例上述基因表达显著高于正常口腔黏膜及口腔黏膜白斑，$P<0.01$。

张东方等（2002）[287]：“方法：采用放射免疫测定法测定原发性肝癌 78 例、转移性肝癌 22 例、肝炎和肝硬化病人 84 例，正常对照 80 例血清 AIF 和 AFP 含量。结果：原发性肝癌、转移性肝癌、肝炎和肝硬化病人 AIF 的阳性率分别为 60.3%、40.0% 和 23.8%，对原发性肝癌诊断的阳性率显著高于其他组。AIF 和 AFP 联合检测对原发性肝癌诊断的阳性率分别由 60.3% 和 68.0% 提高至 90.9%；诊断的特异性由 76.8% 和 84.5% 提高至 97.3%。”“鉴于 1988 年 Cohen 报道血清酸性同工铁蛋白（AIF）对原发性肝癌诊断是一项有希望的指标，优于临床广泛应用的血清铁蛋白等指标。”“本研究各疾病组 AIF 阳性率与张满达等的报道虽因病例不同而有差异，但其规律基本一致，原发性肝癌组阳性率远高于肝炎肝硬化和转移性肝癌组，差异都非常显著。”

张弘等（2002）[288]：采用免疫组化方法对不同分化程度肝癌组织 32 例和肝硬化组织 11 例行 GSTs 和 GST－π 表达的研究，并以 γ－GT 作为对照。结果：GSTs、GST－π 及 γ－GT 的表达与肿瘤的分化程度有关，分化越差，阳性率越低，反之亦然；GST－π 在分化良好组阳性表达率明显高于肝炎后肝硬化组（$P<0.05$）。“GST－π 是一种胎盘型的同工酶，在许多人类恶性肿瘤中 GST－π 均有不同程度的表达，特别在癌前病变、化生和分化较好的肿瘤中表达更高。”

段宁（2002。摘）[289]：“本实验对 20 例口腔高危区，即舌和口底区上皮异常增生的细胞增殖进行了研究。”“随异常增生程度的增加，幼稚细胞比例亦增多，提示基底细胞增生是上皮异常增生的重要部分。”

王陈（2002）[290]：“近年来一些学者发现癌胚纤维连接蛋白 mRNA 诊断甲状腺乳头状癌和未分化癌敏感性和特异性分别为 96.9% 和 100%。”“Hidemitsu M 等通过单克隆抗体 FDC－6 定义人纤维连接蛋白的癌胚结构。单克隆抗体 FDC -6 特异性地和 cFN 反应而不和 pFN 反应。从正常成人组织中提取的纤维连接蛋白不和这种抗体反应，这些纤维连接蛋白和 pFN 有着相同的特性和相同的分子量。相反，从胚胎结缔组织、羊水、胎盘，以及人的各种癌、肉瘤组织及细胞中分离的纤维连接蛋白和 FDC -6 抗体反应。和 FDC -6 抗体反应的纤维连接蛋白命名为癌胚纤维连接蛋白（onfFN）。”“癌胚纤维连接蛋白不仅在甲状腺癌存在，而且在其他的恶性肿瘤中存在。”“Takano T 等用降解引物通过 RT - PCR 方法快速检测了甲状腺癌中 onfFN mRNA 的表达。结果发现在所有的 11 例乳头状癌和 1 例未分化癌中均有 onfFN mRNA 的表达，而有 6 例滤泡状腺瘤、2 例滤泡状癌及 6 例正常甲状腺组织中均没有 onfFN mRNA 的表达。”“Takano T 等用 RT - PCR 方法检测甲状腺穿刺标本中 onfFN mRNA 的表达。94.6% 细胞学诊断为乳头状癌和未分化癌的病例 onfFN mRNA 为阳性（35/37 例）。细胞学诊断为阴性的标本中，只有 3.7% 的标本 onfFN mRNA 为阳性（4/109 例）。在这些所有的病例中有 50 位病人进行了手术，随后进行了组织学诊断，所有 18 例乳头状和 1 例未分化癌的组织标本中 onfFN mRNA 均为阳性。所有 23 例正常甲状腺组织和 14 例结节样腺瘤、13 例滤泡状腺瘤、3 例滤泡状癌的组织样本中 onfFN mRNA 均为阴性。这种方法的敏感性特异性分别为 96.9% 和 100%。”“Takano T 等用原位杂交的方法检测了癌胚纤维连接蛋白 mRNA 的表达。在所有 6 例甲状腺乳头状癌和 1 例未分化癌中发现 onfFN mRNA 的表达。而在所有的 3 例正常甲状腺组织、3 例 Craves 病、3 例腺瘤样甲状腺肿、5 例滤泡状腺瘤、1 例滤泡状癌和 1 例髓样癌中没有表达。”“据此，上皮细胞起源的甲状腺肿瘤可以被分为以下两种：一类为表达癌胚纤维连接蛋白 mRNA 的乳头状癌和未分化癌，一类为不表达癌胚纤维连接蛋白 mRNA 的滤泡状癌和腺瘤。”

庄小强等（2002）[291]：“方法：169例经病理学检查证实的不同胃黏膜病变采用免疫组织化学法检测c－met基因表达，用Kaplan Meier法的logrank检验胃癌生存率。结果：在浅表性胃炎、萎缩性胃炎、肠化生、异型增生、早期胃癌和进展期胃癌中，c－met蛋白表达率分别为23.5%，36.8%，51.5%，61.3%，66.7%和73.7%，而且肠化生、异型增生及胃癌的c－met表达均显著高于浅表性胃炎，$P<0.05$。胃黏膜增殖程度与c－met阳性表达强度密切关系分析，两者有显著相关，$P<0.01$。c－met阳性表达与胃癌组织类型、浆膜浸润和淋巴结转移密切相关，而且在Borrmann Ⅳ明显高于早期胃癌和Borrmann Ⅰ，Ⅱ，$P<0.05$。c－met阳性表达胃癌患者生存率显著低于阴性表达者。”“郭飞等研究了110例胃癌前病变和c－met表达，结果也发现随着胃黏膜病变的进展，c－met表达率逐渐升高。”“我们的研究表明，弥漫型胃癌c－met蛋白表达显著高于肠型胃癌，符合弥漫型胃癌恶性度高的特性。同时也发现c－met过度表达与胃癌浸润浆膜和淋巴结转移有关，而且Borrmann Ⅳ的阳性表达也明显高于早期及Borrmann Ⅰ、Ⅱ期，说明胃癌进展越晚期恶性越高，c－met蛋白表达就越高，国外学者也报道c－met的表达与淋巴结转移和肿瘤浸润深度有密切相关。”

胡振富等（2002）[292]：“方法：应用免疫组化SP法及图像定量分析，检测c－myc、c－fos和ras p21蛋白在增生性瘢痕、瘢痕疙瘩和正常皮肤组织中的表达，结果：在增生性瘢痕和瘢痕疙瘩的成纤维细胞中c－myc和c－fos呈强阳性表达，而ras p21蛋白在病理性瘢痕的成纤维细胞中缺乏表达。结论：……病理性瘢痕只是部分原癌基因的有限制性表达，不存在多基因无限制性的共同表达可能是其较少癌变的原因。”“近年来发现部分原癌基因在组织再生、创伤愈合等过程中常被激活，但对于创伤过度愈合所致的病理性瘢痕的形成过程中，原癌基因是否参与调控及表达尚不清楚。”增生性瘢痕10例，瘢痕疙瘩10例，正常皮肤5例。“在正常皮肤组织中c－myc蛋白主要分布于表皮基底层细胞及小血管内皮细胞胞核，着色较淡。瘢痕疙瘩与增生性瘢痕组织中除上述细胞外，胶原结节、漩涡状结构中的大部分成纤维细胞胞核阳性着色较均匀、密度高、着色浓。”“c－fos蛋白阳性分布与c－myc蛋白较一致。在正常皮肤组织中主要分布于表皮基底层细胞、血管内皮细胞。增生性瘢痕与瘢痕疙瘩中大部分成纤维细胞胞核呈强阳性着色，特别是真皮深层核大而圆的成纤维细胞密度高，着色浓。”“增生性瘢痕与瘢痕疙瘩是临床上常见的病理性瘢痕，是创伤过度愈合反应的结果，两者之间是否有本质的区别，至今仍有争论。”

赵晓红等（2002）[293]：5例成人型肺母细胞瘤“组织学表现为双相型4例：既有复杂的胚胎性腺管结构又有幼稚的始基成分和分化程度不等的梭形细胞。上皮型者1例：主要由复杂的分枝腺管构成。”“肺母细胞瘤是一类罕见的肺恶性肿瘤，发病率占肺原发性恶性肿瘤的0.25%~0.5%。因瘤内上皮性和间叶性成分的组织构型极似胚胎（2~4个月）的腺样肺，认为其组织发生于肺胚母细胞而又称之为肺胚母细胞瘤。”

白经修等（2002）[294]：“方法：对重度不典型增生的人群根据病理学、细胞学和γ－GT反应的不同进行了三年的研究。结果：γ－GT阴性反应者或40岁以下伴γ－GT阳性的患者未发生癌变，γ－GT阳性伴重增Ⅰ级患者的癌变率为5.7%，而γ－GT阳性伴重增Ⅱ级患者的癌变率为14.3%。结论：食管癌高发区的预防应以γ－GT转阴而定。在食管癌预防中应将重增患者依据γ－GT反应进行分类，仅对γ－GT阳性伴重增的患者进行干预，可明显提高食管癌防治中的效价比。”“经过多年努力，已经证明食管上皮不典型增生是食管上皮细胞癌变的必经之路。”“γ－GT阴性患者，无论病理改变如何，无论年龄大小，三年中从未发生癌变。再结合作者及陈玉芳等人十余年前之观察，结果类同。”“根据林培中资料，上皮增生人群占40岁以上人群的61.5%，而γ-GT阳性者占其中38%。刘韵源资料中也提出γ-GT阳性重增Ⅱ级患者占重增人群的11.27%，而三年后的癌变率却占重增人群癌变率的83.3%。”

王丽萍等（2002）[295]：对111例乳腺良恶性病变的石蜡切片标本进行免疫组织化学染色，检测原癌基因蛋白质C-erbB-2的表达及意义。结果：乳腺导管内乳头状瘤病的C-erbB-2阳性率为31.3%，显著高于乳腺纤维腺病和纤维腺瘤。乳腺癌C-erbB-2的阳性率为74.3%，显著高于良性病变。乳腺癌C-erbB-2表达与肿瘤大小和组织学分级呈正比，与激素受体（ER、PR）水平及5年生存期呈反比，与淋巴结有无转移无关。这一结果与Slamon等研究相一致。结论：C-erbB-2表达的乳腺导管内乳头状瘤病容易癌变，C-erbB-2过度表达的乳腺癌组织分化差、生存期短、预后不好。C-erbB-2可作为判定乳腺导管内乳头状瘤病早期癌变及乳腺癌预后的有效指标。“有报道显示乳腺导管内癌的C-erbB-2阳性率高于乳腺浸润性癌，表明C-erbB-2癌基因蛋白的突变存在于乳腺癌发生过程的早期阶段。实验结果与之相同，有恶变倾向的导管内乳头状瘤病C-erbB-2部分表达阳性率为31.3%，而其他两种良性病变C-erbB-2几乎无表达。”

梁群英（2002。综述）[296]：“Survivin是凋亡抑制基因家族的新成员。主要通过抑制Caspase3，Caspase7而阻断细胞凋亡；与微管蛋白相互作用，调控细胞有丝分裂。主要表达于胚胎和发育的胎儿组织，同时高表达于多种肿瘤组织和转化细胞。”“Survivin的组织分布特征与其他凋亡抑制因子有着显著不同，具有明显的细胞选择性，主要表达于胚胎和发育的胎儿组织，但不见于终末分化的成人组织（胸腺和生殖腺除外），而大多数肿瘤有不同程度表达。”“神经系统肿瘤：Survivin 蛋白在神经胶质瘤的表达，并降低瘤细胞中 Caspase3 的表达水平，从而抑制瘤细胞的凋亡；此外，定量分析瘤细胞 Survivin 蛋白的表达水平对于判断其预后有重要意义。研究表明，抑制 Survivin 的表达能降低人类神经系统肿瘤细胞的生存能力。Survivin 在神经母细胞瘤的总表达率为 47%，其中分化较差组 73.9%，分化较好组为 18%；Ⅰ~Ⅱ期有 36% 的表达，Ⅲ~Ⅳ期有 60% 的表达，其中 2 例自行退化者无 Survivin 的表达，提示 Survivin 的表达程度与病程进展一致，可作为预后不良的标志之一。”“泌尿系统肿瘤：复发性的小儿肾脏肿瘤中 50% 表达 Survivin，而无复发的肿瘤仅有 18% 表达，Survivin mRNA/Fas mRNA 比值对于判断小儿肾肿瘤的复发可能性有重要价值，比值大于 1.6 时，无论临床分期和病理类型如何，复发率都很高。Smith 等在 46 例新生或复发的膀胱癌患者尿中检测出了 Survivin，而在 32/35 例经过治疗的膀胱癌并经膀胱镜检查无复发的患者尿中无 Survivin；正常人或前列腺癌、肾癌等或非肿瘤性泌尿生殖系统疾病患者尿中无 Survivin 或水平极低，提示检测尿 Survivin 水平对诊断新生或复发的膀胱癌具有重要意义。”“生殖系统肿瘤：研究发现，前列腺良性或恶性组织中的神经内分泌细胞过表达 Survivin，并且所有的神经内分泌细胞无凋亡现象，这一发现为此细胞逃避凋亡提供了有力的分子生物学依据。Survivin 在卵巢透明细胞腺癌的表达水平比卵巢浆液性腺癌高；前者原发灶的 Survivin 水平高于转移灶，但后者无此现象，提示 Survivin 的表达影响卵巢透明细胞腺癌和浆液性腺癌的进展。此外，子宫癌及乳腺癌中有 Survivin 的过表达，并与凋亡指数的下降密切相关。”“消化系统肿瘤：……在胃癌中，癌细胞胞核 Survivin 阳性与良好预后、发病年龄小、血管侵犯发生率低有关，但胞浆阳性与肿瘤进展或预后无任何相关性，提示 Survivin 在胃癌癌细胞胞核中的表达在阻止肿瘤进展上可能有重要作用。有研究发现，Survivin 在大肠腺瘤轻度不典型增生至高度不典型增生/癌的转变过程中，其表达增加。Survivin 的表达不仅与凋亡指数负相关，而且与增殖指数和微血管密度成正相关，表明 Survivin 在大肠癌的发病中有重要作用。Survivin mRNA 在 41% 人类肝细胞癌中有表达，但其表达与肿瘤大小和分期无关；其阳性的肝癌患者 5 年无病生存率（19%）明显低于其阴性患者（39%），而且 57% 的肝癌复发患者有 Survivin 表达，但仅在 19% 的肝癌无复发者有其表达，提示 Survivin 的表达可作为肝细胞癌患者独立的预后因子。Survivin 在 76.9% 的胰腺导管腺癌和 50.6% 的胰腺导管内乳头状黏液性肿瘤中表达，并表明 Survivin 在胰腺癌的早期和进展期表达上调，抑制癌细胞的凋亡。”“淋巴造血组织系统肿瘤：在 100% 的急性骨髓白血病（AML）的细胞株和 88.9% 的原发性 AML 中可检测到 Survivin 表达；此外单一细胞因子或联合 G-CSF，GM-CSF，SCF 等能明显增加白血病细胞株和原发性 AML 的 Survivin 表达，相反全反视维甲酸明显降低 HL-60，OCI-AML3，MB4 细胞的 Survivin 水平，表明 Survivin 在骨髓白血病高表达并受细胞因子的调节。在反应性淋巴结中高度增生的生发中心细胞有 Survivin 表达，在 B-CLL（慢性 B 淋巴细胞白血病）的假滤泡中也有表达；并且表明假滤泡的 Survivin 阳性细胞处在增殖状态，提示 Survivin 表达参与 B-CLL 白血病细胞增殖的控制。Survivin 在 50%~60% 高度恶性非霍奇金淋巴瘤有表达，而在低度恶性非霍奇金淋巴瘤无表达。”“其它系统与组织肿瘤：在皮肤肿瘤中有 81% 基底细胞癌、92% 鳞状细胞癌、所有鲍温氏病和 HAK 有 Survivin 表达，提示 Survivin 可能参与了基底细胞癌和鳞状细胞癌的发病和进展。Koch 等发现，所有嗜铬细胞瘤和副神经节瘤均有 Survivin 的表达，但其不能作为鉴别良性和恶性的嗜铬细胞瘤和副神经节瘤的可靠指标。此外在人类黑色素瘤和非小细胞性肺癌（NSCLC）

等也有 Survivin 表达。”“相对于正常成熟组织，Survivin 在肿瘤组织内的特异性和普遍性表达，使得靶向 Survivin 的抗肿瘤疗法成为可能。”

王陈（2002。综述）[297]：“良性病变组织中绝大多数病例端粒酶活性阴性，而绝大多数恶性肿瘤组织均有明显的端粒酶活性。”“研究表明，甲状腺癌组织的端粒酶表达率为 20%~100%不等，这与癌细胞分化程度有关。分化程度较好的乳头状癌的阳性率较低（20%~67%），分化较差的滤泡状癌（67%至100%）与未分化癌（67%~100%）、髓样癌（100%）则较高。腺瘤（10%~29%）与淋巴细胞性甲状腺炎（54.5%）、Graves'病也有一定程度的端粒酶表达，而相临的正常甲状腺中不表达。”“Aogi 等测定了 55 例甲状腺 FNA（甲状腺细针穿刺）标本端粒酶的活性，其中组织学诊断为甲状腺癌的病例 FNA 标本中 83.3% 发现端粒酶活性（5 例/6 例）；1 例 FNA 细胞学诊断可疑的标本端粒酶也为阳性。相反，良性病变的 FNA 标本中只有 8.3%（4 例/48 例）端粒酶阳性，其中 2 例阳性的标本组织学诊断为桥本氏甲状腺炎。1 个样本取自 Quervains 甲状腺炎，其他样本诊断为 Hürthle 细胞腺瘤。”“Saji 等检测了 43 例甲状腺组织的端粒酶活性，67%（20 例/30 例）的乳头状癌中检出端粒酶活性，而所有的 3 例良性病变、10 例正常甲状腺没有检出端粒酶活性。在这 20 例乳头状癌中有 11 例 FNA 细胞学检查没有诊断为乳头状癌，在 2 例良性病变中 FNA 细胞学检查怀疑乳头状癌最终的组织学检查为良性。”“hTERT（端粒酶逆转录酶）为端粒酶的催化成分，在永生细胞系和人类癌细胞中有强烈的 hTERT 基因表达。Matoyasu 等用 RT－PCR 的方法检测了 37 例甲状腺结节和 12 例正常甲状腺标本中 hTERT 的表达，发现 79%（15 例/19 例）恶性甲状腺肿瘤中有 hTERT 的表达，其中所有的滤泡状癌（6 例/6 例）均有表达，69.2%（9 例/13 例）的乳头状癌表达

hTERT。相比之下，只有28%（5例/18例）的良性甲状腺结节表达hTERT，其中7例滤泡状腺瘤有2例、11例增生性结节有3例有hTERT的表达。所有5例表达hTERT的良性甲状腺结节均伴有淋巴细胞性甲状腺炎，没有一例正常的甲状腺有hTERT的表达。在37例有端粒酶活性的甲状腺结节中有35例有hTERT的表达，这可以用两种方法的敏感性来解释，也可能是在肿瘤的形成时hTERT的表达要早于端粒酶。”“Marth等用RT-PCR的方法检测了24例甲状腺穿刺标本中的hTERT的表达，发现3例滤泡状癌中有2例、3例Hürthle细胞癌中有2例、所有的8例乳头状癌相应的穿刺标本hTERT阳性。2例Hürthle细胞腺瘤有1例hTERT阳性，而3例滤泡状腺瘤和5例结节样增生的穿刺标本中hTERT阴性。”“Takano等用降解引物通过RT-PCR方法快速检测了甲状腺癌中onfFN（癌胚纤维连接蛋白）mRNA的表达，结果发现在所有11例乳头状癌和1例未分化癌中均有onfFN mRNA的表达，而在6例滤泡状腺瘤、2例滤泡状癌及6例正常甲状腺组织中均没有onfFN mRNA的表达。”“Takano等用RT-PCR方法检测甲状腺穿刺标本中onfFN mRNA的表达，94.6%（35例/37例）细胞学诊断为乳头状癌和未分化癌的病例onfFN mRNA为阳性。细胞学诊断为阴性的标本中，只有3.7%（4例/109例）的标本onfFN mRNA为阳性。在这些所有的病例中有50位病人进行了手术，随后进行了组织学诊断，所有18例乳头状和1例未分化癌的组织标本中onfFN mRNA均为阳性。所有23例正常甲状腺组织和14例结节样腺瘤、13例滤泡状腺瘤、3例滤泡状癌的组织样本中onfFN mRNA均为阴性。”

姜润德等（2002）[298]：“无论从胎肝的生长行为，胎肝的组织及细胞学特点，还是其生化特点，胚胎肝脏都与肝细胞性肝癌非常相似。”“肝憩室形成初期为单层柱状上皮，当分出肝部后，上皮细胞迅速增殖并形成肝索，肝索内细胞即肝细胞，其特点是肝索内肝细胞层数较多，这一特点与肝癌极为类似（由数层或十几层癌细胞排列而成的小梁状结构是肝细胞癌的基本结构，也是肝细胞癌最基本的特征）。”“胚胎期肝细胞的特点是体积小，核浆比大，核染色深，分裂相多见，多为2倍体（正常成体肝细胞多为4倍体）。这一特点与分化良好的肝癌细胞也极为相似。”“总括胎肝的细胞学行为具有以下特点：①生长极为迅速；②肝索呈多细胞层次排列；③增殖过程中维持2倍体状态而不同于成熟肝细胞的4倍体或更高倍体状态；④分化状态介于未分化和成熟分化之间，特征性标志是产生甲胎蛋白，至胎后期随着肝细胞的成熟向白蛋白转化。所有这些特征均与肝细胞性肝癌极为相似。”

阎国富等（2002）[299]：“方法：采用免疫组化SP方法，比较VEGF、ICAM－1、c－fos在肥厚性瘢痕、正常瘢痕、正常皮肤组织中的表达。结果：VEGF、ICAM－1、c－fos在肥厚性瘢痕中表达皆增强。VEGF、c－fos主要表达在表皮、真皮血管、皮肤附属器；ICAM－1主要表达在真皮浅层血管、浸润的炎细胞、成纤维细胞。”“肥厚性瘢痕是皮肤损伤后组织过度修复的结果。”

胡振富（2002。综述）[300]：“增生性瘢痕和瘢痕疙瘩是临床上常见的病理性瘢痕，是创伤过度愈合的结果，常表现为瘤样增生并伴有不同程度的功能障碍。”“研究表明，增生性瘢痕中成纤维细胞数目与胶原合成水平较正常皮肤明显增高，其中TGF－β起了重要的调控作用。早期，巨噬细胞和血小板来源的TGF－β，以及PDGF等促进了成纤维细胞的增殖。随后，TGF－β又参与成纤维细胞骨架蛋白的某些改变，而这些改变与成纤维细胞对生长因子需要性的降低有关。成纤维细胞被激活后，处于某一分化状态，可不受生长因子的调控而成为一种类癌性生长。在胶原代谢方面，已经证实，在烧伤后的增生性瘢痕成纤维细胞中，

Ⅰ，Ⅲ型前胶原与 TGF－β mRNA 表达较正常皮肤明显增加。而 TGF－β 的表达与癌基因的激活有关。”“c－sis 癌基因编码 PDGF 的 B 链，PDGF 可刺激成纤维细胞胶原合成，使胶原酶活化，调节细胞外基质更新。资料表明，瘢痕疙瘩成纤维细胞表面 PDGF 受体数量增加，表现出对 PDGF 敏感性的增高，PDGF 作用过度则引起瘢痕形成。”“病理性瘢痕的治疗一直是整形外科尚未解决的难题。从细胞学上讲，它们都是以细胞增生为主的疾病；就其本质而言，可能都是癌基因异常表达的结果。”

冯慧等（2002）[301]：采用免疫组织化学 S－P 法检测 170 例大肠癌组织和 100 例大肠非癌组织（41 例大肠腺瘤，32 例癌旁黏膜，27 例正常黏膜 CEA 的表达。结果：CEA 在高、中、低分化腺癌组织中表达阳性率分别为 93.8%、92.3% 和 70.4%。CEA 在大肠腺瘤、癌旁黏膜和正常黏膜中表达阳性率分别为 82.9%、62.5% 和 40.7%。CEA 单抗对高、中、低分化腺癌选择性相似；CEA 在组织学上诊断大肠癌的灵敏度为 88.8%，而特异度为 35%。

毋巨龙等（2002）[302]：“方法：采用免疫组织化学方法对增生性瘢痕（HS）、非增生性瘢痕（NHS）和正常皮肤标本各 9 例进行癌基因 c－myc 和 C－fos 蛋白产物的检测，并采用图像分析法进行比较。结果：癌基因 c－myc 和 C－fos 蛋白产物在增生性瘢痕胶原结节和漩涡状结构中的成纤维细胞中呈强阳性表达，图像分析结果面密度（c－myc：0.0438 ± 0.0035vs0.0036 ± 0.0004，0.0035 ± 0.0005，P < 0.01；C－fos：0.0525 ± 0.0086vs0.0054 ± 0.0014，0.0053 ± 0.0023，P < 0.01），平均灰度（c－myc：82295 ± 625vs14311 ± 89，6927 ± 745，P < 0.01；c－fos：50484 ± 3665vs10424 ± 1422，16585 ± 1321，P < 0.01），积分吸光度（c－myc：2.34 ± 0.41vs0.42 ± 0.06，0.40 ± 0.05，P < 0.01；C－fos：4.31 ± 0.35vs0.62 ± 0.07，0.58 ± 0.04，P <

0.01）等指标经统计学处理与非增生性瘢痕和正常皮肤有显著差异。结论：癌基因 c－myc 和 C－fos 蛋白产物可能与瘢痕的增生相关。”“增生性瘢痕是烧伤及其他原因所致皮肤损伤后出现的过度愈合反应，最终形成病理性皮肤纤维化的结果。它以过度的以胶原为主的细胞外基质合成和堆积，持续的瘢痕增生和挛缩为特征。”“c－myc 在硬皮病受损皮肤中成纤维细胞中表达明显增高，可能与成纤维细胞激活有关。本结果显示 c－myc 和 C－fos 蛋白产物主要分布于基底层细胞，血管内皮细胞以及增生性瘢痕组织的成纤维细胞中，这些细胞均是功能活跃的细胞。”“c－myc 和 C－fos mRNA 和蛋白在成纤维细胞中只有很短的半衰期，在受刺激后 C－fos mRNA 和 c－myc mRNA 表达高峰分别为 30min 和 3h。在 HS 组织中，持续存在的有较高水平的 c－myc 和 C－fos 蛋白只能是源于丝裂原刺激下不断地合成所致。”

王建军等（2003）[303]：“方法：应用原位杂交法检测端粒酶基因 hTR 和 hTRT 在 48 例口腔黏膜白斑（轻度增生 12 例，中度增生 18 例，重度增生 18 例）、口腔癌 32 例中的表达。结果：在口腔黏膜白斑轻、中度不典型增生组织中 hTR，hTRT mRNA 呈弱表达（1/12，1/12；3/18，4/18）；在口腔黏膜白斑重度不典型增生中表达率明显增高（13/18，72.2%，12/18，66.7%），口腔癌中端粒酶基因 hTR，hTRT mRNA 表达率很高（29/32，90.6%，28/32，87.5%），口腔黏膜白斑的轻、中度不典型增生与重度不典型增生的表达比较有显著的意义（$P<0.05$），但与癌的表达无显著意义（$P>0.05$）。结论：端粒酶基因 hTR，hTRT 的表达与增生的程度有关，端粒酶的激活可能与口腔癌的发生有关。”“从大量的流行病、临床与动物试验有关资料显示，口腔黏膜白斑是口腔癌的癌前病变，黏膜白斑的不典型增生的程度与癌关系密切。”“近期研究表明：与良性病变相比，大多数人类恶性肿瘤（包括口腔癌）及永生化细胞中，端粒酶活性显著增高。”“口腔黏膜白斑重度不典型增生 hTR 与 hTRT mRNA 表达率明显上升，与口腔癌的 hTR 与 hTRT mRNA 表达率相比无显著的差异。”

郭瑞芳等（2003）[304]：利用组织微阵列技术对胃黏膜细胞癌变过程中 c－met 基因的表达水平进行检测。结果：154 例胃镜活检组织标本中 c－met 蛋白阳性表达在 30 例浅表性胃炎阳性率为 20%，在 33 例萎缩性胃炎阳性率为 24.2%。肠化及异型增生的阳性表达强度也主要为弱阳性及中等强度阳性，其中 4 例中重度肠化生和 3 例中重度及 1 例轻度异型增生出现强阳性表达。6 例肠化和 6 例异型增生为中等强度表达。c－met 阳性表达在 31 例肠化中阳性率为 54.8%，在 30 例异型增生中阳性率为 56.7%。在胃癌主要是中等强度和强阳性表达。包括 6 例中高分化腺癌，4 例低分化腺癌，阳性率为 53.3%，肠化、异型增生和胃癌 3 组间阳性表达率经统计检验无统计学差异。但 3 者阳性率均明显高于单纯的浅表性胃炎和萎缩性胃炎。结论：c－met 基因在肠型胃癌中的变化方式是以过表达和基因扩增为主；c－met 基因在胃黏膜病变演化及细胞癌变过程中表达及过表达呈上升趋势，从肠化开始即有明显增高，提示肠化具有癌前病变性质。“胃黏膜病变中 c－met 基因的表达水平，在浅表性胃炎和萎缩性胃炎主要为弱阳性和中等强度阳性。”“c－met 原癌基因位于染色体 7q31 区，……在细胞恶性转化的过程中可以出现 c－met 基因扩增和过表达。”

靳占峰（2003。综述）[305]：“肿瘤间质成纤维细胞是非转化细胞。”“FAP（成纤维细胞激活蛋白）最初被称为 F19 抗原，……F19 抗原表达在胚胎间叶组织、多种恶性上皮性肿瘤的间质（如乳腺癌、卵巢癌、肺癌、结肠癌等）、肉芽组织和培养的成纤维细胞膜上，而在正常成人静息的成纤维细胞及良性肿瘤间质中通常不表达。”“FAP 可选择性地表达于 90% 以上的肺、乳腺和大肠癌间质中激活的成纤维细胞上。”“FAP 呈现高度特异性的表达在肿瘤间质及其他增生性成纤维细胞上，而不见于成熟的、静息的成纤维细胞或上皮性肿瘤细胞上，因此是研究肿瘤相关性成纤维细胞的特异性标志物。”“90% 以上的上皮性肿瘤（肺、大肠、乳腺癌的原发和转移瘤）中间质 FAP 呈阳性。……FAP 阳性间质细胞通常靠近肿瘤血管内皮细胞并围绕癌巢。”

王颖等（2003）[306]：“结果：c－fos、c－jun 基因在涎腺肿瘤中均有不同程度的表达，两者的表达呈正相关。在涎腺良性肿瘤中的表达程度明显低于恶性肿瘤。”“在本实验中，c－fos、c－jun 基因表达见于正常涎腺导管上皮细胞中。多形性腺瘤中，其阳性部位为腺管上皮细胞及少量的肌上皮细胞，腺管上皮细胞呈强阳性染色。基底细胞腺瘤 c－jun、c－fos 阳性部位主要分布于导管内层细胞、细胞团片中心。腺样囊性癌中大多数肿瘤上皮细胞对 c－jun、c－fos 抗体呈较强阳性反应。黏液表皮样癌中 c－jun、c－fos 蛋白见于表皮样细胞和中间细胞，黏液细胞呈阴性。”“c－fos、c－jun 基因持续表达，可使细胞增殖、分化异常，导致肿瘤的发生。其表达异常可能是涎腺肿瘤发生过程中的一个较早的分子事件，其表达水平将在一定程度上决定病变的发展及转归。”“Tinakos DG 等通过对乳腺癌的实验得出 jun 蛋白可能是 H－ras 转化的媒介，它的活化及合成可被 ras 的表达所激活，与细胞增殖有关。”“但亦有研究表明 c－fos 的表达随着肾细胞癌恶性度的增高其表达水平逐渐降低。”

周琦等（2003）[307]：“分析高发区正常贲门上皮（NOR）10 例，慢性浅表性贲门炎（CSG）组织 23 例，慢性萎缩性贲门炎（CAG）组织 16 例，贲门上皮不典型增生（DYS）14 例，贲门癌（GCA）70 例和低发区 NOR 32 例，CSG 组织 38 例，CAG 组织 15 例，DYS 18 例，GCA 组织 39 例中 C－erbB2 蛋白表达情况。结果：贲门癌高发区从 CSG→CAG→DYS→GCA，C－erbB2

蛋白阳性表达率分别为 17%、38%、86% 和 81%；GCA 组织中低分化组 C - erbB2 蛋白阳性率（57%）低于高、中度分化组（92%）（$P < 0.05$）。低发区从 CSG→CAG→DYS→GCA，C - erbB2 蛋白阳性率分别为 21%、20%、56% 和 51%；GCA 组织中低分化组 C - erbB2 蛋白阳性率（80%）高于高、中度分化组（33%）（$P < 0.05$）。结论：贲门上皮极轻度病变已发生不同程度的 C - erbB2 表达变化，并随病变进展而呈现不同程度的升高趋势；高发区贲门上皮各级病变的升高趋势，特别是 DYS，明显高于低发区居民；C - erbB2 是贲门上皮癌变，特别是早期病变的重要分子变化。”“研究表明，C - erbB2 过度表达可见于多种人类肿瘤，如乳癌，肺癌，胃癌，结直肠癌等。”C - erbB2 是原癌基因。“目前的研究认为 C - erbB2 蛋白过度表达与多种恶性肿瘤如卵巢癌、宫颈癌、胃癌、前列腺癌、结肠癌等的发生发展及预后有关，因此 C - erbB2 过度表达已作为肿瘤的标志物来监测肿瘤的进展，预测肿瘤的预后及复发。Ravdin 等应用免疫组化方法检测 C - erbB2 蛋白的表达，发现正常胎盘 1/18（5.5%）、部分性葡萄胎 3/17（17.6%）、完全性葡萄胎 23/25（92.0%）和绒癌组织 11/11（100%），表达率呈明显上升趋势。提示：随病变的进展，C - erbB2 的表达逐渐增多。”

谢永红等（2003）[308]：“Kirchner 等用幽门螺杆菌感染蒙古沙鼠后，取第 2、6、12 及 24 个月时的沙鼠胃组织，与同时收集的人胎儿胃、成人慢性胃炎及胃癌组织一起，用 CK7 标记后进行研究，结果发现：在肠化和胃癌组织中存在胎儿样、能表达 CK7 的去分化细胞，而且这种去分化细胞与肠化和胃癌的形成有着密切关系。”“我们用 CK7 和 CEA 分别对胎儿胃和成人正常胃进行了研究。结果显示，CK7 和 CEA 在胎儿胃黏膜中均能表达，但在分化成熟的成人正常胃黏膜中则呈阴性。”

马鸣（2003。综述）[309]：“MAGE 基因是在黑色素瘤细胞中发现的，在其他恶性肿瘤中有一定的表达，在正常组织中除睾丸及胎盘外均不表达。”“通过 RT－PCR 技术检测发现，除了肾细胞癌和髓性白血病以外，人类半数以上各种组织类型的癌症均表达至少一种 MAGE 基因。”

刘红等（2003）[310]：“采用 RT－PCR 技术检测了 10 例甲状腺乳头状癌，12 例腺瘤和 9 例正常甲状腺组织中的癌胚胎纤维连接蛋白 mRNA 表达。结果：10 例乳头状癌中 8 例癌胚胎纤维连接蛋白 mRNA 表达阳性，其他 12 例腺瘤、9 例正常甲状腺表达均为阴性。”“Takano 等用降解引物通过 RT－PCR 以及原位杂交方法，检测了甲状腺癌组织中的癌胚胎纤维连接蛋白 mRNA 的表达，结果发现所有乳头状癌和未分化癌中均有癌胚胎纤维连接蛋白 mRNA 表达，而腺瘤、滤泡状癌和正常甲状腺组织中皆无表达。”

蒋书勤等（2003）[311]：采用免疫组织化学染色和 HE 染色观察 21 例多形性腺瘤和 24 例恶性多形性腺瘤癌基因 c－erbB－2，H－ras，p53 和 bcl－2 表达情况。结果，良性多形性腺瘤中 c－erbB－2，H－ras，p53 和 bcl－2 的表达率分别为 29%，48%，19% 和 19%；恶性多形性腺瘤中 c－erbB－2，H－ras，p53 和 bcl－2 的表达率分别为 58%，37%，50% 和 54%。“本文结果显示，c－erbB－2 与 p53 和 bcl－2 呈正相关，且随着涎腺多形性腺瘤恶性程度的增高，c－erbB－2 基因表达率也明显增高，p53 和 bcl－2 蛋白表达也呈明显增强趋势。”“本实验结果显示，p53 和 bcl－2 基因在涎腺多形性腺瘤中变化较少，提示很可能它们是良恶性多形性腺瘤转化中的主要制约因素之一。且随着涎腺多形性腺瘤恶性程度的增高，p53 和 bcl－2 表达也明显增强，两者呈正相关，说明两者有协同作用。”

谢永红等（2003）[18]：“通过免疫组织化学方法分别研究 CK7、CEA 在 30 例胃癌和 2 例正常人胃中的表达情况。结果：

①正常成人胃黏膜中无 CK7 和 CEA 的表达；②30 例胃癌中有 11 例表达 CK7（36.7%）、28 例表达 CEA（93.33%），而且 CK7 在分化相对较低的印戒细胞癌中的表达率（66.7%）远高于高分化管状腺癌（16.7%）；CEA 表达在胃癌组织浸润前缘的病例共有 19 例，其中发生淋巴结转移的 13 例（68.4%），CEA 表达的位置与淋巴结转移有明显相关性。结论：CK7 阳性细胞在胃癌组织中所代表的可能是一种分化程度相对较低的细胞，CEA 阳性表达的细胞与具有恶性生物学行为的胃癌细胞有密切关系。胃癌中 CK7、CEA 表达的特点可能对进一步研究胃癌形成的机制提供一定的帮助。”“一般认为胃癌形成是由细胞的慢性炎症和修复所造成的细胞化生而引起，而 Kirchner 等则提出了癌起源的去分化理论。”“Stosiek 等在实验中发现，CK7 不仅能在胎儿胃中表达，而且在胃的化生或异型增生中也有表达。这种成人胃中的 CK7 表达被看成是一种去分化标志，而去分化是指由成熟细胞返回到一种具有潜在增殖能力、胎儿样的细胞表型的现象。”

徐建中（2003。综述）[312]：“MAGE 基因在许多肿瘤组织中有较高的表达，但是在正常组织（除了睾丸和胚胎外）均不表达。”“通过 RT－PCR 技术检测发现，除肾细胞癌和髓系白血病外，人类半数以上各种组织来源的癌症均至少表达一种 MAGE 基因。”“通常，人类体细胞中 MAGE 基因高度甲基化，而在胚胎细胞及一些恶性肿瘤细胞中则为非甲基化，MAGE 基因可通过启动子 CpG 富集区的组织特异性去甲基化而获得表达。”“MAGE 基因在黑色素瘤中的表达率最高，有人报道黑色素瘤标本中 MAGE－A1、A3、C1 基因的表达率分别达 36%、69%、46%，MAGE－A3 基因在 76% 转移性黑色素瘤及 82% 睾丸胚胎细胞肿瘤中表达。De Smet 等报道 MAGE－B1 和 B2 基因在肺癌、黑色素瘤、乳腺癌、肉瘤和精原细胞瘤中表达率相当高；Lucas 等发现 MAGE－C1 基因的表达与 MAGE－A1 基因的表达有很强的相关性，即表达 MAGE－C1 的黑色素瘤有 94% 也至少表达一种 MAGE－A 基因。另外，MAGE 基因在大肠癌、肝癌、胃癌、食管癌、头颈部鳞癌、膀胱癌、前列腺癌、白血病、淋巴瘤及肉瘤中也有不同程度的表达。”“目前，大多数研究均表明 MAGE 基因表达与恶性肿瘤的临床分期、转移及复发密切相关。Taback 等发现转移性乳腺癌患者外周血癌细胞的 MAGE－A3 mRNA 水平与肿瘤体积及临床分期呈正相关；Kufer 等发现转移性前列腺癌患者外周血癌细胞中多个 MAGE－A 基因的表达率均显著高于原发灶癌细胞。同样，Mou 等用巢式 RT－PCR 技术检测了 30 例肝细胞癌患者外周血癌细胞的 MAGE－A1、A3 mRNA 水平，发现其高低与临床分期呈正相关。在 12 例随访患者中，7 例 MAGE－A1/A3 蛋白持续阳性或由阴性转为阳性者死于肿瘤转移或复发，1 例 MAGE－A3 蛋白持续阴性和 4 例 MAGE－A1/A3 蛋白由阳性转为阴性者生存期明显延长。”

石晶（2004。综述）[313]：“胚系细胞、永生细胞、恶性肿瘤细胞中有端粒酶活性的过度表达，而正常细胞中则无该酶的活性表达。”“口腔黏膜白斑（OLK）有转化为鳞状细胞癌（OSCC）的潜能，比正常人高 50~100 倍。”“RiesJs 等采用 TRAP 法检测 8 例 OLK 和 46 例 OSCC，结果发现二者中端粒酶的阳性率分别为 50% 和 46%，而 13 例正常组织中只有 2 例呈端粒酶阳性。Shimamoto H 采用 PCR－TRAP 法检测 OSCC 和 OLK 中的端粒酶活性，结果显示二者的阳性比分别为 23/30、8/17。……LI 等用 TRAP 法检测新鲜组织的端粒酶活性，在 17 例正常组织中未测到端粒酶，在异常增生的癌前病变或癌旁组织中显示出端粒酶活性，在 45 例恶性肿瘤组织中有 42 例表达了端粒酶。有研究者发现，头颈部鳞状细胞癌中端粒酶的阳性率为 26/29。……Califano 还在口腔鳞状细胞癌患者的漱口液中检测到了鳞状细胞癌的端粒酶活性。”“Eversole LZ 和 Sapp JP 用免疫组化方法研究了口腔黏膜白斑和口腔鳞状细胞癌的 c－myc 的表达，结果表明 c－myc 的表达量可作为观察癌前病变发展的客观指标之一。王洁也得出了相同的结论。有研究发现 myc 基因扩增在口腔癌中占 56%。……Spandidos 等研究表明 c－myc 在口腔鳞癌中存在高水平表达，为正常组织的 2~22 倍，其表达与口腔鳞癌的恶性程度呈一致性。”

李凯等（2004）[314]：“方法：将实验对象分成三组，肿瘤组：1999 年 10 月~2002 年 2 月我院外科手术切除的肾母细胞瘤新鲜标本 18 例。胎儿肾组：24 例，按胎龄分成 3 小组：12~20 周，21~28 周，29~36 周，每小组各 8 例。对照组：非肿瘤肾，共 8 例。将上述标本切片，用端粒酶 RNA 原位杂交试剂盒进行检测。结果：肿瘤组的端粒酶 RNA 阳性率为 72.2%（13/18），明显高于对照组 0%（0/8）。13 例端粒酶 RNA 表达阳性的肾母细胞瘤标本中，胚基成分和上皮成分的表达强度相近，分别为 8.1077 ± 0.1935，8.0308 ± 0.2810，差别无统计学意义。它们的表达强度均远高于间质成分（4.6000 ± 0.2582），差别具有显著性。在 18 例人肾母细胞瘤的瘤旁肾中，有 8 例（44%）可检测到肾源性剩余（NR），其中有 7 例有端粒酶 RNA 的阳性表达，阳性率为 38.9%（7/18）。将 NR 的形态和表达强度与其相对应的肾母细胞瘤中三种成分的形态和表达强度进行比较，发现从形态上，NR 与肾母细胞瘤的胚基成分和上皮成分极其相似。从表达强度上，7 例标本中的 NR 的阳性强度为 7.8857 ± 0.2545，胚基成分的阳性强度为 8.1143 ± 0.1952，上皮成分的阳性强度为 8.0000 ± 0.2309，间质成分的阳性强度为 4.6000 ± 0.3266。统计结果提示 NR 的端粒酶 RNA 表达强度与胚基成分、上皮成分无差异，而与间质成分有显著差异。在胎儿肾中，随着胎龄的增大，端粒酶的表达从皮质逐渐移向髓质，表达强度渐进性减弱。结论：端粒酶在胎儿肾早期、肾源性剩余和肾母细胞瘤中呈高表达，提示其所致的胎儿肾发育异常与肾母细胞瘤发生有关；胚基细胞优势型和上皮细胞优势型肾母细胞瘤的发病机制和间质细胞优势型肾母细胞瘤的发病机制存在差异，前者发病与端粒酶密切相关。”“肾母细胞瘤是由未分化的上皮、胚基和间质成分组成的胚胎性恶性肿瘤。近年来的研究发现肾源性剩余（NR）是其前期病变。端粒酶的活性在许多肿瘤组织中被检测到，并被认为与肿瘤的发生、发展密切相关。”“提示我们端粒酶参与了上皮和胚基成分的无限增殖，使其在肾胚胎发育过程中去分化而形成肾源性剩余而最终演变为肾母细胞瘤。”“设想正常情况下，上皮细胞和胚基细胞应分化成熟为肾小球和肾小管结构，是否可能存在 WT2 的突变，端粒酶的活化，使其去分化而不断增殖，形成上皮细胞或胚基细胞优势型肾母细胞瘤。”“如果在大胎龄肾皮质中出现了类似小胎龄肾皮质的端粒酶持续表达，则可能是小叶周型肾源性剩余（PLNR）的残留，并在端粒酶的作用下不断增殖，最终形成肾母细胞瘤。”

马鸣等（2004）[315]：“方法：应用逆转录－聚合酶链反应（RT－PCR）的方法分别测定 39 例肾及膀胱肿瘤患者癌组织与 10 例相应的癌旁组织 MAGE－1、MAGE－3 基因。应用免疫组织化学方法测定 121 例肾及膀胱肿瘤患者癌组织与 10 例相应的癌旁组织 MAGE－3 抗原表达。结果：39 例肾及膀胱肿瘤中有 23 例 MAGE－1 mRNA 呈阳性表达（59.0%），有 22 例 MAGE－3 mRNA 呈阳性表达（56.4%），其中肾细胞癌 14 例中 MAGE－1 mRNA 及 MAGE－3 mRNA 阳性表达均为 8 例。肾盂与膀胱移行细胞癌 25 例中 MAGE－1 mRNA 及 MAGE－3 mRNA 阳性表达分别为 15 例及 14 例。同时表达 MAGE－1 及 MAGE－3 的肾及膀胱肿瘤为 18 例（46.2%），所有 10 例癌旁组织均不表达 MAGE－1 及 MAGE－3。免疫组织化学检测 121 例肾及膀胱肿瘤中 56 例 MAGE－3 抗原表达阳性（46.3%），包括肾细胞癌 13

例，MAGE－3 抗原表达率为 30.8%；肾盂与膀胱移行细胞癌 108 例，MAGE－3 抗原表达率为 48.1%。10 例相应的癌旁组织 MAGE－3 抗原均不表达。根据 Logistic 回归检验分析 MAGE－3 抗原的表达与患者的临床分期及病理分级无明显关系。结论：MAGE 基因有可能作为肾及膀胱恶性肿瘤组织免疫学检测的分子标志物，并且具有作为免疫治疗、基因治疗特异性靶位的潜在价值。”“MAGE 基因家族为肿瘤特异性抗原基因，只在各种不同组织类型的肿瘤组织中表达，而在正常组织中，除了胎盘组织和睾丸外均不表达该类基因。MAGE 1、MAGE 3 是 MAGE 基因家族中的成员，其在肝癌、食管癌、非小细胞肺癌和膀胱癌等组织中均有不同程度的表达。”“邵莹等在 83 例消化道肿瘤中共有 45 例（54%）表达 MAGE－1、MAGE－2、MAGE－3 中的一种，癌旁正常组织 MAGE 基因表达全部为阴性，……Yamanaka 等用 RT－PCR 在 10 个肾细胞癌系中结果 MAGE－1、MAGE－2、MAGE－3 和 MAGE－4 基因表达分别为 4 个（40%）、1 个（10%）、10 个（100%）和 3 个（30%）。50 例肾细胞癌标本中 MAGE－1、MAGE－2、MAGE－3、MAGE－4 的表达分别为 11 例（22%）、8 例（16%）、38 例（76%）、15 例（30%）。然而 5 例正常肾组织皆不表达 MAGE 基因。……Hara 等检测 22 例精原细胞瘤 MAGE－1、MAGE－2、MAGE－3、MAGE－4 的表达分别为 16 例（72%）、15 例（68%）、18 例（82%）和 17 例（77%）。……Patard 等用 RT－PCR 分析 55 例膀胱移行细胞癌中 MAGE 基因的表达，结果 MAGE－1 和 MAGE－3 基因表达分别为 12（21%）和 20（35%）。只有 1 例同时表达 MAGE－1 和 MAGE－3。MAGE－2 和 MAGE－4 的表达率分别为 30% 与 33%。……Thomas 等用免疫组化法对 1522 例膀胱移行细胞癌进行 MAGE－4 抗原表达检测，结果 281 例（18.5%）表达阳性。”

张朝军等（2004）[316]：应用免疫组织化学 ABC 法检测 11

例正常胃黏膜，18 例肠上皮化生，7 例轻中度不典型增生，9 例重度不典型增生，50 例胃癌组织中 c - erbB - 2 的表达情况。结果：在肠上皮化生、不典型增生及胃癌组织中均有 c - erbB - 2 蛋白表达，其中重度不典型增生与胃癌组织中 c - erbB - 2 的阳性表达率明显高于轻中度不典型增生。

高琳等（2004。综述）[317]：“作者就 102 例外阴黏膜白斑和鳞癌细胞中 ras 癌基因产物 P21 进行检测，结果显示，正常组与各研究组存在显著差别，良性病变与不典型增生、鳞癌组之间存在显著差别，不典型增生与鳞癌组之间无显著差别，说明 P21ras 检测可作为良恶性病变之间的鉴别手段。同时，采用 SABC 免疫组化法，对 71 例外阴黏膜白斑和 21 例外阴鳞癌标本进行 c - myc 基因蛋白检测。……71 例外阴黏膜白斑标本，增生型、硬化萎缩型、混合型、不典型增生型中 c - myc 蛋白阳性率分别为 52.5%（12/23）、19.0%（4/21）、47.1%（8/17）、70.0%（7/10）。21 例鳞癌标本，Ⅰ级，Ⅱ级，Ⅲ级中 c - myc 蛋白的阳性率分别为 100.0%（9/9）、85.7%（6/7）、60.0%（3/5）。这些研究说明 c - myc 基因蛋白的表达和分布与外阴黏膜白斑分型有关，外阴鳞癌和不典型增生组织中表达阳性率明显增高。”

薛承岩等（2004）[318]：“肺癌组总体表达 CEA mRNA 的阳性结果为 66/76（86.8%），其中，不同类型肺癌组织表达 CEA mRNA 的阳性结果分别为：腺癌 22/25（88.0%）、鳞癌 19/22（90.5%）、腺鳞癌 8/8（100%）、小细胞癌 10/12（83.3%）、大细胞未分化癌 7/9（77.8%）。对照组织有 2 例阳性发现（8.0%）。结论：各类肺癌组织表达 CEA mRNA 的结果明显高于非肺癌组织。”“选择 CEA mRNA 作为肿瘤标记物，开始于二十世纪九十年代，Gerhard 等对骨髓中肿瘤微转移的研究，研究采用巢式 RT - PCR 技术，在 21 例腹部肿瘤和乳腺癌患者骨髓中发现 CEA mRNA 阳性者 14 例，提示骨髓微转移的存在；同时，56

例对照均为阴性。”本实验“不同类型的肺癌表达 CEA mRNA 有一定的差别，但无显著性。”“关于非癌性疾病肺组织出现 CEA mRNA 阳性表达的情况，可能与某些再生幼稚细胞或变异细胞表达 CEA mRNA 有关。”

沈琴等（2004。综述）[319]：女阴硬化性萎缩性苔藓（LSA）是一种癌前病变。“cyclin D1 是一种癌基因，……2001 年 Rolfe 在 57 例 VSCC（外阴鳞状细胞癌）、19 例 LSA 中检测 cyclin D1 蛋白过度表达、异常 Rb 蛋白分别为 51%、37%（VSCC）及 53%、42%（LSA），认为 RB、cyclin D1 基因可能参与 LSA 到外阴癌的发展。但同时 Lerma 在 21 例 LSA 检测 Rb 蛋白、cyclin D1 蛋白表达均为阴性，他认为 p16（抑癌基因）失活很可能是 LSA 向外阴癌转化过程中较早期事件，而 Rb 蛋白异常表达、cyclin D1 过表达现象的出现，是 LSA 向外阴癌转化过程中较晚期事件。”“7% 的人类肿瘤中存在 mdm－2 癌基因的扩增。”“Carlson 等在 140 例 LSA、VSCC 中用免疫组化方法测得 hdm－2 蛋白过度表达，且 hdm－2 蛋白过度表达和 p53 失活存在联系，可能是 LSA 发展为 VSCC 的前期事件。”

赵永更等（2004）[320]：“目的：同时检测 c－fos、c－jun、c－myc 基因蛋白在垂体腺瘤中表达及特点，探讨它们与肿瘤侵袭性的关系。方法：60 例垂体腺瘤分为侵袭性和非侵袭性垂体腺瘤两组，采用免疫组化 EnVision 法检测 c－fos、c－jun、c－myc 基因蛋白。结果：c－fos、c－jun 在侵袭性与非侵袭性垂体腺瘤中的蛋白表达无显著性差异，c－myc 在侵袭性垂体腺瘤中的蛋白表达阳性率高于非侵袭性垂体腺瘤，有显著性差异；c－fos、c－jun、c－myc 三者同时在侵袭性垂体腺瘤中的蛋白表达阳性率高于非侵袭性垂体腺瘤，有显著性差异。”“c－fos、c－jun、c－myc 同时在侵袭性与非侵袭性垂体腺瘤中的阳性表达率存在显著性差异；并且三者同时在侵袭性垂体腺瘤表达阳性的 10 例中有

6 例为复发性腺瘤，4 例为巨大腺瘤，均突破鞍隔，侵犯鞍旁结构，推断三者同时表达则肿瘤越具有侵袭性。”“文献报道，c－myc 基因扩增与垂体腺瘤的侵袭性有关，BoggildMD 等证实 c－fos、c－myc 基因突变、缺失及等位基因换位与肿瘤侵袭性密切相关。WoloschakM、MachiavelliGA 的两组研究表明，c－fos、c－myc 癌基因在大腺瘤、膨胀浸润生长之腺瘤及复发性腺瘤中高水平表达，都说明了 c－fos、c－myc 与垂体腺瘤的侵袭性直接相关联。”

李军等（2004）[321]：分别对 HCC（肝细胞肝癌）及其相关疾病患者血清中 GGTⅡ（γ－谷氨酰转肽酶同功酶Ⅱ）进行定性检测。结果：GGTⅡ特异免疫膜吸附法 GGTⅡ阳性率：HCC 患者 312 例（85.26%），小肝癌（肿瘤直径 < 5cm）22 例（59.09%），转移性肝癌（MLC）62 例（38.71%），肝外恶性肿瘤（OMT）194 例（6.19%），肝良性肿瘤（LBT）11 例（0），急慢性乙型肝炎（HB）153 例（4.58%），早期肝硬化（HC）51 例（9.80%），其它疾病（OD）103 例（0），正常人（NC）61 例（0）。“AFU（岩藻糖苷酶）是肝癌细胞合成和分泌的 1 种与岩藻糖化有关的酶，与细胞的胚胎化和分裂增殖有关。”“文献报道，肝癌特异 GGT 具有胚胎蛋白的特点。”

孙妍等（2004）[322]：“人们越来越认识到肿瘤不仅是细胞异常增生的结果，从发育生物学的观点来讲，肿瘤也是细胞分化障碍的结果。” “不同分化阶段的表皮细胞表达不同的角蛋白（KT），表皮干细胞表达 KT19，短暂扩充细胞表达 KT5 和 14，终末分化细胞表达 KT1 和 10。”正常时干细胞不进入基底上层，仅占基底层细胞的 1%～10%，而刘兴坤等在大鼠舌癌变过程的研究中观察到癌细胞分化异常的表型特征，即角蛋白的表达改变，从正常上皮－不典型增生－原位癌－浸润癌的过程中有干细胞标记的细胞不断增多，并向上迁移，而表达分化成熟的标记的癌细胞在浸润性鳞癌中表达很少。Peter 等在正常宫颈黏膜中发现终末分化细胞标记 KT10 阳性的细胞中位平均数为 40%，而宫颈浸润性鳞癌只有 10%。David 等也指出正常表皮基底上层细胞均表达 KT10，而 KT10 表达的丧失是表皮细胞恶性转化的标记。我们在研究宫颈黏膜上皮癌变过程中的细胞分化现象时也发现正常黏膜表达 KT10 的强阳性率是 85%，而原位癌仅约 18%，浸润癌则没有强阳性的病例，说明癌细胞终末分化受抑。“细胞外基质受体整合素（integrin）家族除了介导表皮角质形成细胞与基底膜的粘附外，并对细胞的终末分化也具有重要调节作用。……sugiyamaM 等用流式细胞仪检测正常口腔黏膜和 7 例口腔鳞癌细胞株中细胞表面 α_2、α_3、α_5、α_6、α_v、β_1 整合素的表达水平，结果所有鳞癌细胞株中至少有一种整合素亚单位表达水平降低。JonesJ 等研究发现正常口腔黏膜基底层细胞高表达 α_2、α_3、α_v、β_1 和 β_4 整合素亚单位，α_5 和 α_6 弱表达，而且变异较大，而不同的鳞癌病例和同一鳞癌病例中整合素表达图像显示较大的变异，17 例鳞癌中的 13 例（10 例中分化癌的 6 例和全部低分化癌）整合素的表达显示一定程度的丧失，特别是 α6 和 β4 表达的局灶丢失，因为整合素与上皮终末分化有关，因此作者认为其表达的改变与肿瘤的生物学行为有关。”“表皮细胞的终末分化受整合素的调控，与正常口腔黏膜鳞状上皮比较，口腔鳞癌细胞 β_1 整合素表达强度明显减弱。”“近年来已经证实，调控正常干细胞生长、发育和分化关键途径－Wnt 信号通路在多种上皮癌中也被激活，Wnt 基因通过其下游成份 β－连环蛋白（β－catenin）、c－myc 和 cyclinD1 等调控细胞的增殖、分化。”“细胞分裂增殖与细胞分化两者之间有密切的联系，通常在细胞增殖的基础上进行分化，正常时细胞在 G1 期快速分裂，时间很短，此时细胞分化减慢，而分化较高时细胞分裂速度减慢，终末分化时细胞就基本不再分裂，随着恶性肿瘤细胞分裂旺盛，必然伴随着肿瘤细胞的分化减慢，不分化或异常分化。”

马全（2004。综述）[323]：“MAGE（黑色素瘤抗原）基因的表达最早发现于黑色素瘤，但目前已证实，在多种恶性肿瘤中如食管癌、胃癌、头颈部癌、乳腺癌等都至少表达一种MAGE基因。”“研究发现约68%肝癌患者表达MAGE-1和MAGE-3基因。”

王焕英等（2004）[324]：“1829年，法国生物学家Lobstein和Recamier提出了肿瘤的胚胎性起源的概念。他们认为，肿瘤的发生是由于持续存在于成体内的胚胎细胞的增殖。1884年，Durante也提出了类似的见解。在当时的条件下，发现胚胎组织与肿瘤组织有许多相似之处，所以在整个19世纪，肿瘤的胚胎来源学说得到广泛的支持。但是，后来有人将胚胎组织接种到成年动物体内，并不能产生肿瘤。再则，进入20世纪以后，随着显微技术的突飞猛进和分子生物学的发展，人们对肿瘤进行了细致的分类，研究也越来越趋向于分子机制的微观研究。这样，肿瘤的胚胎性起源的假说逐渐被人们所遗忘。”“近年，随着细胞生物学、分子肿瘤学、实验胚胎学、实验肿瘤学以及免疫胚胎学的发展，对肿瘤形成与胚胎发育对比研究不断深入。肿瘤胚胎性起源假说的实验检验有了新的进展和发现，大量的实验研究发现在肿瘤形成与胚胎发育之间确实存在着内在的本质联系。”“肿瘤形成与胚胎发育相似性主要表现在以下几方面：①增殖与分化特性的相似性：肿瘤细胞和胚胎细胞均为增殖力强、分化早期的细胞。②侵袭特性的相似性：肿瘤侵袭与胚胎植入过程表现出相似的侵入方式和过程，运用相似的调节机制。③胚胎性基因表达的相似性：肿瘤在其形成过程中可以分泌异位激素，合成异位同功酶，表达胚胎抗原、原癌基因/癌基因、抑癌基因，而这些物质是胚胎发育所必需的。④血管形成及调节机制的相似性：植入的胚胎与新生的肿瘤结节持续生长和浸润必须依赖于充足的微血管形成和血液供应，且两者受相同的机制调节。⑤免疫逃逸机制的相似性：肿瘤细胞与胚胎细胞具有共同的免疫逃脱机理。”

于嘉屏等（2004）[325]：“目的：建立免疫沉淀法测定血清中低密度脂蛋白（LDL）－极低密度脂蛋白（VLDL）－γ－谷氨酰转移酶（GGT）活性及用垂直板不连续梯度聚丙烯酰胺凝胶电泳分析 GGT 同工酶，观察其在肝癌鉴别诊断中的价值。方法：……结果：血清 LDL－VLDL－GGT 活性对肝癌的诊断敏感度可达 86.2%，肝癌与肝硬化和慢性肝炎鉴别诊断的特异度分别为 67.9% 和 81.3%；GGT 同工酶Ⅱ在原发性肝癌患者血清中的阳性率为 78.7%，胆石症、肝硬化、肝炎患者的 GGTⅡ阳性率分别为 15.4%、9.8% 和 6.4%，正常人为 0%。结论：血清 LDL－VLDL－GGT 活性对鉴别肝癌与其他肝病具有重要意义；血清 GGTⅡ是肝癌特异性的同工酶形式。”血清中的 GGT“有的与脂蛋白结合在一起，形成巨分子酶。”

李军等（2004）[326]：“目的：探讨 ABH 及 LewisA 组织－血型抗原表达与原发肺腺癌分化、发生、发展和转移、预后的关系。方法：免疫组织化学 SP 法检测 30 例相应癌旁正常肺组织、103 例原发肺腺癌及相应 41 例转移灶中的 ABH 及 LewisA 血型抗原表达。结果：A、B、H 抗原在相应血型正常肺组织呈阳性表达。癌组织中 A、B、H 抗原表达缺失，低分化癌发生缺失明显高于中高分化。原发癌转移组缺失明显高于未转移组，N2 病例瘤体 ABH 表达缺失率显著高于 N1 组，转移灶缺失表达高于其相应原发癌，正常肺组织、原发癌及转移灶间表达缺失率差异有统计学意义，呈缺失率增加趋势。LewisA 抗原在肺腺癌中表达较正常组织表达增强，Ⅰ、Ⅱ、Ⅲ及Ⅳ腺癌各期间 LewisA 表达差异有统计学意义，进展期（Ⅱ＋Ⅲ＋Ⅳ期）LewisA 阳性表达率高于早期（Ⅰ期）肺腺癌。ABH 阳性表达者 5 年生存率为 25%，高于阴性表达组；LewisA 阳性表达者 5 年生存率 7%，低于阴性表达组。结论：ABH 抗原缺失表达与肿瘤低分化有关；ABH 抗原表达缺失与腺癌转移有密切关系；ABH 及 LewisA 抗原检测对预测患者预后有重要意义。”“ABO（包括 A、B、H 抗原）及 Lewis（包括 Lea、Leb、Lex、Ley 等抗原）系统是人类最重要的 2 个血型系统。”“随着组织的恶性转变和去分化，血型物质作为高度分化的细胞结构和生理功能的亚单位，可能出现相应的病理组织学变化。”“目前已有报道 ABH 血型抗原在多种恶性肿瘤中均存在缺失，提示 ABH 表达缺失是恶性肿瘤发生发展中存在的普遍现象。Dabelsteen 认为在口腔癌中血型抗原物质的合成状态与细胞的分化有关，ABH 抗原作为细胞高度分化的产物在去分化的瘤体中可能有更高的表达缺失率。”

郝筱倩（2004。综述）[327]：“正常人体在生理状态下，MMP s 以酶原形式分泌，在合成、分泌、降解活性上受到严格控制和调节，当机体需要时被蛋白酶水解分裂而激活。一般来说，在组织重塑时（胚胎发育、创伤修复、子宫乳房发育、软骨骨化以及在胎盘形成过程中滋养层细胞侵入子宫内膜层等）才被激活并表达。但在一些病理状态，如牙周炎、风湿性关节炎以及在肿瘤的侵袭与转移中一种或多种调节机制逃逸或失效了。”

李健等（2004）[328]：“方法：分析食管癌高发区中重度不典型增生患者 451 例 3 年随访的病理学、细胞学和 γ－GT 反应的结果。结果：随访 1 年后，γ－GT 阳性 231 例患者中 17 例（7.4%）癌变，γ－GT 阴性 95 例患者中无癌变。随访 3 年的 215 例中，γ－GT 阳性伴重度不典型增生Ⅰ级和Ⅱ级患者的癌变率分别为 5.7% 和 14.3%。γ－GT 阴性患者或 40 岁以下伴 γ－GT 阳性的患者未发生癌变。”“研究表明，人类食管癌、舌癌、膀胱癌等有较高 γ－谷氨酰转肽酶（γ－GT）活性，文献对我国食管癌高发区食管上皮增生患者细胞涂片中 γ－GT 的研究表明，γ－GT 的阳性率随食管上皮增生及癌前病变发展而有升高趋势。”“γ－GT已成为实验性动物肿瘤的较早标志。”“陈玉芳等对河南食管癌高发区35岁以上583例食管拉网细胞进行γ－GT检测，提示γ－GT阳性率随增生及癌前病变发展而升高。”16例病理学检查发现的原位癌中，内镜刷片γ－GT反应皆呈阳性。

李蔓等（2005）[329]：目的：探讨c－met基因在外阴癌变中的作用。方法：选取30例外阴鳞癌（VSCC）、25例外阴上皮内瘤变（VIN）、20例癌旁营养不良（VD）、15例尖锐湿疣（VCA）和5例外阴正常表皮，采用c－met兔多克隆抗体用免疫组化SABC法进行研究。c－met表达与外阴鳞癌的临床病理特征相比较。结果：VSCC中c－met阳性表达及阳性细胞率显著高于VINⅢ和VCA，与癌旁增生型VD差别不显著。VINⅠ~Ⅱ、正常外阴表皮、癌旁硬化苔藓型VD无表达。c－met表达与VSCC组织分型有关，更强表达于高分化型中。结论：c－met没有参与正常外阴鳞状上皮细胞的生长和分化过程。无论细胞有无异型性，c－met的表达与细胞的增殖活跃有关。c－met的表达是外阴癌变的早期事件。“研究表明，许多肿瘤病人在其肿瘤的发生和转移过程中均有c－met的过度表达和基因扩增，并可作为癌前病变、淋巴结转移及评估预后的重要标志物。”“我们发现，增生型VD中80%病例表皮的中上层细胞为阳性表达，阳性细胞数为43.8%，……硬化苔藓型VD则无表达。VCA病例阳性26.7%，且阳性细胞数54.3%。VSCC病例阳性80%，且阳性细胞数为70.3%。提示无论细胞有无异型性，c－met的表达与细胞的增殖活跃有关。临床上我们看到增生型VD和VCA均有产生癌变的可能，本研究中部分病例又出现c－met的表达，是否在c－met表达的病例中由于某些因素的作用而导致细胞增殖的异型化，诱发癌变尚待探讨。”“c－met表达与VSCC恶性进展呈负相关。有报道在食管癌中也观察到同样的结果。”

任碧琼等（2005。综述）[330]：“酸性同工铁蛋白（AIF）是富含 H 亚基的铁蛋白，是一种肿瘤标志物。”“酸性同工铁蛋白，主要分布在心脏、肾脏、胎盘。”“铁蛋白 H 基因敲除胚胎不能存活。”“人体血清中含有少量的铁蛋白，主要由碱性同工铁蛋白和微量酸性铁蛋白组成。铁负荷过度和炎症状态下升高的铁蛋白主要是碱性铁蛋白，而酸性铁蛋白升高多与肿瘤有关。”“恶性肿瘤时患者的肿瘤组织中及血清中 AIF 明显增多，尤其是原发性肝癌，这种增多与体内铁贮存量无关。”“还有研究表明，AIF 可抑制 T 淋巴细胞增殖及淋巴细胞 E 玫瑰花环的形成、淋巴细胞移动以及植物血凝素和刀豆蛋白 A 刺激的淋巴母细胞转化，这表明 AIF 有免疫抑制活性，恶性肿瘤患者的细胞免疫功能低下与此有密切关系。……这种免疫抑制作用还表现在正常妊娠过程中，是预防母体对胚胎免疫排斥反应的重要机制之一。”“AIF 对原发性肝癌的诊断意义：对原发性肝癌 AIF 的研究有不少报道。由于检测方法不同以及使用的抗体来源不同，报道的阳性率在 69.8%~86% 不等，且参考值范围也不一致。邹岚等报道，人肝癌 AIF 作抗原免疫所得抗体用 ELISA 法检测原发性肝癌血清 AIF 效果最佳，灵敏度 85.46%，特异性 86.8%，准确性 86.33%。……原发性肝癌与慢性肝炎、急性肝炎、肝硬化对比研究，阳性率分别是 73.05%、10.34%、2.00%、4.00%，结果有显著性差异。……肝癌患者血清 H/L 值是升高的。”“对其他肿瘤的诊断意义：Kikyo 等从人肺癌细胞提纯出一种细胞生长因子，生物化学分析证明这种生长因子与人心脏铁蛋白中的 H 亚基相同，抗 H 亚基单克隆抗体能完全抑制其效能。王桂华等用武汉市抗体研究中心提供的抗人胎盘 AIF 单克隆抗体以免疫组织化学染色法对 38 例乳腺癌组织进行了检测，AIF 阳性率为 73.3%，认为该法可作为乳腺癌早期诊断指标之一。易先平等采用免疫组织化学染色法对各种肿瘤 AIF 的表达进行了研究，结果显示，AIF 主要分布在原发性肝癌、各部位鳞癌、膀胱移行细胞癌和乳癌、大肠癌、胆囊癌、甲状腺癌、卵巢癌等腺癌中，其阳性率为8.3%~85.3%，但制备抗体用的抗原为人胎盘AIF。林培红等报道，用ELISA法检测鼻咽癌AIF敏感度为80%，特异性97.8%，准确性93%。卵巢癌、大肠癌、肺癌、白血病等AIF升高均有报道。”

杨旭峰等（2005）[19]：“目的：比较不同年龄组结肠癌患者与非肿瘤患者的癌胚抗原水平。方法：105例结肠癌患者（肿瘤组）及105例非肿瘤患者（非肿瘤对照组）按年龄分组，比较<60岁、60~69岁和≥70岁3组癌胚抗原水平。结果：非肿瘤对照组中不同年龄组癌胚抗原水平阳性率无显著性差异，而在肿瘤组中不同年龄组癌胚抗原阳性率有显著性差异。结论：>60岁，特别是70岁以上老年结肠癌患者癌胚抗原水平明显增高。”“不分年龄组的肿瘤患者的癌胚抗原阳性率明显高于非肿瘤对照组，而且这种差异具有显著性。这与以往文献报道的97%健康成人血清癌胚抗原的浓度在2.5μg/L以下，及大肠癌、肺癌、胰腺癌、胃癌、乳腺癌和其他肿瘤患者都可见血清中癌胚抗原水平升高相符。”“结肠、直肠癌发病的危险性也从50岁开始增加，60岁显著增加，随后每增加10岁，危险性加倍，至75岁达发病高峰。这与我们对不同年龄组癌胚抗原水平的分析相符。”

刘丽秀（2005）[331]：“对30例胃癌、癌周组织及10例正常胃组织的P53蛋白、CEA的表达进行了检测。结果：P53、CEA在胃癌组织中的阳性表达率明显高于癌周组织及正常胃组织。其阳性表达与PTNM病理分期无显著差异，而在癌周组织和正常胃组织中无显著性差异。结论：P53在胃低分化腺癌中表达阳性率低，CEA在胃癌中都有高度表达。”“国内外研究认为免疫组化法检测的组织P53蛋白在胃癌中的阳性表达率为49%~61%，而本实验的阳性率仅为40%，推测可能因为本实验随机抽取的胃癌标本中80%为低分化腺癌，有文献报导，在低分化腺癌中P53蛋白表达率低，故实验结果与国内研究结果一致。”“本实验CEA的阳性率及表达强度按照正常组织→癌周组织→癌组织的顺序递增。”“P53与CEA的表达呈正相关。”

张秀琴等（2005）[332]：“方法：对74例NSCLC（非小细胞肺癌）肺癌组织采用反转录套式聚合酶链反应检测CEA-mRNA和端粒末端重复序列扩增-酶联免疫试验法检测端粒酶活性，并与38例肺癌组织边缘的正常组织为对照组进行比较。结果：肺癌组织CEA-mRNA和端粒酶活性的阳性表达率分别为87.8%和77%，二者的表达与性别、年龄、临床分期、分化程度和病理类型无关，二者呈正相关，COX回归显示肺癌患者的预后与端粒酶表达有关。”“端粒酶作为一种专一的核糖核酸酶，以自身为模板，合成端粒，补偿细胞分裂时端粒的缩短，维持染色体的动态平衡，使细胞具有无限分裂增殖的能力，在肿瘤的发生发展中起重要作用。80%以上肿瘤细胞都能特异性地表达端粒酶活性，而正常人绝大部分体细胞中没有端粒酶活性。”

赵平伟等（2005）[333]：“激活的C-MYC基因可导致细胞恶性转化，在多种肿瘤的形成过程中处于重要地位。本文对32例肝癌及12例肝硬化组织中的C-MYC基因扩增情况进行检测并与正常组织对比。”“结论：肝癌组织C-MYC扩增率高于正常组织和肝硬化组织，且C-MYC扩增者大多有淋巴结转移，组织分化差。”“1982年Collins和Favera首次报道在白血病细胞中发现C-MYC癌基因扩增，其后人们在许多肿瘤及细胞系中均发现有C-MYC癌基因扩增，最高时可达正常的140倍。作者研究亦发现在乳腺癌、膀胱癌及肾癌组织中C-MYC基因有不同程度的表达。”“提示C-MYC扩增可能是肝癌患者的较晚期事件，与肝癌的恶性程度相关，有C-MYC扩增者病理分期晚，预后差。与Ninomiya等在胃癌及Monnat等在结肠癌研究中得出的结论相同。”“新近研究表明，C－MYC 不仅与肿瘤原发病灶的发生密切相关，而且在转移灶中也扮演重要的角色，在胃癌的每个转移灶中 C－MYC 表达远高于原发病灶。”

阎玉矿等（2005）[334]：“方法：取正常人及肝硬变门静脉高压症患者的肝组织。行透射电镜检查，并检测其凋亡细胞及原癌基因表达。结果：肝硬变患者肝组织内的凋亡细胞及凋亡指数高于正常人；肝组织原癌基因 c－myc，c－fos 和 bcl－2 均呈过度表达，而正常人肝组织则无表达。”

李乐平等（2005）[335]：“目的：探讨结直肠癌中谷胱甘肽－S－转移酶 π（GST－π）的表达和血浆 GST－π 的水平，并对两者进行比较。方法：我们对 48 例结直肠癌（17 例患者手术前进行过化疗，其中 9 例行 1 次化疗，8 例行 2 次以上化疗），21 例结直肠息肉患者和 18 例正常对照者进行研究。应用免疫组化方法检测标本组织的 GST－π 表达情况，用酶联免疫吸附法（ELISA）测定血浆中的 GST－π 水平。结果：GST－π 在结直肠癌组织的阳性表达率为 64.58%（31/48），比正常对照组和结直肠腺瘤组 GST－π 阳性表达明显增高，……从正常对照组到结直肠腺瘤组再到结直肠癌组，血浆中的 GST－π 水平呈现递增的趋势。辅助化疗后，结直肠癌组的血浆 GST－π 水平明显下降。……结论：结直肠癌中 GST－π 表达增加。”“GST－π 在正常结直肠黏膜的的阳性表达率为 33.33%（6/18），结直肠腺瘤的阳性表达率为 33.33%（7/21），两组之间差异无统计学意义。”“Naidu 等认为 GST－π 可以作为由正常结肠黏膜到腺瘤形成再到癌变的标志分子。”“ELISA 方法测得血浆 GST－π 水平从正常对照、结直肠腺瘤到结直肠癌呈现逐渐递增的趋势，且 3 组间两两比较差异有统计学意义。”“Dogru Abbasoglu 等对 16 例结直肠癌和胃癌患者进行研究后发现 GST－π 在肿瘤组织中的阳性率和血液中的浓度都升高，且与肿瘤的分期有关。结直肠癌患者行辅助化疗后，血浆 GST－π 水平较化疗前明显下降，P＜0.05。”

梁锐等（2005）[336]：“方法：免疫组化 S－P 法，观察 38 例正常人大肠黏膜组织、31 例大肠腺瘤、83 例大肠腺癌组织中 MAGE－A1 蛋白的表达和定位特点。结果：MAGE－A1 蛋白定位于胞浆；在正常大肠黏膜组织中几乎不表达，在大肠肿瘤（大肠腺瘤、大肠腺癌）中有较高的表达；在大肠腺瘤与大肠腺癌中的表达差异无统计学意义；在大肠腺瘤中的表达与患者的性别、年龄、组织学类型、是否复发及癌变之间差异均无显著性；MAGE－A1 在大肠腺癌中的表达与患者的性别、年龄、组织学分级、侵袭深度、有无肝转移之间均无统计学意义；与患者有无淋巴结转移之间差异有显著性；且呈正相关关系。结论：MAGE－A1 可能在大肠肿瘤的发生、发展（尤其是淋巴结转移）中起作用。”“MAGE 家族的六个亚家族中 A、B、C 三个亚家族具有独特的表达特征：除睾丸组织和胎盘组织，其在正常组织中不表达，而主要表达于以黑色素瘤为主的肿瘤组织中。”“Hasegawa H 等对 80 例大肠癌标本进行 RT－PCR 研究，发现 MAGE－A1－mRNA 的阳性率为 22.5%（18/80），其结果与我们进行的免疫组化 MAGE－A1 蛋白的阳性率 25.31%（21/83）相接近。”

贾丛辉等（2005）[337]：“方法：应用免疫组化的方法检测 52 例腺样囊性癌和 9 例正常腮腺组织、10 例多形性腺瘤中 PCNA、c－myc 基因的表达。结果：PCNA 在 9 例正常腮腺组织中均呈低增殖性表达，c－myc 均呈阴性表达。……PCNA 及 c－myc 在腺样囊性癌和腮腺多形性腺瘤中的表达无显著差异。……c－myc 的过表达引起细胞增殖和分化失控在腺样囊性癌的发生、发展过程中起着一定作用。”PCNA 在所有 52 例腺样囊性癌中（＋）高增殖活性占 42.3%。“c－myc 与人类许多肿瘤的发生，转归密切相关。其中在乳腺癌、胃癌、黑色素瘤、混合髓样瘤等组织中都有 c－myc 的过表达，在 kusafuka 的研究中 43% 的腺样囊性癌 c - myc 表达过高。在本次实验中参照 Fromowitz 方法 c - myc 在正常腮腺组织中未见表达，而在多形性腺瘤和腺样囊性癌中的表达明显增高，52 例腺样囊性癌中有 33 例 c - myc 表达呈阳性，这表明 c - myc 基因与腺样囊性癌发生有关。c - myc 基因的阳性表达在组织类型和临床分期上存在显著差异，实性型和临床Ⅲ、Ⅳ期腺样囊性癌中的 c - myc 阳性表达远远高于腺样 - 管状型和临床Ⅰ、Ⅱ期腺样囊性癌中的表达，这提示腺样囊性癌的进一步发展与 c - myc 基因被迅速诱导扩增有密切关系。”“实性型是腺样囊性癌组织结构中恶性度最高的。” “根据 UICC (1992) 唾液腺癌的 TNM 分类分期进行肿瘤分期。”

石新兰等（2005）[338]：“癌间质重构与基质金属蛋白酶(MMPs) 表达增加、活性增强密切相关。”“良性肿瘤和早期乳腺癌常表达 MMP - 3，而乳腺浸润癌不表达 MMP - 3，表明失去了 MMP - 3 对层粘连蛋白溶解的抑制作用，使浸润癌易于侵袭、转移。” “癌组织通常过表达一种或几种 MMP。在体内，正常、良性和癌前病变的鳞状上皮细胞都不表达 MMPs，而癌细胞通常过表达一种或几种 MMP。高浸润性癌细胞 A - 5RT3 在体内、外都过表达 MMP - 1，胰腺癌细胞过表达 MMP - 2 和 MMP - 9。胃癌、食管癌和大肠癌癌细胞均过表达一种或几种 MMP。癌周间质细胞 MMPs 表达也明显增加。子宫内膜癌组织 MMP - 2 和 MMP - 9 主要表达在其间质细胞，而癌细胞不表达。基底细胞癌、鳞状细胞癌 MMP - 11 阳性表达率分别为 50.4% 和 16%，主要表达于癌周成纤维细胞，而癌细胞均为阴性表达。”

邵世宏等（2005）[339]：“肿瘤细胞是一类具有无限增殖和失去分化为成熟细胞能力的细胞。” “肿瘤很可能是干细胞在长期的自我更新过程中，由于多基因突变导致干细胞生长失去调控，而停止在分化的某一阶段无限增殖所形成的异常的组织。” “大量的实验成果证明：一些参与干细胞自我更新的基因也参与了肿瘤的发生。β－catenin 是一种调节细胞间相互作用的蛋白分子，在 Wnt 信号通路中起中心作用。β－catenin 在胞浆内积聚，激活 Lef/Tcf 转录因子，引起靶基因如 Myc、CyclinD1 的表达，促进了细胞的增殖。在一些上皮组织的干细胞中，β－catenin 和转录因子 Tcf 表达很高，去除 β－catenin 和 Tcf 可以导致上皮组织中干细胞数量锐减。在一些上皮来源的肿瘤如结肠直肠癌、肝癌等细胞中，常因为 β－catenin 在细胞内积聚而促进细胞异常增生和转化。β－catenin/TCF4－survivin 信号通路是直肠癌和乳腺癌发生发展的关键，survivin 蛋白是一种凋亡抑制因子（IAP），在胚胎发育过程中高表达，而在成人终末分化组织细胞中不表达，因此，β－catenin 对于维持上皮源性干细胞和肿瘤干细胞的自我更新功能起重要作用。另外 Notch、Sonichedgehog（shh）和 Bmi－1 的信号对于促进造血干细胞的自我更新功能和保持其多方向分化潜能具有重要作用，它们也参与肿瘤的发生。p53 在干细胞中一般不表达，在许多肿瘤细胞中变异失活或不表达。另外通过转基因技术使小鼠长期造血干细胞高表达癌基因 bcl－2 后，使长期造血干细胞的数目显著增加，还可以增强造血干细胞对致死放射剂量的耐受能力。这些均示正常干细胞和肿瘤细胞的自我更新机制存在很多相似性。”“干细胞和大多数恶性肿瘤细胞中都有很高的端粒酶活性以及扩增的端粒重复序列，而人类终末分化的体细胞不具有或具有极低的端粒酶活性。”“肿瘤干细胞具有许多干细胞共同的特异性标志物，如 nestin，CD133，Sox2，musashi－1，bmi－1，survivin，母源性胚胎亮氨酸拉链激酶、磷酸丝氨酸磷酸酶等；③干细胞具有迁移的特性，而癌细胞有转移的能力。Tu 等认为干细胞的迁移和癌细胞的转移，皆受特异化学因子及其受体的调节。干细胞迁移到特定的组织和器官，而这可以解释肿瘤的转移也有一定器官和组织特异性。……⑨各种组织和器官的恶性肿瘤都有一个从低分化到高分化的分化系列，即使在同一瘤体内也常常如此，它们实际上是干细胞在不同的分化水平分化受阻的表现。”“因此，肿瘤是一种干细胞疾病，是干细胞在长期的自我更新过程中，由于多基因突变导致干细胞生长失去调控，而停止在分化的某一阶段无限增殖所形成的异常的组织或器官。肿瘤的转移也是肿瘤干细胞选择相宜的组织器官‘安家落户’的过程。”

王建军等（2005）[340]：“目的：探讨端粒酶基因（hTR（人端粒酶 RNA 组分）与 hTRT（人端粒酶蛋白基因编码催化蛋白亚基））在口腔黏膜白斑、口腔癌的表达关系及两者表达相关性。方法：应用原位杂交法检测 hTR 与 hTRT 在 48 例口腔黏膜白斑（轻度增生 12 例，中度增生 18 例，重度增生 18 例）、口腔癌 32 例中的表达。结果：在口腔黏膜白斑轻、中、重度不典型增生组织中 hTR 与 hTRT mRNA 表达率分别为 8.3%，16.7%，72.2%；8.3%，22.2%，66.7%；口腔癌中端粒酶基因 hTR 与 hTRT mRNA 表达率为 90.6%，87.5%；口腔黏膜白斑的轻、中度不典型增生中的表达对比无显著差异；轻、中度不典型增生与重度不典型增生的表达对比有显著性差异；轻、中度不典型增生与口腔癌的表达对比有显著性差异；但重度不典型增生与口腔癌 hTR 与 hTRT 在组织中的表达对比无显著差异。结论：端粒酶基因 hTR 与 hTRT 的表达与增生的程度有关。hTR 与 hTRT 在口腔黏膜组织中表达具有一致性。端粒酶的激活可能与口腔癌的发生有关。”“从大量的流行病、临床与动物实验有关资料显示，口腔黏膜白斑是口腔癌的癌前病变，黏膜白斑的不典型增生程度与癌关系密切。”“近期研究表明，与良性病变相比，大多数人类恶性肿瘤及永生化细胞，端粒酶活性显著增高。”“hTR，hTRT 基因的表达与端粒酶的活性有着密切的关系。”

丁隽等（2005）[341]：“目的：应用基质金属蛋白酶抑制剂 1，10－菲罗啉作用于妊娠大鼠造成流产的模型，以验证基质金属蛋白酶在正常妊娠中的作用。方法：妊娠 Wistar 大鼠随机分为 4 组，A 组腹腔注射生理盐水作为对照组，B、C、D 组分别于妊娠早期、妊娠中期及妊娠全程腹腔注射基质金属蛋白酶抑制剂 1，10－菲罗啉，各组例数均为 10 例。于受孕 21.5d 剖宫产，统计胎仔数、胚胎丢失数及流产率，并分别称取胎仔体重和胎盘重量，RT－PCR 检测胎盘基质金属蛋白酶 9（MMP－9）mRNA 的表达。结果：基质金属蛋白酶抑制剂 1，10－菲罗啉能导致大鼠胚胎丢失，自 B 组至 D 组流产率逐渐增高，并且 C 组和 D 组胎仔体重明显低于对照组，RT－PCR 亦证实孕鼠腹腔注射 1，10－菲罗啉后其胎盘 MMP－9 mRNA 的表达显著下降，其下降程度与 1，10－菲罗啉的干预时限成正比。结论：基质金属蛋白酶抑制剂在妊娠期抑制 MMPs 的表达，使 MMPs 的分泌不足，导致流产或胎鼠宫内生长迟缓，提示 MMPs 在胎盘滋养细胞浸润和妊娠的维持中具有重要作用。”

尹岩伟等（2005）[342]：“检测 32 例恶性胸腔积液和 18 例良性胸腔积液患者的胸水 VEGF（血管内皮生长因子）和 CEA 含量。结果：恶性胸腔积液 CEA 含量高于良性胸腔积液，肺腺癌组中的 CEA 含量比鳞癌、未分化癌明显增高，且肺癌所致恶性胸腔积液 CEA 含量较乳腺癌和淋巴瘤高，……不同病因胸腔积液中 VEGF 均可表达，恶性胸腔积液组胸水 VEGF 明显高于良性胸腔积液组。”“血管内皮生长因子（VEGF）又称血管通透因子，是近年来发现的一种新的肿瘤标志物。”“VEGF 又称血管渗透因子。”　“现已经知道正常肺组织有高水平 VEGF 表达。”“CEA 作为一项肿瘤标记物用于鉴别良恶性胸水已有广泛报道。”

冯建国等（2005）[343]：用荧光定量 RT－PCR 方法检测 30 例肺癌患者外周血 CEA mRNA，阳性 11 例，阳性率 36.7%。结论：CEA mRNA 是检测肺癌微转移的良好标志物。

周昕等（2005）[344]：“异变腺窝病灶（ACF）是结直肠癌发

生过程中可在光镜下观察到的最小最早期的大肠黏膜病变。”“ACF 是最早的结直肠癌前病变的假说正为人们慢慢接受。”“通常把单个或聚集成灶的异变腺窝通称为异变腺窝病灶。异变腺窝（AC）不同于正常肠腺之处在于：腺管染色加深，面积扩大；管腔口呈锯齿状、裂隙状等多种形状；上皮层增厚；腺管极性消失，细胞核大多表现为不典型增生现象。”“结直肠癌的发生大致有以下几种途径：①正常黏膜→ACF→腺瘤→癌途径；②不经过 ACF 的发展阶段，而直接在结肠的近端部位产生了低分化、分泌黏液素的肿瘤；③正常上皮→ACF→癌变。”“研究发现正常结肠组织 CEA 为弱阳性，多非常清晰分布在腔面，但结肠癌组织中 CEA 着色带较宽，多为强阳性，而且不规整，在 ACF 中也有 CEA 的高度表达。”

秦茵等（2005）[345]：“目的：探讨 p53 及 c－myc mRNA 表达在原发性肝细胞癌（HCC）发生发展过程中的作用。方法：应用原位杂交方法检测 63 例 HCC 癌及其癌周组织中 p53 和 c－myc 基因 mRNA 的表达状况。结果：p53 基因 mRNA 在 HCC 中阳性表达率显著高于癌周组织，癌周组织中 p53 基因表达仅见于癌周增生结节，癌周肝硬化及正常肝组织内未见 p53 mRNA 阳性表达；c－myc 基因 mRNA 的阳性表达率在 HCC 与癌周增生结节中相近，且两者均显著高于癌周肝硬化和正常肝组织；p53 及 c－myc 基因 mRNA 表达均与 HCC 分化程度呈显著正相关，低分化组 p53 及 c－myc 基因的 mRNA 阳性表达率均显著高于高分化组。结论：p53 及 c－myc 基因 mRNA 过度表达可能参与了人肝细胞癌的发生发展过程。”

娄四龙（2005。综述）[346]：“介于良性腺瘤和腺癌二者之间的、具有恶性肿瘤生物学行为的肿瘤，称为侵袭性垂体腺瘤。”PTTG（人垂体腺瘤转化基因）是癌基因。“Zhang 等研究表明，PTTG 在垂体瘤中高表达，并且 Yu 等报道在正常垂体组织中 PT-

TG 表达低水平。”

李军等（2005）[347]：“LewisA 等 Lewis 类抗原作为 ABH 抗原的合成前体，ABH 抗原随着去分化等恶性行为进展，可能伴随 LewisA 等抗原的积聚和表达增强。”

宁亮等（2005。综述）[348]：“上皮细胞间质转化（EMT）描述的是上皮细胞在与周围间质的相互作用过程中逐渐获得了某些间质细胞所特有的性状的现象。它不仅存在于多细胞生物的胚胎发生过程中，同时也存在于多种慢性疾病（如肾纤维化）的发病以及肿瘤的发展过程。它以上皮细胞极性的丧失及其间质特性（成纤维细胞样的外形，波形纤维蛋白、Snail、骨桥蛋白基因的表达）的获得为主要特征，并且与肿瘤细胞的原位侵袭和远隔转移有着密切的关系。”“表皮 - 间质转化首先被用于描述在生理过程中，例如在胚胎期器官形成的过程中，上皮细胞变得类似于成纤维细胞，具有移动能力的一种形态学改变。这种改变也发现于乳腺癌、结肠癌，前列腺癌等上皮性肿瘤。”“在肿瘤的侵袭和演进的过程中，上皮细胞的多形性改变和去分化表现是肿瘤演进的标志。已有的大量研究证据表明，在多数肿瘤的原位已有 EMT 的发生。”

周颖等（2005）[349]：EDAG - 1 基因（胚胎发育相关基因）在正常子宫内膜、卵巢巧克力囊肿壁组织中阳性表达频率分别是 23%，58.8%。“子宫内膜异位症（EMs）的发病机制复杂，异位的内膜细胞具有恶性肿瘤的侵袭性，并且癌基因与抑癌基因与 EMs 的发病相关。”“子宫内膜异位症虽为良性病变，但是异位内膜中致癌基因的蛋白表达水平明显增高（包括 c - myc，C - fms，K - ras，C - erbB - 1 等）。”“卵巢巧克力囊肿是最为常见的子宫内膜异位症。”“EDAG - 1 基因是从人 4 月龄胎肝组织与成年肝组织的差异表达基因 EST 库中分离得到的 1 种新基因片段，与细胞增殖、侵袭、分化调控关系密切。目前的研究发现

EDAG－1 基因在正常人的脑、心、肾、肝、肺、肌肉、扁桃体、成熟白细胞等多种组织中表达量极低或不表达，但是在成人骨髓、多种胚胎组织、甲状腺瘤组织中等高表达。而对该基因在正常人子宫内膜组织中的表达情况尚无研究报道。”

刘雨潇等（2005）[350]：肿瘤“与正常干细胞有相似的表面标志和生化特点。”“假定分化完善的细胞的供应已满足了要求，而未分化细胞未停止增殖，过剩的产生着幼稚的未分化细胞，这就是肿瘤形成的模式。因此，并不存在特殊的癌细胞，所谓‘癌细胞’，只不过是增殖过剩的未分化的细胞而已。”“肿瘤的发生是干细胞分化过程的停滞和阻断，是不能分化的现象。”“干细胞与肿瘤的相似性：随着对干细胞生理特性认识的深入，人们注意到干细胞与肿瘤细胞有一些共同的特点：①干细胞与肿瘤细胞都有较高的端粒酶活性。②两者均有自我更新和无限增殖能力。③有不同分化程度的干细胞也有分化程度不同的肿瘤。④干细胞与肿瘤细胞有相似的重力密度（1.035～1.068g/ml）。另外，它们还有许多相似的生长调控机制，如 Wnt、SH2、Notch 途径。它们是目前研究较为深入的与细胞生长分化有关的信号传导途径，最早证明在胚胎发育中起重要作用，后来发现与肿瘤发生发展有密切关系，近年又发现与干细胞的增殖分化也有关。APC 基因点突变、缺失或启动子高甲基化后基因功能丧失皆可引起下游 β－catenin 积累，组成型激活 W nt 途径，刺激细胞持续增长，导致癌变。Wnt 途径也能促进干细胞生长。Korinek 等发现 W nt 途径对小肠上皮干细胞的维持和自我更新是必需的。同样，SH2 途径即可参与造血、生殖、神经等系统干细胞的自我更新又可诱发基底细胞癌；Notch 信号途径传递细胞分化抑制信号的同时也会引发白血病。2002 年 Tsai 和 Mcking 发现肿瘤细胞和干细胞中都存在 nucleostemin，这种新的细胞核蛋白对于维持干细胞和肿瘤细胞的增殖状态是必需的。”“以上事实让人们相信肿瘤起源于机体的正常干细胞。肿瘤的发生主要表现为一种分化障碍，是未能获得细胞成熟的特性。”

蔡永国等（2005）[351]：c－met 是原癌基因。47 例手术切除的胃癌组织中 c－met 蛋白表达阳性率为 85.1%。本研究结果显示，在肿瘤直径 >5cm、有淋巴结转移、深度浸润、发生淋巴管及血管瘤栓以及 TNM 分期在Ⅲ~Ⅳ期的胃癌组织中 c－met 表达增高（$P < 0.05$），说明胃癌中 c－met 的表达能促进肿瘤的生长、肿瘤细胞的扩散和转移，与胃癌的预后不良及不良临床病理参数有重要关联。“目前研究表明，c－met 与胃癌、肝癌、大肠癌、乳腺癌及神经胶质瘤等的侵袭转移有关。”

孙妍等（2005）[352]：“背景与目的：分化障碍是肿瘤的一个重要生物学特性，但迄今为止，对肿瘤分化的研究远不如对肿瘤增殖的研究深入。本实验的目的是研究宫颈上皮癌变过程中细胞分化及其相关调节因素的改变。方法：实验分为宫颈正常鳞状上皮组（NSE）20 例、非典型增生组（DSEH）19 例、原位癌组（SCIS）39 例和浸润癌组（ISEC）20 例。用免疫组化 SP 法检测复层鳞状上皮细胞分化标记物 Keratin（KT）10，14，19 在各组组织的表达，并用免疫组化 SP 法及原位杂交分别检测 β_1 整合素（β_1－integrin）及 β－连环素（β－catenin）的表达。结果：①KT10 在正常宫颈组、非典型增生组、原位癌组和浸润癌组的强阳性率分别是 85.0%、52.6%、18.0% 和 0%，呈逐渐降低趋势。原位癌组和浸润癌组明显低于正常组和非典型增生组。②原位癌组和浸润癌组 KT14 和 KT19 二者均在部分病例中不表达；而在阳性表达的病例，其阳性细胞数明显多于正常组或非典型增生组，并且阳性表达细胞的空间位置上移，在原位癌病例常弥漫于上皮全层。③β_1－integrin 在正常组、非典型增生组、原位癌组和浸润癌组中的蛋白表达呈逐渐下降趋势，浸润癌组与正常组和非典型增生组两两比较有显著性差异；β_1－integrin 在各组中的 mRNA 表达虽无显著性差异，但表达下降的趋势与其蛋白表达一致。④β－catenin 在原位癌组和浸润癌组表达于细胞浆或核内，阳性病例表达细胞明显增多并上移。结论：在宫颈上皮癌变过程中，细胞终末分化受阻，β_1－integrin 和 Wnt 信号通路对上皮分化调节的紊乱，与上皮癌变过程中细胞分化的异常有关；原位癌细胞与浸润癌细胞在 KT10 和 β_1－integrin 表达方面已无本质的区别。”“β－catenin 蛋白在 NSE、DSEH、SCIS 各组中的表达呈逐渐降低趋势，而 ISEC 组的表达又升高，超过 SCIS 组，SCIS 组与 NSE、DSEH 组两两比较有显著性差异。mRNA 的阳性率均低于蛋白，但其表达趋势与蛋白相似，各组之间无显著性差异。”“肿瘤性增生与生理性再生、修复性增生及炎性增生的最主要区别是增生的细胞不能分化成熟。”本实验“结果显示在宫颈上皮癌变过程中细胞分化出现异常，主要表现为原位癌组和浸润癌组 KT10 的表达率明显低于正常组和非典型增生组，而且有近一半的病例基本不表达，有表达的病例，阳性细胞数也明显少于正常组和非典型增生组。而 KT14 和 KT19 的表达显示异质性，即二者均在部分病例不表达，但在阳性表达的病例其阳性细胞数明显多于正常组或非典型增生组，并且阳性表达细胞的空间位置上移，在原位癌生病例常弥漫于上皮全层。以上结果与 Maddox 等的研究结果较一致。Owens 等也指出正常表皮基底上层细胞均表达 KT10，而 KT10 表达的丧失是表皮细胞恶性转化的一个标记。这不仅说明在上皮癌变过程中细胞增殖分化的紊乱，而且显示在阳性表达的原位癌和浸润癌病例中癌细胞处于高增殖性活性和终末分化受抑的状态。”“愈来愈多的证据说明肿瘤可能起源于一些未分化或微分化的干细胞，或可能来自于干细胞下游的祖细胞，在上皮组织中即来自于短暂扩充细胞，这是由于干细胞中积累的突变可能导致来自干细胞下游最初的祖细胞新生物的增殖。虽然尚不能认为表达 KT14 的细胞即为定向祖细胞（短暂扩充细胞)，表达 KT19 的细胞即为表皮干细胞，但至少可以认为它们是具有定向祖细胞和表皮干细胞分化特征的细胞。在本组病例中，部分原位癌和部分浸润癌病例只表达 KT14，而另一部分病例只表达 KT19。”“正常表皮干细胞表达两个重要的分化标记，即 KT19 和整合素 β_1 亚单位。”“如果整合素表达缺失或过表达，可使干细胞不能按正常途径进行分化增殖，从而导致上皮细胞病变乃至癌变。”整合素的“以上结果与 Cristoforoni 的检出结果较一致。与正常口腔黏膜鳞状上皮比较，口腔鳞癌细胞 β_1 整合素表达强度明显减弱。”“β - Catenin 作为 Wnt 信号通路中的重要成分，与肿瘤的发生、发展也密切相关。从已发表的文献中可以发现，在上皮性肿瘤或上皮癌变过程中 β - catenin 蛋白表达部位出现异常，正常时 β - catenin 蛋白表达于的上皮细胞膜，而在子宫颈高级别 CIN 或癌细胞中表达于细胞浆或细胞核中，并认为这与上皮细胞的转化或者肿瘤进展为浸润表型有关，但其蛋白或 mRNA 表达的量在不同的研究报道中结果不一。”“β - catenin 表达的增加，使细胞过度增殖。”“总之，本文将上皮细胞的分化过程与调节因素结合起来进行研究，证明在细胞癌变的过程中，表达上皮干细胞标记和定向祖细胞标记的细胞异常增生，细胞分化出现时空异常，终末分化受抑，是恶性肿瘤细胞最主要的生物学特性，因为只有分化异常和分化不成熟的细胞才具有无限增生的能力。”

陈伟良等（2005）[353]：目的：研究 c - fos 癌基因在雌激素诱发的大鼠催乳素（PRL）瘤中的表达。方法：制备雌激素诱发的大鼠 PRL 瘤模型，用 RT - PCR 方法检测 c - fos mRNA 在各组垂体组织中的表达。结果：用药 8 周后，证实已诱发出 PRL 瘤模型。在 PRL 瘤组中，c - fos 的表达量明显高于对照组。结论：雌激素刺激垂体 PRL 细胞表达 c - fos 癌基因，在雌激素诱导 PRL 瘤中起一定的作用。“雌激素的长期作用导致大鼠催乳素

（PRL）分泌增加，PRL细胞增生，最终形成PRL瘤。”“我们分析发现，在乙稀雌酚诱发的大鼠PRL瘤组织中c－fos癌基因的表达量明显增高，与其他学者的研究结论相符。”“有研究发现在人PRL瘤组织中c－fos癌基因的表达量增高。”

阮永华等（2005）[354]：“主要的肺癌浸润前病变有三种：鳞状上皮非典型增生（SD）和原位癌（CIS）、不典型腺瘤样增生（AAH）及弥漫性特发性肺神经内分泌细胞增生（DIPNECH），三者被认为有可能分别发展为肺鳞癌、外周型腺癌和类癌。”“通过研究肺癌周围的分化不良上皮细胞发现有癌基因myc和ras的上调表达。……多数肺癌表达一种和一种以上myc家族mRNA，少数出现基因扩增。”“在肺癌前病变的晚期阶段，bcl－2的表达水平明显增高，而增生、鳞状化生和轻度非典型增生阶段，bcl－2呈现低表达。”

丰有吉等（2005）[355]：女性生殖系统鳞状上皮内瘤样变：“上皮内瘤样变指上皮层内细胞成熟不良、核异常及核分裂相增加。病变始于上皮基底层，严重时向上扩展，甚至占据上皮全层。女性生殖道鳞状上皮内瘤样变包括外阴、阴道及宫颈处的鳞状上皮内瘤样变。临床上三者或二者常同时并存。上皮内瘤样变分3级（见下图）：Ⅰ级：即轻度不典型增生。上皮下1/3层细胞核增大，核质比例略增大，核染色稍加深，核分裂相少，细胞极性保存。Ⅱ级：即中度不典型增生。上皮下2/3层细胞核明显增大，核质比例增大，核深染，核分裂相较多，细胞数量明显增多，细胞极性尚存。Ⅲ级：即重度不典型增生，包括原位癌。病变细胞几乎占据了上皮下大于2/3或全层，细胞核异常增大，核质比例显著增大，核形不规则，染色较深，核分裂相增多，细胞拥挤，排列紊乱，无极性。”

朱赓伯（2006）[356]：“科学家们在癌症发生的机理上提出了4种假说：即基因突变说、免疫监视说、细胞反分化说及根据α

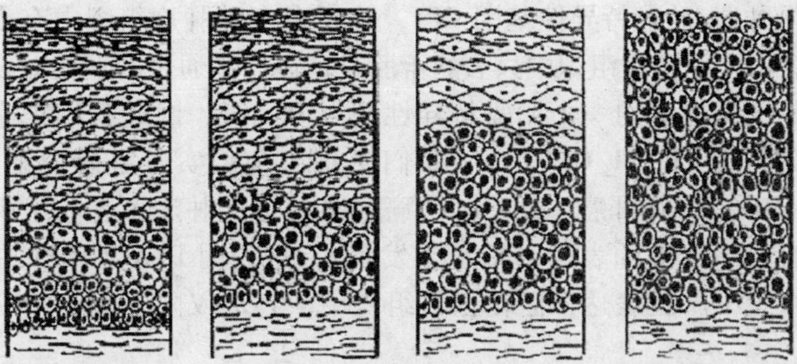

图　正常上皮及上皮内瘤样变

·β态理论的幼稚细胞分化受阻说。目前比较公认的是基因突变致使细胞反分化说，取得重大进展的便是癌基因的发现。”“癌基因的特点可概括如下：①广泛存在于生物界中，从酵母到人的细胞中普遍存在。②在进化过程中，基因序列呈高度保守性。……”

陈静等（2006）[357]：“目的：分析新的肿瘤/胎盘抗原基因PLAC1/CP1 mRNA在胃癌患者中的表达，及其表达的蛋白PLAC1/CP1诱导的自身体液免疫应答，为胃癌患者进行特异性免疫治疗提供部分依据。方法：采用逆转录－聚合酶链反应（RT－PCR）方法，检测28例胃癌患者的癌组织和对应癌旁组织PLAC1/CP1 mRNA表达情况；ELISA方法检测患者血清中PLAC1/CP1蛋白特异性抗体的水平。结果：28例胃癌患者中，14例（50%）在mRNA水平表达PLAC1/CP1；8例（29%）血清抗PLAC1/CP1蛋白抗体阳性，占PLAC1/CP1 mRNA阳性标本的57%（8/14）。结论：PLAC1/CP1在胃癌组织中表达率较高，并具有免疫原性，可能是胃癌免疫治疗的一个良好的靶基因。”“我们T细胞免疫实验室通过抑制性删减杂交法从肝癌中克隆出一个肿瘤/胎盘特异性基因 CP1，除了在多种肿瘤组织中有表达外，CP1 在正常组织中只表达于胎盘；进一步通过网上比对发现它是国外报道的一个胎盘特异性基因 PLAC1，因此我们把它重新命名为 PLAC1/CP1。”“我们 T 细胞免疫实验室研究证实，PLAC1/CP1 在肝癌、肠癌、肺癌等多种恶性肿瘤患者的组织中也有较高水平的表达（资料未发表），这说明 PLAC1/CP1 在肿瘤组织中广泛表达；但在正常组织中，它却仅限于胎盘中有表达。”

马芳（2006。综述）[358]：“自 Lobstein 和 Recamier 提出肿瘤的胚胎性源性概念以来，早期胚胎细胞与恶性肿瘤细胞生物学的比较性研究日益受到了人们关注。”“侵袭转移是恶性肿瘤细胞最具特征的生物学行为，它与胚胎植入的生命过程极为相似。”“不少的实验研究表明肿瘤细胞有胚胎性基因的表达，肿瘤的形成是胚胎性基因的重现和大量表达的结果。许多肿瘤细胞产生的异位激素就属于胚胎早期发育过程中产生的各种激素，如人类绒毛膜促性腺激素（HCG）、促甲状腺激素（TSH）等。”“在早期的前囊胚期中首先经历了去甲基化过程，在以后的发育阶段，组织特异性基因通过选择性去甲基化形成特异的细胞表达类型。癌基因的低甲基化与抑癌基因高甲基化也可能与肿瘤发生有关，研究发现，多种癌基因如 raf、c－myc，c－fos 等在肿瘤组织中普遍低甲基化。”

聂伟等（2006）[359]：采用免疫组化 SP 法检测 20 例正常大肠黏膜、20 例大肠腺瘤性息肉及 60 例大肠癌组织中 Skp2、c－Myc 和 P27kip1 蛋白表达情况。结果：Skp2、c－Myc 和 P27kip1 蛋白在大肠癌组织中阳性表达率分别为 71.67%、66.67% 和 21.67%。随肿瘤细胞分化程度降低、浸润深度加深、病理分期延迟及伴有淋巴结的转移，P27kip1 阳性表达率逐渐降低，Skp2 阳性表达率逐渐升高。c－Myc 过表达与浸润深度加深、病理分期延迟及伴有淋巴结的转移有关。"近年研究表明，P27kip1 作为细胞周期蛋白依赖性激酶抑制剂（CDKI）能广泛抑制多种细胞周期蛋白和激酶的活性，被认为是一种候选抑癌基因。""细胞 S 期激酶相关蛋白 2（Skp2）作为一种 F－box 蛋白，在真核细胞中通过泛素－蛋白酶降解途径降解泛素化的蛋白质而严格调控细胞周期。""从正常大肠黏膜－大肠腺瘤性息肉－大肠癌组织中，Skp2、c－Myc 表达逐渐增强，P27kip1 表达逐渐减弱。""Skp2 是从大量的恶变细胞中发现的一种 F－box 蛋白，因其主要存在于恶变细胞的 S 期，且与 cyclinA－CDK2 活性有关，故命名为 S 期激酶相关蛋白 2。既往的研究表明，Skp2 具有原癌基因的作用，在人类的许多癌组织（如食道鳞状上皮细胞癌、胃癌、乳腺癌、肺癌及前列腺癌等）中呈过表达。""在人类几乎所有的上皮性肿瘤中都有 P27kip1 蛋白表达的下降或缺失，从癌前病变到癌变随恶性程度的增加其蛋白表达进行性的下降。"

陈振雨等（2006）[360]："目的：通过对病理性瘢痕（瘢痕疙瘩或增生性瘢痕）组织中 c－fos 和 5－HT（5－羟色胺）表达变化的研究，探讨其与病理性瘢痕痛痒和增生的关系。方法：利用免疫组化方法检测病理性瘢痕和正常皮肤中 c－fos 和 5－HT 的表达情况。结果：痛痒的病理性瘢痕组织中 c－fos、5－HT 的表达显著高于正常皮肤组织和非痛痒的瘢痕组织；非痛痒的瘢痕组织中 c－fos 的表达显著高于正常皮肤，而 5－HT 表达无明显差异。结论：c－fos、5－HT 表达增高可能导致病理性瘢痕临床痛痒症状的发生，c－fos 表达增高可能与病理性瘢痕的形成、发展有关。""本文结果与文献报道一致，即病理性瘢痕组织中 c－fos 的表达高于正常皮肤组织。"

李文娟等（2006）[361]：MMP－2、MMP－3、MMP－9、TIMP－1 和 TIMP－2 在不同时期的胎儿皮肤内均有表达，它们主要分布于表皮细胞、成纤维细胞、毛囊和汗腺上皮细胞以及血管内皮细胞的胞浆中。在早期（胎龄12~18周）妊娠胎儿皮肤中，MMP-2、MMP-3、MMP-9蛋白呈强阳性表达，随着胎儿生长发育，这些蛋白的阳性率逐渐降低，在晚期（胎龄27~40周）妊娠胎儿皮肤中这些蛋白的阳性细胞率均明显低于早期妊娠胎儿。TIMP-1和TIMP-2呈相反的变化规律，在早期妊娠胎儿皮肤中表达水平较低，而在晚期妊娠胎儿皮肤中这两种蛋白阳性细胞率增大，显著高于早期妊娠胎儿。

石晶等（2006）[362]："目的：探讨在口腔黏膜癌变过程中端粒酶催化亚单位（hTERT）和c-myc的表达及其相关关系。方法：用免疫组化的方法对口腔白斑（OLK）45例（单纯性增生15例，轻度异常增生10例，中度异常增生11例，重度异常增生9例）、口腔鳞状细胞癌（OSCC）37例（OSCC Ⅰ级13例、OSCC Ⅱ级12例、OSCC Ⅲ级12例）和正常口腔黏膜12例进行了hTERT和c-myc的检测。结果：正常口腔黏膜组、单纯增生性白斑组、不典型增生性白斑组及鳞癌组hTERT蛋白表达的阳性率分别为：0%（0/12）、26.67%（4/15）、56.67%（17/30）、83.78%（31/37），上述四组间hTERT蛋白表达阳性率有差异（$P<0.01$）。""OLK是最常见的癌前病变，癌变率高达9%~19%。""在从正常口腔黏膜到单纯增生性白斑再到不典型增生性白斑，随着细胞异常增生程度的升高，c-myc蛋白表达的阳性率也呈逐渐上升趋势，且与正常口腔黏膜相比，不典型增生性白斑中c-myc蛋白表达阳性率明显升高，这一结果与Eversole和Sapp的研究结果相一致。""综上所述，端粒酶的活化和c-myc基因的过表达与口腔黏膜癌变过程密切相关。"

王启明等（2006）[363]："采用免疫组织化学方法观察β-catenin在12、16d胎龄大鼠、新生鼠、成年鼠以及肝癌模型鼠肝脏中的表达；同时用RT-PCR方法检测β-catenin mRNA在标本中的转录水平。结果：免疫组化显示，在12d胎龄大鼠肝脏中，β－catenin 在几乎所有的肝细胞浆中都有比较强的表达，部分细胞的核膜上也有阳性着色；在 16d 胎龄大鼠肝脏中，β－catenin 在肝细胞浆中仍有表达，但是无论是表达强度还是阳性细胞的数量都较前时期有所下降。在大鼠肝癌细胞中，β－catenin 的表达定位也以胞浆为主。而在新生鼠和成年大鼠的肝脏中则未见 β－catenin 表达。RT－PCR 的结果显示，无论是在新生鼠、成年鼠肝脏还是胚胎以及肿瘤肝脏中均存在 β－catenin 的转录，而且转录水平没有明显的差异。结论：Wnt/β－catenin 信号传导通路在大鼠胚胎肝脏发育和肿瘤的发生中被激活。β－catenin 蛋白在细胞浆中的积累可能不是因为转录水平的提高而是其未被降解所导致的。”“Wnt/β－catenin 信号传导通路是一条在生物进化中极为保守的通路。”“普遍认为，在正常的成体细胞中，β－catenin 只作为一种细胞骨架蛋白在胞内靠近细胞膜处与 E－cadherin 形成复合体对维持同型细胞的粘附，防止细胞的移动发挥作用。在胞浆中并没有更多的 β－catenin 蛋白存在。只有在一定条件下当它在胞浆中积累起来乃至开始向胞核进行转位时，Wnt/β－catenin 信号传导通路才被激活，产生细胞增殖的效应。”“在大鼠肝癌中我们发现 β－catenin 蛋白在肿瘤细胞中大量表达，且表达强度较胚胎时期更为显著，有向胞核转位的倾向。RT－PCR 的结果与胎肝中的一致，提示 β－catenin mRNA 在肿瘤中的转录水平与正常肝脏相比并没有增高。肿瘤细胞中 β－actenin 蛋白表达增加很可能是逃避了 GSK3β 等的降解所致。这一结论与 Tien 等的研究成果相吻合。”

康健（2006。综述）[364]：“CEA 家族成员表达于许多上皮起源的肿瘤，如结直肠癌、肺腺癌、卵巢黏液癌、子宫内膜癌。”

苑铁军等（2006）[365]：检测癌胚抗原、增殖细胞核抗原在 32 例胆脂瘤上皮和 14 例胆脂瘤患者外耳道皮肤中的表达情况。“伴有胆脂瘤发生的慢性中耳炎是一种持续性的中耳黏膜骨膜疾病，其组织病理学特征是上皮细胞的失调性高度增生与角化。”“Sankovic - Babic 等从慢性胆脂瘤型中耳炎患者中耳腔的不同部位取得的 118 块组织块进行分析，发现这些上有 CEA 的表达，主要分布于鳞状上皮、黏膜下层和结缔组织间，尤其分布在纤维增生基质的胶原纤维。”“本研究发现，胆脂瘤组织与外耳道皮肤相比，CEA 在胆脂瘤上皮组织中的表达有较高的阳性率。”“本实验发现，在外耳道皮肤，CEA 主要分布在基底层细胞胞浆及周围的部分胞膜，而在胆脂瘤上皮中，CEA 可遍及整个细胞膜及胞浆，有时甚至在周围的基质中亦有分布，在胆脂瘤上皮的表达强度高于在外耳道皮肤的表达。”“胆脂瘤上皮下炎症反应越重，CEA 表达明显增强。CEA 的表达伴随着大量的淋巴细胞和浆细胞，中性粒细胞和巨噬细胞，这同 Sankovic - Babic 研究一致：炎症是刺激上皮细胞增生的原因之一。”增殖细胞核抗原（PCNA）“在正常已分化的非增殖细胞中检测不到。”“我们的研究表明，胆脂瘤上皮中 PCNA 阳性细胞分布在胆脂瘤上皮的全层，以棘层细胞为多。……外耳道皮肤中阳性细胞主要分布在基底层及基底上层。”“上皮下组织炎性细胞浸润多的部位，PCNA 表达越高，也就是说胆脂瘤上皮细胞的增殖能力受中耳腔微环境的影响。”

林开文等（2006）[366]：“应用免疫组织化学方法检测 c - myc、ras p21 蛋白在 30 例瘢痕疙瘩组织和 26 例正常皮肤组织中的表达和分布。结果：c - myc 蛋白在瘢痕疙瘩成纤维细胞中呈强阳性表达，与正常皮肤对照组相比，差异有显著性，在瘢痕疙瘩的成纤维细胞中，rasp21 蛋白缺乏表达。结论：瘢痕疙瘩中 c - myc 蛋白表达升高提示 c - myc 原癌基因的激活，c - myc 原癌基因可能参与了成纤维细胞的分化增殖、胶原合成与降解以及对细胞因子的调控，并导致瘢痕增生；ras 原癌基因在瘢痕疙瘩形成中可能不突变或不起主要调控作用，这可能是瘢痕疙瘩较少癌变的原因。”“表皮基底层细胞是皮肤组织中有丝分裂和新陈代谢最为活跃的细胞，实验发现，rasp21、c－myc 蛋白在正常皮肤以及瘢痕疙瘩组织中的表皮基底层细胞内有少量表达。”“成纤维细胞是伤口愈合和瘢痕疙瘩的关键细胞。”

化红霞等（2006）[367]：“方法：采用免疫组织化学方法，检测了 60 例扁平苔癣皮损区及 60 名健康志愿者的表皮中 c－myc、PCNA（增殖细胞核抗原）、VEGF（血管内皮细胞生长因子）的表达及分布特点。结果：扁平苔癣皮损区 c－myc、PCNA、VEGF 表达均较正常表皮中的表达明显增强，分布于除角质层以外的表皮各层，而正常表皮表达阴性或仅在基底层有弱阳性表达。结论：c－myc、PCNA 在扁平苔癣皮损中过度表达，提示其与扁平苔癣的表皮细胞过度增殖、分化异常有关。”c－myc 在正常表皮中的表达水平很低。

于琦（2006。综述）[368]：“随后，在包括淋巴瘤、白血病、骨髓增生异常综合征、乳腺癌、肺癌、直肠癌等多种肿瘤中均发现 Bmi－1 表达增强，并与肿瘤的恶性程度、侵袭及预后有关。”“1. 血液系统恶性肿瘤：Sawa 等应用实时荧光定量 RT－PCR 技术分析 52 例急性白血病和 5 例正常人骨髓中 Bmi－1 基因的表达，发现 Bmi－1 基因在急性白血病骨髓中的表达水平明显高于正常人，尤其在急性髓细胞白血病微分化型（Mo 型）中表达水平更高。Mihara 等发现，Bmi－1 基因可作为预测骨髓增生异常综合征（MDS）进展及预后的新的分子标志物。他们检测了 51 例 MDS 患者骨髓中 Bmi－1 基因的表达，发现随 MDS 病情进展，Bmi－1 基因表达水平升高，并且表达高水平 Bmi－1 基因的病例更容易转变为急性白血病。”“在对各型淋巴瘤的研究中发现，11%（4/36）的套细胞淋巴瘤中存在 Bmi－1 的基因扩增，并表达高水平的 Bmi－1 蛋白。”“2. 乳腺癌：Kim 等应用 RT－PCR 方法检测了 33 例乳腺癌及癌旁非肿瘤组织中 Bmi－1 基因的表达，发现28例（85%）乳腺癌中Bmi-1 mRNA水平明显增高；免疫组织化学染色检测71例乳腺癌中Bmi-1蛋白的表达，其中62%（44/71）的病例Bmi-1蛋白染色呈强阳性，并发现Bmi-1基因表达水平与乳腺癌腋窝淋巴结转移及雌激素受体的表达呈正相关。”3. 肺癌：Vonlanthen等应用免疫组织化学染色检测了48例非小细胞肺癌中Bmi-1表达，发现58%（28/48）的病例中Bmi-1染色呈中等至强阳性。“Breuer等对23例支气管癌前病变和13例鳞状细胞肺癌患者的研究中发现，随支气管癌前病变向鳞状细胞肺癌发展，Bmi-1基因表达逐渐上调，提示Bmi-1基因参与了肺癌的发生过程。”“4. 结直肠癌：Kim等检测了51例结直肠癌及癌旁正常黏膜组织中Bmi-1基因的表达，发现结直肠癌中Bmi-1 mRNA水平比正常肠黏膜组织高2~3倍。免疫组织化学染色显示，65%（30/46）的结直肠癌中Bmi-1染色呈中等至强阳性。”

崔天根（2006）[369]：“目前认为CEA是各脏器癌的广谱肿瘤标记物，在肺癌中其阳性率达75.2%。”“笔者总结了1999年1月~2003年10月本院收治的74例肺癌患者血清CEA值的变化，并分析其与病理组织学分型、临床分期之间的关系。”“我院采用放射免疫分析法测定肺腺癌的CEA阳性率70%，与国内其他报道的60%~80%相符合。”“同时在同组腺癌患者中，临床分期为Ⅰ~Ⅲa期者CEA值与阳性率较低，而在Ⅲb~Ⅳ期的肺腺癌患者CEA值与阳性率均有明显升高，分析由于CEA的血清浓度高低与肿瘤瘤体的大小常呈正相关，所以在早期的肺癌患者中阳性率并不高，结合CEA在小细胞肺癌组与鳞癌组的低阳性率，说明CEA并不能作为肺癌早期诊断的指标之一；同时对不同病期的肺癌患者，根据CEA检测的数值高低可以监测其病情变化，当CEA在正常值上限3倍以上时，预示有全身性转移。”“在对CEA阳性肺癌患者进行手术切除、放疗或化疗时，连续检测 CEA 的浓度将有助于疗效的观察。手术完全切除者，一般在6周 CEA 恢复正常；术后有残留或有微转移者，可见下降，但不复正常；无法切除而姑息手术者，一般呈持续上升；肺癌复发后 CEA 浓度又再度升高。在肺癌的放疗和化疗中，血清 CEA 浓度的检测也能较好地反映疗效，当血清 CEA 的浓度能随治疗而下降，说明有效，若经治疗后血清 CEA 浓度不变甚至上升，则必须更换治疗方案。”

参考文献

1. [美] A. C. 布朗，著. 杨松榆，编译. 癌生物学. 科学出版社，1978；2，5，22，28，53，76，77，90（译者增补）

2. 孙即昆，译. 逐步致癌. 国外医学·肿瘤学分册，1984；（2）：105－107

3. [印] M. S. 卡南高，著. 陆中定，等，译. 衰老生物化学. 人民卫生出版社，1985，26

4. 金世杰. 综述，Barrett 食管. 国外医学·临床放射学分册，1986；（4）：200－202

5. 谭健，译. 动脉粥样硬化中的癌基因. 国外医学情报，1987；（17）：297－298

6. 胡光敏，裘建民，张志兰，等. 正常人老年前期与老年期血中环核苷酸、癌胚抗原、甲胎蛋白及铁蛋白的水平. 苏州医学院学报，1988；8（1）：55－56

7. 吴梧桐，王鑫. 老化过程中淋巴因子及其基因表达的改变. 老年学杂志，1991；11（1）：60－62

8. 史继学. Barrett 食管. 现代诊断与治疗，1992；3（1）：6－8

9. 倪桂宝. 21 例胆囊癌及癌旁黏膜组织中癌胚抗原的免疫组化观察. 实用肿瘤杂志，1993；8（3）：162－163

10. 许戈良，徐荣楠，蚁国铮. 胆囊结石时胆囊黏膜的病理改变和癌胚抗原的分布特征. 肝胆外科杂志，1994；2（2）：107－110

11. 张林，冈田庆夫. 肺泡上皮腺瘤样增生与细支气管肺泡癌的关系

探讨．中华肿瘤杂志，1994；16（2）：141－143

12. 毛荣军．综述，胃黏膜癌前病变的研究进展．临床肿瘤学杂志，1998；3（2）：76－77

13. 王毅鑫，阮灿平，李莉，施靖华，孔宪涛．胃癌患者手术前后T细胞及其活化抗原表达的变化与临床意义．上海免疫学杂志，1998；18（4）：228－230

14. 于甬华，尹勇．衰老与癌症．国外医学·肿瘤学分册，1998；25（5）：276－278

15. 王亚东，李德宇，周淮彬，褚学宏．c－erbB－2蛋白在胆囊良恶性病变中的表达及意义．新乡医学院学报，1999；16（3）：218－220

16. 王璟．让胃癌前期病变“浪子回头”．首都医药，2000；7（5）：56

17. 曲旭红，刘进，韩冰，石爱梅．创伤性溃疡与癌性溃疡的关系．河南医药信息，2002；10（21）：6－7

18. 谢永红，杜月光，许敬尧，等．细胞角蛋白－7癌胚抗原在胃癌中表达的意义．浙江临床医学，2003；5（9）：643－644

19. 杨旭峰，王一尘．不同年龄结肠癌患者癌胚抗原水平的比较研究．中国综合临床，2005；21（1）：11－12

20. 郭步英，译．胎盘功能．国外医学参考资料·计划生育妇产科学分册，1978；（3）：119－122

21 王锡周．综述，胎儿胎盘单元功能的诊断．国外医学·计划生育妇产科学分册，1980；（6）：242－246

22. 高天祥．人类消化系统癌胚抗原的研究现状．新医学，1973；4（9）：460－462

23. 胎儿血清与肝癌患者血清的比较研究——乳酸脱氢酶、碱性磷酸酶的同功酶与甲种胎儿蛋白的关系．天津医药，1974；（4）：187

24. 中国科学院上海生物化学研究所肿瘤组．上海第二医学院新华医院内科，上海淮海药厂，癌变过程中酪氨酸转氨酶（TAT）和5’－核苷磷酸二酯酶（5’－NPDase）的变化．生物化学与生物物理学报，1975；7（2）：157－162

25. 中国科学院上海生物化学研究所肿瘤组，上海中医学院病原病理教研组．上海市肿瘤医院病理科，大鼠3’-甲基-4，4’-二甲基氨基偶氮苯（3’-MeDAB）诱癌过程甲胎蛋白的动态变化和免疫酶标记定位观察．生物化学与生物物理学报，1976；8（1）：49-59

26. 徐涛．甲种胎儿球蛋白检查对肝癌以外疾病的临床意义．山东大学学报（医学版），1976；（1）：66-70

27. 蚌埠医学院原子医学教研组．甲胎蛋白放射免疫测定在肝病中的临床应用．蚌埠医学院学报，1977；（2）：22-28

28. 邓伟吾，摘．原发性支气管癌演变中癌胚抗原定量的意义．国外医学·内科学分册，1977；（12）：555-556

29. 张玉砚，徐永华，徐亚男，等．大鼠肝癌发生过程基因转录调控机理的研究Ⅰ与DNA重复顺序互补的RNA的比较．实验生物学报，1978；11（1）：97-104

30. 朱一虹，王租乾．75例原发性肝癌病理形态与甲胎蛋白的关系．泸州医学院学报，1978；（3）：15-24

31. 朱雍然，摘译．胰腺癌．复旦学报（医学版），1978；（Z1）：125

32. 陳明，周爱如．综述，癌变的分子生物学．医学分子生物学杂志，1979；（2）：197-204

33. 张奇亮．血清γ-谷氨酰转肽酶测定对肝胆疾患诊断价值的探讨．山东医药，1979；（3）：24-25

34. 辽宁中医学院，主编．病理学（中医专业用）．上海科学技术出版社，1979；84~87

35. 郑益星，金辉．胚胎组织与癌组织中的乳酸脱氢酶同功酶谱分析．延边大学医学学报，1980；（4）：51-54

36. 白洪美，摘．肌酸激酶BB：一种新的与肿瘤有关的标志．国际检验医学杂志，1980；（4）：54

37. 司履生，袁定东，郭尚温．食管鳞状细胞癌中的A、B血型抗原．西安医学院学报，1981；2（1）：107-114

38. 黄光琦，谢之荣，刘柏林，宁其志．人体恶性肿瘤组织与胚胎组织乳酸脱氢酶同工酶电泳图谱的比较研究．四川医学院学报，1981；12（2）：112-118

39. 赵春久，译．碱性胎儿蛋白．日本医学介绍，1981；（6）：24

40. 姜世忠，摘. 碱性胎球蛋白（BFP）对观察癌症临床经过和判定疗效的价值. 国外医学·内科学分册，1981；8（9）：415

41. 李振，张荫昌，张佩范，王梅先. 胃癌血型物质的丧失及其在移植免疫生物学及肿瘤学意义（摘要）. 中国医科大学学报，1981；（S1）：63－65

42. 胡应光. 肝母细胞瘤一例报道. 皖南医学院学报，1981；（15）：53－54

43. 关赛芳，徐世康，李明烈，等. 血清γ－谷氨酰转肽酶（γ－GT）同功酶的临床研究. 肿瘤，1982；2（1）：13－15，45－46，图见插页4

44. 陈士葆，摘，胃癌组织中碱性磷酸酶同功酶的研究，国际消化病杂志，1982；（1）：38－39

45. 黄道培，彭宝珍，李宝珪，等. 人胚肝去组蛋白染色质抗原、甲胎蛋白及白蛋白在人肝癌和癌周组织中的定位关系. 生物化学与生物物理学报，1982；14（2）：145－149，图见图版Ⅰ、Ⅱ

46. 王惠民，摘. 电泳分离肝癌患者血清γ－谷氨酰转肽酶. 国际检验医学杂志，1982；（3）：50－51

47. 杨小燕，刘彦仿. 肝癌癌胚铁蛋白的免疫组化定位（简报）. 第四军医大学学报，1982；（3）：269－270

48. 余元勋. 肿瘤标志物. 安徽医学，1982；（6）：32－35

49. 程明. 恶性肿瘤的免疫化学诊断. 生理科学，1983；3（4）：7－10

50. 张锦生，应越英，徐元鼎. 以γ－谷氨酰转肽酶为标记对实验性肝癌癌变过程的研究. 上海第一医学院学报，1983；10（4）：263－268，图见插图页15，16

51. 杨善民，陳丽英，梁平. 胃癌中的内分泌型细胞. 电子显微学报，电子显微学报，1984；（3）：109

52. 钟慈声，主编. 细胞和组织的超微结构. 人民卫生出版社，1984。20

53. 王红阳，摘. 肿瘤患者结合铁蛋白淋巴细胞的测定. 国外医学·肿瘤学分册，1985；（1）：48

54. 刘重元，庄宗杰，刘家骝. 胎儿、孕妇及乙型肝炎患者血清中5’－核苷酸磷酸二酯酶同工酶Ⅴ（5’－NPDase－Ⅴ）的研究. 贵阳医学院

学报，1985；10（1）：25－29

55. 林文光，杨位通，陈碧，等．137例胃疾患的血清及胃液乳酸脱氢酶测定分析．福建医学院学报，1985；19（2）：6－8

56. 林克敏，叶司原，刘启福．在肝癌病人血清中发现5’－核苷酸磷酸二酯酶新的异常同工酶．广西医学，1985；7（4）：171－173，图见图版

57. 焉晋绪，侯瑞芳，吕勤英．.口腔黏膜白斑的电镜观察．青海医药杂志，1985；（6）：7－8

58. 翁梨驹，摘．胎盘碱性磷酸酶作为妇科恶性肿瘤标记的数值．国外医学·妇产科学分册，1985；（6）：360－361

59. 曹诗运．试论肿瘤发生的机理——幼稚细胞分化受阻假说的提出及其对肿瘤现象的解释．自然杂志，1985；8（9）：641－648

60. 李少林，译．BFP（碱性胎蛋白）．国际检验医学杂志，1986；（2）：31－33

61. 宗明，吴孟超．综述，醛缩酶同功酶A与肝癌．国外医学·消化系疾病分册，1986；（3）：138－142

62. 杨秉辉．肝癌的标志物．实用外科杂志，1986；6（3）：115－116

63. 杜肇宗，孙希仁，李新荣，等．人体胃腺癌细胞碱性磷酸酶同工酶的表达．铁道医学，1986；14（3）：2，129－132，图6见插页5

64. 张勇，徐晓利．二甲氨基偶氮苯（DAB）诱发大白鼠肝癌形成过程中葡萄糖：ATP－磷酸转移酶同工酶基因表达的改变．中山医科大学学报，1986；7（3）：18－25

65. 袁玫，Steven H，Itzkowitz．“T”抗原在人类大肠癌、癌前病变及正常大肠中的表现——用植物血凝素及抗体免疫组化法观察．细胞与分子免疫学杂志，1986；（3）：35－42

66. 宗明，吴孟超．醛缩酶同工酶A对原发性肝细胞癌的诊断价值．肿瘤，1986；6（4）：172－174

67. 徐福忠，摘．睾丸肿瘤病人的血红蛋白F水平．国际泌尿系统杂志，1986；（4）：47－48

68. 张俊，摘译．作为肿瘤指标的碱性胎儿蛋白（BFP）．实用儿科临床杂志，1987；2（1）：59－60

69. 孙恪遵．胃癌的生化免疫诊断．医师进修杂志，1987；（1）：5－7

70. 吴建文. 综述，原发性肝癌的酶标志. 国外医学·内科学分册，1987；(5)：193－197，下转 227

71. 杨永青. 综述，肺癌标记物的放射免疫分析进展. 国际呼吸杂志，1988；(1)：12－14

72. 王金良. 综述，癌胚抗原测定的问题与展望. 国际检验医学杂志，1988；(2)：21－24

73. 刘树卿，张荫昌. 胃黏膜球样异型增生的组织病理学研究Ⅲ. 人胃黏膜球样异型增生细胞的组织化学及免疫组织化学研究. 中国医科大学学报，1988；17（2)：97－102

74. 王武康，方宁，林勇. 从乳酸脱氢酶同工酶变化看肿瘤细胞酶谱的胚胎化倾向. 遵义医学院学报，1988；11（3)：51－54

75. 杨建民，袁玫，刘伟纹，等. 10 种癌相关抗原在胃癌、胃炎及正常胃组织的表达. 细胞与分子免疫学杂志，1988；(4)：22－23

76. 谭景莹，译. 乳腺肿瘤发展的细胞生物学及分子生物学. 国外医学·肿瘤学分册，1988；(4)：235－237

77. 陈作良. 综述，血型抗原前身物在癌和癌前疾病中的表达. 国外医学·口腔医学分册，1988；(5)：289－293

78. ［联邦德国］G. 卡尔，J. S. 舍尔，主编. 樊梦康，徐杏阳，等，译. 植物肿瘤的分子生物学. 科学出版社，1988。366－370，379

79. 陈作良. 综述，上皮中 ABH 血型抗原表达与癌的生物学行为. 国外医学·口腔医学分册，1989；(2)：77－80

80. 曹光群，李涤臣，承泽龙，等. 卵巢黏液性肿瘤组化和免疫组化研究. 临床与实验病理学杂志，1989；5（4)：243－245，图见封 3

81. 唐炳华，陈玉芳. 人类食管癌 γ－谷氨酰转肽酶性质的研究. 生物化学杂志，1990；6（1)：10－16

82. 郭晓钟，于世远，戴晓晶，等. 胰腺癌胚抗原的部分纯化、鉴定及抗血清制备. 肿瘤，1990；10（2)：91－92

83. 张昭成. 人肝癌及癌周组织中 γ－谷氨酰转肽酶、甲胎蛋白、癌胚抗原的表达. 青岛医学院学报，1990；26（2)：87－90，图见封 2

84. 王树庚，摘. 测定肺癌患者血清碱性胎儿蛋白值的临床意义. 国外医学·肿瘤学分册，1990；(3)：185－186

85. 陈丽荣，陈方宏，郑备义，等. 结直肠黏膜癌变与凝集素受体关系的研究. 实用肿瘤杂志，1990；5（3）：165－168

86. 江昌新，谭郁彬. 胰腺内分泌细胞增生性疾病的形态发生学研究. 中华病理学杂志，1990；19（3）：175－178

87. 刘水琴，张学庸，樊代明，等. 胃癌相关抗原在人胚胎组织中表达规律的研究. 癌症，1990；（5）：407－408

88. 林峰，刘毅，陈惠黎. 诱发大鼠肝癌早期病变中谷胱甘肽 S－转移酶的研究. 肿瘤，1990；10（5）：214－216

89. 方笑雷，摘. 肾细胞癌病人血清碱性胎蛋白变化. 国际肿瘤学杂志，1990；（5）：317

90. 刘水琴，张学庸，陈希陶，等. 胃癌单克隆抗体 MG 系列相应抗原在人胚胎组织中的表达. 第四军医大学学报，1990；11（6）：447－449

91. 张泰昌. 胰腺癌的肿瘤标志. 中国肿瘤临床，1990；17（6）：371－372

92. 陳希楼，牛建英. 抗恶性肿瘤中药新制剂理法方药探析. 辽宁中医杂志，1990；14（8）：7－9

93. 江希明，等，主编. 肿瘤生物学. 浙江科学技术出版社，1990；42，66，67

94. 武忠弼，主编. 超微结构病理学基础. 人民卫生出版社，1990；23

95. E. Pimentel，著，贾立斌，译. 癌基因. 上海医科大学出版社，1990；6，7，237，321，322

96. 汤健，周爱儒. 原癌基因与心血管疾病. 北京医科大学、中国协和医科大学联合出版社，1990；7，21

97. ［加］R. 梅尔扎克，［英］P. D. 沃尔，著. 王兆麟，秦潮，何量，译. 疼痛的挑战. 陕西科学技术出版社，1990；94

98. 白经修，银德仁，王天义，等. 食管癌癌前病变中 γ－谷氨酰转肽酶的意义. 河南肿瘤学杂志，1991；4（1）：17－19

99. 尹宗柱. 综述，胎盘型谷胱甘肽 S－转移酶在人肿瘤组织中的表达及其临床应用研究进展. 延边医学院学报，1991；14（1）：70－75，下转69

100. 范桢，汤钊猷，周信达，等. 亚基特异性铁蛋白单克隆抗体对人

肝癌与肝脏铁蛋白生化免疫性质分析．肿瘤，1991；11（1）：3－4，图见插页

101. 刘粤梅，刘瑞芳．肿瘤标志物的研究进展．荷泽医专学报，1991；3（2）：46－49

102. 陳丽英，龚华实，梁平，等．从胚胎胃黏膜发育过程探讨胃癌的组织发生（超微结构观察）．福建医学院学报，1991；25（2）：95－98

103. 贺锐，罗贤懋，丁濂，等．大鼠肺癌前病变及其γ－谷氨酰转肽酶表达的研究．中国医学科学院学报，1991；13（5）：343－346，图见插图第20、21页

104. 章静波．胚胎发育与肿瘤．北京医科大学中国协和医科大学联合出版社，1991；87~94，

105. 胡兆平，丁子清，胡长路，等．恶性实体瘤与红细胞血型抗原强度变化的研究．安徽医科大学学报，1992；27（2）：109－110

106. 朱人敏，江绍基，萧树东，等．ENNG诱发犬胃癌过程细胞动力学的研究．金陵医院学报，1992；5（4）：357－360

107. 匡希文，雷风生，朱建思，等．大肠癌及慢性溃疡性结肠炎的免疫组化研究．衡阳医学院学报，1992；20（4）：346－351

108. 黄大鹏，赵卫星，苗健，等．癌胚性肿瘤标志物联检的诊断价值．肿瘤防治研究，1992；19（4）：227－228

109. 张文俊．综述，胚胰腺泡蛋白（FAP）与胰腺癌．国外医学·消化系疾病分册，1992；12（4）：230－231

110. Bast RC et al，著．方笑雷，译．卵巢上皮的恶性转化．国外医学·肿瘤学分册，1992；19（5）：295－297

111. 俞孝庭．恶性瘤细胞与胚胎细胞异同剖析．蚌埠医学院学报，1993；18（1）：58－59

112. 薛辉，司徒镇强，吴军正，等．口腔癌及癌前病变组织c－myc癌基因表达．实用口腔医学杂志，1993；9（1）：27－28

113. 谢青，张哉根，王勇，等．膀胱癌ABH血型物质与病理分级、生物学行为的关系．第三军医大学学报，1993；15（2）：99－102

114. 余永伟，詹镕洲，秦洪义，等．前列腺癌及前列腺非典型增生中Ras p21的免疫组化检测．第二军医大学学报，1993；14（2）：147－150

115. 桂开林，张哉根，谢青，等. NEU 癌基因产物 P185 在乳腺癌前病变中表达的意义. 细胞与分子免疫学杂志，1993；(3)：69

116. ［日］久场睦夫，著，马玉峰，摘. 原发性肺癌患者血清 BFP 临床研究. 国外医学·分子生物学分册，1993；15（5）：封3

117. 袁瑞香，刘桂卿，姚宏，等. 人胎盘型 GST－π 抗体对大肠腺癌和腺瘤免疫组化标志的意义. 临床与实验病理学杂志，1993；9（增刊）：23－25，图片见插页V

118. 现代医学编辑委员会. 中国大百科全书·现代医学（Ⅰ）. 中国大百科全书出版社，北京·上海，1993。3，4

119. 冯震博，李志尚，罗殿中，等. 肝细胞不典型增生的 DNA 含量与组织化学反应关系的探讨. 广西医科大学学报，1994；11（1）：38－41

120. 郑智勇，王顺友，朱忠勇. 抗人胎胰相关抗原单克隆抗体 C1 免疫组化研究. 单克隆抗体通讯，1994；10（1）：5－7，图见73

121. 张世忠，张积仁，陳长才，等. 脑胶质瘤 N－GSL 的表达. 第一军医大学学报，1994；14（1）：41

122. 赵燕，张积仁，周殿元，等. 肝癌（N－GSL）的初步研究. 第一军医大学学报，1994；14（1）：77

123. 刘彦仿，苏勤. 乙型肝炎、肝硬变中一种小多角细胞的观察. 中国组织化学与细胞化学杂志，1994；3（1）：51－56，图见插图页9

124. 孙慨，魏桂珍，张杰. 支气管肺泡灌洗液、血清癌胚抗原测定对肺癌的临床意义. 实用肿瘤学杂志，1994；(1)：54－55

125. 齐为民. 综述，肿瘤相关糖蛋白的研究进展. 国外医学·临床生物化学与检验学分册，1994；15（2）：56－58，下转86

126. 邹合强，等. 肝细胞癌变过程中 p53 的突变和甲胎蛋白的表达（摘要）. 普外基础与临床，1994；1（2）：114

127. 胡明，惠延年. 综述，原癌基因及其在眼肿瘤和细胞生长中的研究进展. 国外医学·眼科学分册，1994；18（2）：81－86

128. 王建明，崔惠云，李申德，等. c－myc 癌基因在大肠癌中的表达与扩增. 中华医学遗传学杂志，1994；11（2）：101－103，图见插图页7

129. 周涛，陈汉松，甘梅富. 胃黏膜不同类型肠上皮化生的癌胚抗原观察. 温州医学院学报，1994；(3)：161－162

130. 易庚华，董汉宣，陈萌椿，等. 食管癌及贲门癌碱性磷酸酶同工酶表达形式的研究. 南通医学院学报，1994；14（3）：344，下转350

131. 范恩学，王传庆，郭丽娟，等. 胃液中二种相关胚胎抗原与癌前疾病的关系. 白求恩医科大学学报，1994；20（3）：260－262

132. 江明，毛毓斌，孟宪镛. 胃癌生物学行为和预后与A、B、H、M、N血型抗原表达的相关性研究. 中华消化杂志，1994；14（4）：204－206

133. 赵燕，张积仁，周殿元，等. 肝癌、胎肝及正常肝组织中性糖脂纯化和分析. 第一军医大学学报，1994；14（4）：274－276

134. 张世忠，张积仁，陈长才，等. 脑胶质瘤中性糖脂抗原的分离纯化及分析. 第一军医大学学报，1994；14（4）：269－270

135. 范恩学，孙峰，孙海霞. 二种相关胚胎抗原和胃癌组织学类型的关系. 河南肿瘤学杂志，1994；7（4）：266－267

136. 姜军，詹新恩，谷成明，等. 乳腺囊性增生病癌变过程中部分因素变化的意义. 第三军医大学学报，1994；16（5）：334－339

137. 杨光霖，董聿明，吴继锋，等. 胃癌癌胚抗原的表达及其意义的研究——黏液组化、免疫组化、透射电镜、免疫电镜观察，医学研究通讯，1994；23（8）：23

138. 徐钢，杨红，文锦. 大肠癌及大肠腺瘤CEA与P21表达的研究. 四川医学，1995；16（1）：9－11

139. 周殿元，张亚历，张万岱，等. 大肠肿瘤癌基因蛋白产物同步检测的对比分析. 中华消化杂志，1995；15（1）：8－10

140. 毕洁，印木泉，倪灿荣，等. 多发性结肠息肉C－erbB－2癌基因蛋白产物（P185）的研究. 癌变·畸变·突变，1995；7（1）：49－51

141. 邹合强，汤钊猷，刘康达，等. 肝腺瘤样增生突变型P53和AFP的表达. 当代肿瘤学杂志，1995；2（1）：25－26

142. 姚登福，黄介飞，孟宪镛，等. 鼠肝脏癌变过程中GGT及其同工酶的表达与动态变化. 肿瘤，1995；15（1）：53－56

143. 齐春会，郭山春，李华，等. 人胎盘型谷胱甘肽S－转移酶在胃癌及癌前病变组织中的表达. 中华病理学杂志，1995；24（1）：53－54，图见插页7

144. 毛振彪，施公胜，孟宪镛，等. 大肠癌组织 γ-谷氨酰转肽酶异质体表达的研究. 交通医学，1995；9（2）：6-8

145. 杨健. 皮肤纤维瘤组织病理学分析. 广州医学院学报，1995；23（2）：47-49，下转40

146. 吴世祥，丁建平，刘瑞萱，等. 104 例骨纤维结构不良的发病机制探讨. 中华骨科杂志，1995；15（2）：87-89，图见插图页1

147. 郑杰，武忠弼，阮幼冰，等. 癌基因蛋白 ras p21、甲胎蛋白在实验性大鼠肝癌前病变中的表达. 临床与实验病理学杂志，1995；11（2）：133-136，图见插页Ⅵ

148. 苏勤，张遂祥，杨淑杰，等. 乙型肝炎、肝硬变中癌前病变的形态学和免疫组织化学观察. 第四军医大学学报，1995；16（2）：85-88

149. 黄中新，黄华梅. 波形纤维蛋白在胎肺及肺腺癌的免疫组化表达. 广东解剖学通报，1995；17（2）：129

150. 张惠铭，罗杰，张晶，等. C-erbB-2 癌基因产物在细支气管肺泡细胞癌和细支气管肺泡细胞增生的表达. 诊断病理学杂志，1995；2（2）：93-95，图见封3

151. 陈关福，孙才均，俞丽华，等. 口腔及涎腺癌患者唾液癌胚抗原检测临床意义的初步探讨. 中国肿瘤临床，1995；22（3）：201-202

152. 杨斌. 综述，c-myc 原癌基因与系统性红斑狼疮. 国外医学·皮肤性病学分册，1995；21（4）：214-217

153. 谭毅，辛晓燕，陈必良，等. c-myc 和 P53 在卵巢上皮交界性肿瘤中的表达. 第四军医大学学报，1995；16（6）：449-452

154. 刘志毅，刘耕陶，张世馥. 联苯双酯对人肝癌细胞株的诱导分化作用. 中华医学杂志，1995；75（11）：676-678，下转710

155. 张文俊，许国铭，张洪富，等. 人胰腺癌组织胚胰腺泡蛋白表达的免疫组织化学研究. 第二军医大学学报，1996；17（1）：47-49

156. 匡希文，冬毕华，朱建思，等. 大肠癌单抗 Hb_3、花生凝集素、癌胚抗原三项标记对慢性溃疡性结肠炎的综合研究. 衡阳医学院学报，1996；24（1）：21-23

157. 杨梅芳，黄蓉蓉，王录焕，等. 肺癌患者血清 CEA、CT 及 TNF 测定的临床意义. 放射免疫学杂志，1996；9（1）：9-10

158. 陈世民，孙去病. 血型抗原与肿瘤标志物及几点辩证思考. 海南医学院学报，1996；2（1）：42－45

159. 赵晓晏，于世远，达四平，等. 胰腺癌血清学诊断的临床评价. 第三军医大学学报，1996；18（1）：26－29

160. 尹光耀，张武宁，何雪芬，等. 脾虚证胃病胃黏膜亚细胞结构及微量元素：DNA 研究的临床意义，中国中西医结合脾胃杂志，1996；4（1）：10－15

161. 沈薇，王景，沈鼎明. 血清胎盘酸性同工铁蛋白酶联火箭电泳法对原发性肝癌诊断的临床价值. 临床肝胆病杂志，1996；12（1）：24－26

162. 李荣华，张林，吴梅筠，等. 原发性胰腺癌 ABH 物质含量与肿瘤恶性程度关系的研究. 癌症，1996；15（1）：15－17，图见封 2

163. 牛青霞，张玲，崔亚玲，等. 血清 5'－核苷酸磷酸二酯酶 I 对原发性肝癌的诊断价值. 临床肝胆病杂志，1996；12（2）：89－90

164. 葛政举，毛振彪，孟宪镛，等. 大肠癌组织芳香基酰胺酶同工酶的研究. 南通医学院学报，1996；16（2）：173－174，下转 187

165. 梁廷波，郑树森，孙义国，等. 胃良恶性病变组织及不同距离癌旁黏膜内癌胚抗原表达的研究. 浙江医科大学学报，1996；25（2）：63－65

166. 郑磊，何淑芳，范忠义，等. 泪腺多形性腺瘤 ras 癌基因产物表达与 DNA 含量的关系. 眼科学报，1996；12（2）：54－57

167. 张牧霞，严霞，张富荣. Eca109 细胞胎盘型碱性磷酸酶表达研究. 中华肿瘤杂志，1996；18（3）：186－188

168. 张治民，吉生莲，唐美英，等. 癌胚抗原应用于胃癌组织学诊断的探讨. 青海医药杂志，1996；26（3）：5－6

169. 刘尚梅，刘复生，崔慧云，等. c－myc 癌基因在胃癌和癌前病变中的表达. 肿瘤防治研究，1996；23（3）：157－160，图见封 4

170. 姜军，陈意生，柳凤轩，等. 乳腺不典型增生组织中 ras 基因产物表达的意义. 第三军医大学学报，1996；18（3）：202－205

171. 殷智榕，张云汉，刘复兴，等. c－erbB－2、ras 癌基因产物在大肠癌及癌前病变中表达. 临床与实验病理学杂志，1996；12（4）：316

172. 王泽球，赵燕琴. 支气管肺泡灌洗液癌胚抗原和糖链抗原 50 检

测在肺癌诊断中的价值. 中国实用内科杂志，1996；6（4）：221-222

173. 张健，古国贤，张积仁，等. 肺癌及胎肺中性糖脂的分析. 肿瘤防治研究，1996；23（4）：218-220

174. 张佳立，于晓红，钟传庆. C-erbB2 在乳腺癌中的表达. 浙江肿瘤，1996；2（4）：255

175. 吴传真，于丽. c-myc 癌基因在乳腺癌中的表达及意义. 浙江肿瘤，1996；2（4）：241

176. 赵燕. 综述，肝癌相关鞘糖脂抗原的研究进展. 国外医学（临床生物化学与检验学分册），1996；17（5）：201-203

177. 任景丽，王宪远，周志强，等. 大肠癌旁黏膜 CEA 及 GST-π 抗原表达. 新消化病学杂志，1996；4（6）：312-313

178. 杨波，王萍，宗安民，等. 癌胚抗原定量研究在胃癌早期诊断中的作用. 中国肿瘤临床，1996；23（9）：647-650

179. 刘巍，李树玲，傅西林. 乳腺增生性病变与其癌变的观察Ⅱ免疫组织化学研究. 中国肿瘤临床，1996；23（10）：695-699

180. 朱建伟，陈玉泉，薛华，等. 甲状腺肿瘤中原癌基因 bcl-2 的表达及意义. 中华医学杂志，1996；76（11）：829-831，图见插页图 14

181. 马骧，王宏光，尹宗柱. 胃癌胎盘型 GST-л 表达的意义. 新消化病学杂志，1996；4（12）：691-692

182. 董郡，主编. 病理学. 人民卫生出版社，1996，第二版，157，158，162，166，173

183. 倪桂宝，丁伟星，胡孟均. rasp21 在早期胃癌及癌旁组织中的表达. 肿瘤研究与临床，1997；9（1）：29-31

184. 杜金荣，陈淑范，付红，等. 癌基因在胃、喉及膀胱良恶性病变中的表达及临床意义. 哈尔滨医科大学学报，1997；31（1）：58-59

185. 芮红兵，陈志哲，叶德富，等. 急性非淋巴细胞白血病细胞中原癌基因 c-myc 的表达. 福建医科大学学报，1997；31（1）：51-55

186. 邓民斌，蔡振范，单汉清. CEA 及 CY21-1 IRMA 联合检测对不同病理类型肺癌的诊断价值. 苏州医学院学报，1997；17（1）：48-49

187. 梁晓秋. 综述，胎盘型谷胱苷肽 S 转移酶——一种新的肿瘤标志物. 国外医学·生理、病理科学与临床分册，1997；17（1）：41-44

188. 黄晓赤，赵剑萍，罗克枢，等. 癌胚抗原在绒毛状腺瘤癌变中的生物学意义. 成都医药，1997；23（2）：118－119

189. 朱敬先，王晓玲，高顺强. 神经纤维瘤癌基因蛋白的表达. 中华皮肤科杂志，1997；30（3）：191－192

190. 张燕，黄留业，张竹卿. 血清α－L－岩藻糖酶、γ－谷氨酰转肽酶同工酶Ⅱ对原发性肝癌诊断价值的研究. 临床消化病杂志，1997；9（3）：128－129

191. 庞飚，陈衔城，李士其. 巨大型侵袭性垂体腺瘤癌基因相关蛋白的研究. 中国神经精神疾病杂志，1997；23（3）：134－136，下转附4

192. 梁刚，沈陶然，徐小宏，等. 早期胆囊癌癌基因的表达. 临床与实验病理学杂志，1997；13（4）：333－335

193. 陈铁河，印木泉，朱炳钗，等. 端粒酶活性在肿瘤组织和胚胎组织中的表达. 海军医学，1997；15（4）：338－341

194. 袁永群，顾美皎，成文彩. 癌——基因的返祖现象. 国外医学·分子生物学分册，1997；19（4）：179－182

195. 毛振彪，葛政举，孟宪镛，等. 大肠癌黏膜碱性磷酸酶同工酶的表达及其临床意义. 南通医学院学报，1997；17（4）：486－487

196. 吴云松，郑肇巽. 免疫细胞化学在体液细胞学中的应用. 临床检验杂志，1997；15（4）：222－223

197. 沈景波，杨琨，陶凯，等. 乳腺癌癌旁腺病 C－erbB－2 的表达. 解剖科学进展，1997；3（4）：366－369

198. 黄莺，方力. 癌基因产物 P21 在直肠肿瘤及癌旁组织中的表达. 哈尔滨医药，1997；17（4）：2－3

199. 陈世民. 综述，恶性肿瘤血型抗原表达改变及其发生机制. 国外医学（输血及血液学分册），1997；20（5）：279－282

200. 姜军，詹新恩，陈意生，等. 乳腺囊性增生病不典型增生细胞中基因产物变化与乳腺癌发生的关系. 中华外科杂志，1997；35（10）：639

201. 吴名耀，吴贤英，沈健. 食管癌癌基因产物 C－FOS、C－JUN 表达的研究. 汕头大学医学院学报，1997；10（增刊）：5－7

202. 袁永群，顾美皎，成文彩. 癌－基因的返祖现象. 国外医学·分子生物学分册，1997；19（4）：179－182

203. 芮铭安. 综述，Barrett’s 食管的当代研究. 医学综述，1998；4（1）：30－32

204. 黄巍，游上游，张友珍. 血清酸性同工铁蛋白 ELISA 检测法的建立及在肝癌诊断中的初步应用. 上海医学检验杂志，1998；13（1）：13－14

205. 许彦枝，王晓玲，唐全勇，等. 舌癌及癌前病变 ras 癌基因产物 P21 和 DNA 倍体的研究. 中华物理医学杂志，1998；20（1）：60－61

206. 邹伟，张昭成，李慎谦，等. 胎盘型谷胱甘肽 S－转移酶在人肝癌及癌旁组织的表达. 青岛医学院学报，1998；34（1）：8－9

207. 陈英新，高文信. 口腔白斑及鳞癌病理组织中 ras 癌基因 P21 蛋白表达. 中国免疫学杂志，1998；14（1）：27－28

208. 欧阳能太，徐军，冉丕鑫，等. ras 和 c－erbB 癌基因在特发性肺间质纤维化中的表达. 广州医学院学报，1998；26（2）：36

209. 徐杨，凌奇荷，霍继荣，等. 结肠腺瘤与腺癌 p53，c－erbB2 蛋白及 CEA 的表达和意义. 湖南医科大学学报，1998；23（2）：129－132

210. 覃柳亮，苏建家，杨春，等. HBV 与 AFB1 诱发树鼩肝癌前病变过程中癌基因异常表达的实验研究. 实用肝脏病杂志，1998；3（2）：70－73

211. 管英俊，马金龙. 综述，癌胚抗原与胚胎发育及妇科肿瘤的研究进展. 现代妇产科进展，1998；（2）：168－170

212. 丁晓萍，傅才英，李红芬，等. 上皮性卵巢肿瘤 c－myc 与 p53 蛋白的表达及意义. 中国公共卫生学报，1998；17（2）：81－82

213. 张庆慧，李红，梁思泰，等. 髓母细胞瘤中间丝蛋白及神经内分泌标志物表达的研究. 山东医科大学学报，1998；36（2）：91－95

214. 王学春，张长平，李伟，等. 肝细胞不典型增生细胞核 DNA 含量与甲胎蛋白癌胚抗原及铁蛋白表达的关系. 济宁医学院学报，1998；21（3）：5－7

215. 王素琴，田心，李映芳，等. 涎腺良、恶性多形性腺瘤中 ras 癌基因产物 P21 的表达. 昆明医学院学报，1998；19（3）：84－86

216. 毛振彪，孟宪镛，葛政举，等. 胃癌及癌前期病变黏膜芳香基酰胺酶同工酶的表达意义. 华人消化杂志，1998；6（4）：323－325

217. 姜军，詹新恩，陳意生，等. 乳腺上皮不典型增生时 DNA 含量、

超微结构及肿瘤相关抗原变化的意义. 中国普外基础与临床杂志，1998；5（4）：208－210

218. 黄月华，朱科伦. 慢性肝炎患者肝组织 AFP 的表达及其意义. 中西医结合肝病杂志，1998；8（4）：203－204，下转 208

219. 张彤，钱宏. 产生甲胎蛋白的胃癌伴胚胎肠样分化 2 例. 临床与实验病理学杂志，1998；14（4）：379，图片见插页 49

220. 吴名耀，吴贤英，沈健. 食管上皮癌变过程中癌基因蛋白的表达. 临床与实验病理学杂志，1998；14（6）：601

221. 郑亮，张品南. 大肠癌与大肠腺瘤血清 CEA 水平及 CEA 免疫组化检测分析. 世界华人消化杂志，1998；（8）：709

222. 余春艳，魏峰，刘春华，等. 外阴白斑和鳞癌细胞中 ras 癌基因产物 P21 的检测. 陕西医学杂志，1998；27（8）：493－494

223. ［德］Müller. W. A.，著. 黄秀英，劳为德，郑瑞珍，等，译. 发育生物学. 高等教育出版社，施普林格出版社，1998。218

224. 傅西林，李树玲，范宇，等. 乳腺癌前病变与乳腺癌相关的多指标病理学研究. 中国肿瘤临床，1999；26（1）：2－7

225. 郭文君，张伟栋，刘雨清，等. rasp21 在大肠良恶性病变中的表达及意义. 潍坊医学院学报，1999；21（1）：1－2

226. 孙宏晨，欧阳喈，阎光明. 4 种涎腺肿瘤及人胚颌下腺免疫组化对比研究. 口腔医学纵横杂志，1999；15（1）：25－27

227. 喻爱喜，陈振光，鲁德银，等. 骨纤维结构不良中癌基因蛋白的表达及意义. 中华实验外科杂志，1999；16（2）：136－137

228. 王桂华，易先平. 38 例乳腺癌组织中酸性同功铁蛋白与 P53 蛋白免疫组化的检测分析. 肿瘤防治研究，1999；26（2）：88－90

229. 刘爱军，李维华，李静波，等. 9 例成人型肺母细胞瘤的病理诊断与鉴别诊断. 诊断病理学杂志，1999；6（2）：75－77，下转插页 1

230. 喻爱喜，陳振光，鲁德银，等. 骨纤维结构不良中癌基因产物 c－fos 的表达. 湖北医科大学学报，1999；20（2）：124－125

231. 蔺桂珍. 癌胚抗原的测定在肺癌分型的意义. 肺癌杂志，1999；2（2）：117

232. 陈新，陈小岩. 原发性小肠癌癌胚抗原表达及其黏液成分的变

化. 福建医科大学学报，1999；33（2）：177－180

233. 王洁，董福生，雍平. 涎腺良恶性多形性腺瘤中癌基因 c－myc 表达的斑点杂交研究. 现代口腔医学杂志，1999；13（3）：176－178

234. 王大平，董忠根，李贺君. 骨巨细胞瘤组织中 Rb，c－erbB－2 蛋白表达的研究. 中国现代医学杂志，1999；9（3）：23－24，下转 26

235. 李祥周，刘英娜，乐美兆，等. 胎儿肺型肺腺癌的病理学研究. 诊断病理学杂志，1999；6（3）：148－150，下转图版

236. 张继增. 实验性肝癌癌组织的发生和甲胎蛋白表达. 临床与实验病理学杂志，1999；15（3）：224－226，下转 35

237. 易先平，游上游. 酸性同工铁蛋白在人体肿瘤组织中的表达. 中华病理学杂志，1999；28（3）：208－209

238. 易先平. 酸性同工铁蛋白、p53 在大肠腺癌和大肠腺瘤组织中的表达及其意义的探讨. 中国组织化学与细胞化学杂志，1999；8（4）：425－428

239. 苗传龙，常雅萍，王平，等. I 型成纤维细胞生长因子受体基因在肿瘤组织中的异常变化. 细胞与分子免疫学杂志，1999；15（4）：272－274，下转 277

240. 张健，张积仁，周殿元. 脑胶质瘤中性鞘糖脂抗原的研究. 中国癌症杂志，1999；9（4）：327－329

241. 梅陵宣，蒋勇，金岩. c－myc 癌基因在炎症、白斑及颊癌变中的表达分析. 安徽医科大学学报，1999；34（4）：256－257

242. 朱声荣，王秀丽，邵乐南，等. rasp21 癌基因在涎腺肿瘤中表达的定量研究. 临床口腔医学杂志，1999；15（4）：211－213

243. 梁晓秋，苏琦，杨和平，等. 人胎盘型谷胱甘肽 S 转移酶在胃癌组织中的表达与基因甲基化关系的研究. 中国肿瘤临床，1999；26（5）：352－354

244. 邹岚，郝德治，蔡桂英，等. 血清酸性同工铁蛋白对原发性肝癌的诊断意义. 重庆医学，1999；28（5）：343－344

245. 施宝民，杨镇. C－fos 基因在肝硬化、肝癌中的表达及意义. 中华实验外科杂志，1999；16（6）：500－501

246. 严庆惠，摘. 端粒是衰老及癌症的关键. 国外医学·内科学分

册，1999；26（7）：321－322

247. 蔡胜利，陈红松，王瑜，等. 黑色素瘤抗原－1基因在肝细胞癌中的表达. 中华医学杂志，1999；79（9）：668－672

248. 蔡文琴，李海标，主编. 发育神经生物学. 科学出版社，1999。370－371，372，373，373，374，380，381

249. 谢庆祥，汪鸿，缪友仁，等. 前列腺增生和癌变组织中c－met蛋白表达的意义. 中国现代医学杂志，2000；10（1）：26－27

250. 殷拥军，窦颖，邹伟，等. 胃癌及癌旁黏膜组织胎盘型谷胱甘肽S－转移酶的表达. 青岛大学医学院学报，2000；36（1）：55－57

251. 石凤娟，李祥周，赖仁胜，等. 含有透明细胞胃癌的临床病理研究. 临床肿瘤学杂志，2000；5（1）：36－38

252. 王洁，张英怀，董福生，等. 口腔癌及癌前病变中c－myc癌基因与Rb抗癌基因表达的意义. 现代口腔医学杂志，2000；14（1）：14－16

253. 姚登福，蒋道荣，吴信华，等. γ－谷氨酰转移酶及同工酶对肝细胞癌变的监测作用. 中华肝脏病杂志，2000；8（1）：30－32

254. 左敏，黄中新，夏潮涌. 神经内分泌细胞在胎肺的发育与在肺癌的胚性重演. 解剖科学进展，2000；6（1）：88

255. 宋宝萍，裘莹，李咏梅. 垂体腺瘤中癌基因蛋白的表达. 上海铁道大学学报，2000；21（1）：5－7

256. 李陕区，高平，闫小君. 胆囊癌组织癌胚抗原过表达的意义. 第四军医大学学报，2000；21（2）：141－142

257. 周序珑，李涤臣，曹光群. 肺癌异位HCG和环核苷酸的检测及其意义探讨. 癌症，2000；19（2）：137－139，下转142

258. 时军，崔建涛，吕有勇. 一组癌基因扩增与胃癌生物学行为的相关分析. 北京医科大学学报，2000；32（2）：105－108

259. 陈天星，罗尧生，杨正中，等. 五种癌基因蛋白产物在甲状腺癌中的表达及意义. 河北医药，2000；22（3）：165－167

260. 刘东屏，郑有贵，姜若兰. 碳酸酐酶同功酶Ⅰ、Ⅱ在早期胃癌组织的表达. 临床消化病杂志，2000；12（3）：109－110

261. 王勇，刘兴炎，葛宝丰，等. c－Myc在成骨性肿瘤及瘤样病变中

的表达. 西北国防医学杂志，2000；21（3）：200－201

262. 吴逸明，李卫民，陈琛. 肺癌发生发展中 cJun、cFos 的表达. 河南医科大学学报，2000；35（3）：209－211，图见封三

263. 阎国富，何威，刘荣卿. 瘢痕疙瘩组织中 ICAM－1、VEGF、c－fos 表达. 临床皮肤科杂志，2000；29（3）：139－141

264. 刘建军，蔡政，周永正. 大肠癌癌胚抗原类型与大肠癌预后的研究. 中原医刊，2000；27（4）：45－46

265. 张健，张积仁，周殿元. 肾透明细胞癌及胚胎肾中性糖脂表达的研究. 肿瘤，2000；20（4）：249－251

266. 陈县城，吴文乔，沈洪武，等. 骨巨细胞瘤的生物学行为与癌基因蛋白表达的相关性. 临床骨科杂志，2000；3（4）：241－244

267. 孙青，鹿伟，张传森，等. 甲状腺肿瘤癌基因产物 p21ras 表达的免疫组化研究. 诊断病理学杂志，2000；7（4）：283－284，图见插页 71

268. 姜艳芳，谭岩，赵平伟，等. c－myc 基因在乳腺癌、膀胱癌和肾癌组织中的扩增研究. 实用癌症杂志，2000；15（5）：458－459，下转 462

269. 王丽萍，陈东，陈爱军，等. 原癌蛋白 C－erbB－2 和 PCNA 在乳腺病变中表达及意义. 白求恩医科大学学报，2000；26（5）：473－475

270. 王小明. 综述，高迁移率蛋白 I－C 与肿瘤. 国外医学·生理、病理科学与临床分册，2000；20（6）：425－427

271. 方细堂. 细胞分化停滞是肿瘤形成的本质. 中国病理生理杂志，2000；16（10）：1072－1073

272. 王学江，钱英，丰平，等. 槲芪散对肝癌前病变血清同功酶影响的研究. 北京中医药大学学报，2000；23（增刊）：35－37

273. 黄开红，黄志清，李海刚. 肝细胞癌组织 CEA 表达与肿瘤转移的关系. 现代消化及介入诊疗，2001；6（1）：44－45

274. 闫钢，凌黎，李敬果，等. 乳腺癌与乳腺良性病变的相关性研究. 徐州医学院学报，2001；21（2）：113－116

275. 刘宝瑞，乔庆大，刘文超，等. 癌胚纤维连接蛋白 mRNA 在大肠癌细胞中的表达. 肿瘤防治研究，2001；28（2）：107－109

276. 左敏，黄中新，夏潮涌. 肺癌组织中神经内分泌细胞的胚性重

演．暨南大学学报（自然科学与医学版），2001；22（2）：1－4

277. 胡振富，罗力生．病理性瘢痕中 c－fos 原癌基因的表达．实用美容整形外科杂志，2001；12（2）：104－106

278. 夏敏，张洁，叶军．甲胎蛋白与慢性肝炎关系的探讨．肝脏，2001；6（3）：215－216

279. 张积仁．肿瘤相关中性鞘糖脂的实验研究．解放军医学杂志，2001；26（3）：157－159

280. 胡云，滕长波．联合检测子宫内膜中 DNA、CEA、EMA、KT 及端粒酶诊断子宫内膜癌．解放军保健医学杂志，2001；3（3）：170－172

281. 胡振富，罗力生．病理性瘢痕中原癌基因 c－myc 和 c－fos 的表达．实用美容整形外科杂志，2001；12（4）：219－221

282. 赵欣，曾纪珍，周晓琳，等．周围型非小细胞肺癌的 CT 征象与 ABH（O）血型抗原表达的相关性研究．临床放射学杂志，2001；20（8）：591－596

283. 赵志力，付小兵．正常、异常的细胞分化与组织修复重建及再生．现代康复，2001；5（12）：76－77

284. 李继梅，付红梅，陆桂君，等．胎盘型谷胱甘肽转移酶基因在乳腺癌及腋窝淋巴结组织中的表达．中国免疫学杂志，2001；17（12）：664－666

285. 樊昕，余春艳，赵一岭．c－myc 基因蛋白在外阴白斑和外阴鳞癌中的表达及临床意义．第四军医大学学报，2001；22（24）：2262－2265

286. 陈黎明，田茂能，蒋开鸣，等．不同癌基因在口腔白斑和鳞癌中表达的研究．临床口腔医学杂志，2002；18（1）：49－51

287. 张东方，黄炜，廖兆全，等．酸性同工铁蛋白和 AFP 联检对原发性肝癌诊断价值的研究．广州医学院学报，2002；30（1）：32－34

288. 张弘，李立人，刘艳华，等．谷胱甘肽 S－转移酶在原发性肝癌中的表达．南通医学院学报，2002；22（1）：37－38

289. 段宁，摘．口腔上皮异常增生的细胞增殖研究．国外医学·口腔医学分册，2002；29（2）：122－123

290. 王陈．癌胚纤维连接蛋白与甲状腺肿瘤．中国医学文摘·内科学，2002；23（2）：266－268

291. 庄小强，郑杰，林三仁，等. 胃癌及癌前黏膜病变与 c－met 原癌基因表达的关系及预后研究. 中华普通外科杂志，2002；17（2）：107－108

292. 胡振富，罗力生，罗盛康. 病理性瘢痕中 c－myc、c－fos 和 ras 原癌基因表达的实验研究. 中华整形外科杂志，2002；18（3）：165－167，图见插图 3－3

293. 赵晓红，董岩，王芬娟. 成人型肺母细胞瘤临床病理分析. 罕少疾病杂志，2002；9（3）：9－10

294. 白经修，胡建平，白蓉，等. 食管癌防治的新策略. 胃肠病学和肝病学杂志，2002；11（3）：265－266，下转 268

295. 王丽萍，陈东，陈爱军，等. 原癌基因蛋白质 C－erbB－2 在乳腺良恶性病变中表达的意义. 吉林大学学报（医学版），2002；28（5）：477－479

296. 梁群英. 综述，Survivin 在肿瘤组织的表达. 国外医学·生理、病理科学与临床分册，2002；22（5）：455－457

297. 王陈. 综述，甲状腺肿瘤的分子生物学标记物. 复旦学报（医学版），2002；29（5）：420－422

298. 姜润德，李春海. 从肝脏的组织再生理解肝细胞癌的产生. 中华肝胆外科杂志，2002；8（6）：323－328

299. 阎国富，何威，刘荣卿，等. 肥厚性瘢痕组织中 VEGF、ICAM－1、c－fos 表达的变化. 重庆医学，2002；31（6）：452－453

300. 胡振富. 综述，原癌基因与病理性瘢痕. 广东医学，2002；23（6）：654－656

301. 冯慧，宋今丹. 肿瘤相关抗原 LEA 的表达及其在病理诊断中的意义. 癌症，2002；21（6）：658－662

302. 毋巨龙，李荟元，李世荣. 增生性瘢痕 c－myc 和 C－fos 蛋白的表达. 第四军医大学学报，2002；23（10）：928－931

303. 王建军，牛保华. 端粒酶基因在口腔黏膜白斑与口腔癌中的表达. 河南大学学报（医学科学版），2003；22（1）：15－17

304. 郭瑞芳，石玉涛，刘锦涛，等. 胃黏膜病变演化过程中 c－met 基因表达改变及临床意义. 内蒙古医学杂志，2003；35（1）：9－12

305. 靳占峰. 综述，成纤维细胞激活蛋白与肿瘤. 国外医学·遗传学分册，2003；26（2）：76－79

306. 王颖，汤晓飞，郑明，等. 癌基因 c－fos、c－jun 在涎腺肿瘤中的表达. 吉林医学，2003；24（2）：122－123

307. 周琦，白永敏，王立东，等. 贲门癌高、低发区居民贲门癌前病变和癌组织 C－erbB2 变化. 郑州大学学报（医学版），2003；38（3）：335－337

308. 谢永红，陆国明，杜月光，等. 细胞角蛋白 7、癌胚抗原在胎儿胃发育过程中的表达及意义. 浙江医学，2003；25（3）：182－183

309. 马鸣. 综述，肿瘤特异性抗原 MAGE 基因的表达及意义. 国外医学·泌尿系统分册，2003；23（5）：526－529

310. 刘红，吴晞，王虹. 癌胚胎纤维连接蛋白 mRNA 在甲状腺乳头状癌中的表达. 复旦学报（医学版），2003；30（6）：594－595

311. 蒋书勤，王育强，李淑萍. 癌基因与涎腺多形性腺瘤相关性研究. 武警医学，2003；14（8）：463－465

312. 徐建中. 综述，MAGE 基因与恶性肿瘤. 癌症，2003；22（9）：1001－1004

313. 石晶. 综述，端粒、端粒酶、c－myc 与肿瘤. 临床口腔医学杂志，2004；20（1）：61－82

314. 李凯，高解春，陈莲. 肾母细胞瘤和不同胎龄胚胎肾组织中端粒酶的原位表达. 中华小儿外科杂志，2004；25（1）：21－24，图见封三

315. 马鸣，俞莉章，那彦群，等. 肾及膀胱肿瘤组织中 MAGE 基因及其产物的表达. 北京大学学报（医学版），2004；36（2）：150－163

316. 张朝军，葛海燕，靳文生，等. 胃黏膜癌变过程中细胞增殖及 c－erbB－2 与 EGFR 表达的研究. 肿瘤防治杂志，2004；11（2）：123－126，下转 134

317. 高琳，沈柱. 综述，女阴黏膜白斑病的病因研究进展. 中国中西医结合皮肤性病学杂志，2004；3（2）：123－125

318. 薛承岩，卢云涛，杨林瀛. 癌胚抗原信使核糖核酸在不同类型肺癌组织中的表达. 肿瘤，2004；24（2）：139－141

319. 沈琴，周国茂. 综述，女阴硬化性萎缩性苔藓与相关癌基因的研

究进展. 中国中西医结合皮肤性病学杂志，2004；3（3）：184－186

320. 赵永更，孙炜. c－fos、c－jun、c－myc 蛋白表达与垂体腺瘤侵袭性的研究. 泰山医学院学报，2004；25（3）：185－188

321. 李军，魏曙亚，候蓉，等. GGTⅡ特异免疫膜吸附法对肝细胞肝癌诊断价值的探讨. 实用癌症杂志，2004；19（3）：233－236

322. 孙妍，陆天才. 细胞分化与上皮性肿瘤. 农垦医学，2004；26（3）：219－222

323. 马全. 综述，黑色素瘤抗原基因与肿瘤免疫治疗. 国外医学·肿瘤学分册，2004；31（4）：255－257

324. 王焕英，王智彪，姚珍薇，等. 浅析肿瘤胚胎性起源假说. 医学与哲学，2004；25（4）：23－24

325. 于嘉屏，龙宪连，王爱华. 血清 γ－谷氨酰转移酶同工酶测定在肝癌鉴别诊断中的意义. 诊断学理论与实践，2004；3（5）：337－339

326. 李军，李玉，刘宏旭，等. ABH 及 LewisA 组织－血型抗原表达与原发肺腺癌生物学行为的关系. 肿瘤防治杂志，2004；11（10）：1046－1050

327. 郝筱倩. 综述，基质金属蛋白酶 MM P s 在食管癌中作用机制的研究进展. 陕西医学杂志，2004；33（12）：1125－1127

328. 李健，赵治国，白经修，等. 食管癌高发区重度不典型增生人群 γ－谷氨酰转肽酶的随访观察. 中国肿瘤临床，2004；31（16）：905－907

329. 李蔓，武昕. c－met 在良性、癌前和恶性外阴肿瘤中的表达及意义. 中国医科大学学报，2005；34（1）：76－77，下转 79

330. 任碧琼，邹国英. 综述，酸性同工铁蛋白的应用价值与研究进展. 国外医学·临床生物化学与检验学分册，2005；26（1）：23－25

331. 刘丽秀. P53、CEA 在胃癌组织中的表达的免疫组化研究. 长春医学，2005；3（1）：3－5

332. 张秀琴，吕喜英，薛承岩. CEA－mRNA 和端粒酶活性在非小细胞肺癌组织中的表达. 陕西医学杂志，2005；34（1）：11－13，下转 18

333. 赵平伟，黄显利，姜艳芳. C－MYC 基因在肝癌与肝硬化组织中扩增的实验研究. 中国厂矿医学，2005；18（1）：8－9

334. 阎玉矿，彭海峰，刘能银，等. 肝硬变门静脉高压症患者肝细胞

凋亡与原癌基因表达的研究. 中国普通外科杂志，2005；14（2）：108－110

335. 李乐平，孟丹，靖昌庆，等. 结直肠癌组织谷胱甘肽－S－转移酶π的表达和其血浆水平的关系. 肿瘤防治杂志，2005；12（2）：95－98

336. 梁锐，王芳，杨耘，等. MAGE－A1与大肠肿瘤发生发展的关系. 昆明医学院学报，2005；（2）：42～46

337. 贾丛辉，焦晓辉. 涎腺腺样囊性癌中PCNA、c－myc的表达及其临床意义. 口腔医学研究，2005；21（2）：173－175

338. 石新兰，张兆祥. 基质金属蛋白酶表达、活化与癌间质重构. 临床与实验病理学杂志，2005；21（2）：221－223

339. 邵世宏，姚运红. 干细胞、肿瘤干细胞与肿瘤的关系. 现代肿瘤医学，2005；13（3）：430－432

340. 王建军，牛保华，席艳，等. hTR与hTRT在口腔黏膜白斑与口腔癌中的表达及相关性. 河南肿瘤学杂志，2005；18（4）：243－244

341. 丁隽，潘振业. 基质金属蛋白酶抑制剂引起大鼠流产的实验模型. 中国比较医学杂志，2005；15（4）：24

342. 尹岩伟，赵文静. 测定血管内皮生长因子及癌胚抗原对鉴别良、恶性胸腔积液的意义. 福建医药杂志，2005；27（4）：38－40

343. 冯建国，朱赤红，马胜林，等. 荧光定量RT－PCR检测肺癌外周血CEA mRNA. 肿瘤学杂志，2005；11（4）：283－284

344. 周昕，吴大正. 异变腺窝病灶（ACF）. 中国药理学通报，2005；21（4）：500～503

345. 秦茵，于国，高杰. 肝细胞癌p53及c－myc mRNA的表达. 河北医科大学学报，2005；26（4）：250－253

346. 娄四龙. 综述，侵袭性垂体腺瘤的基因研究. 四川肿瘤防治，2005；18（4）：274－276，下转284

347. 李军，刘宏旭，李玉，等. ABH及LewisA组织－血型抗原表达与原发肺腺癌转移和预后的关系. 中国现代医学杂志，2005；15（5）：695－598

348. 宁亮，罗勇. 综述，EMT在胚胎发育及肿瘤发生过程中的生物学作用. 现代泌尿外科杂志，2005；10（5）：308－310

349. 周颖，凌斌，陈峥峥，等. 胚胎发育相关基因在子宫内膜异位症组织中的表达. 中国临床保健杂志，2005；8（5）：438－440

350. 刘雨潇，杨继建，张惠茹，等. 干细胞与肿瘤研究进展. 畜牧兽医科学，2005；21（6）：18－20，下转66

351. 蔡永国，房殿春，杨仕明，等. 胃癌组织c－met蛋白表达的意义及其与微血管密度的关系. 解放军医学杂志，2005；30（9）：776－778

352. 孙妍，曹玉文，陆天才，等. 宫颈上皮癌变过程中细胞分化的研究. 癌症，2005；24（10）：1184－1190

353. 陈伟良，张韶峰，徐春. c－fos癌基因在雌激素诱导的大鼠催乳素瘤中的表达. 肿瘤防治杂志，2005；12（15）：1135－1138

354. 阮永华，金克炜. 肺癌浸润前病变及基因改变. 肿瘤防治杂志，2005；12（15）：1189－1193

355. 丰有吉，沈铿. 妇产科学. 人民卫生出版社，2005。306

356. 朱赓伯，癌症发病机理新说. 家庭医学，2006；（1）：35

357. 陈静，庞学雯，刘芳芳，等. 肿瘤/胎盘抗原基因PLAC1/CP1在胃癌中的表达及其诱导的体液免疫应答. 北京大学学报（医学版），2006；38（2）：124－127

358. 马芳. 综述，胚胎发育与肿瘤形成的研究进展. 肿瘤防治研究，2006；33（4）：294－296

359. 聂伟，周洪伟，易永芬，等. Skp2、c－Myc和P27kip1蛋白在大肠癌组织中的表达及相关性研究. 重庆医科大学学报，2006；31（4）：556－560

360. 陈振雨，张维娜，苗嫄昕，等. 病理性瘢痕组织中c－fos和5－HT表达及与其增生和痛痒的关系. 齐鲁医学杂志，2006；21（5）：377－379

361. 李文娟，陈伟，付小兵，等. 基质金属蛋白酶及其抑制因子在胎儿皮肤内的表达特征及其意义. 中国危重病急救医学，2006；18（5）：303－306

362. 石晶，石爱梅，陈谦明. 口腔黏膜癌变过程中端粒酶催化亚单位和c－myc表达研究. 四川医学，2006；27（6）：569－570

363. 王启明，杨开明，周鸿鹰，等. β－catenin在大鼠胚胎肝脏发育和肝

癌发生中的作用．四川大学学报（医学版），2006；37（6）：872－875

364．康健．综述，癌胚抗原与先天免疫．国际检验医学杂志，2006；27（9）：825－827

365．苑铁军，仇沂洲，张凤英，等．癌胚抗原和增殖细胞核抗原与中耳胆脂瘤上皮．中国耳鼻咽喉头颈外科，2006；13（9）：641－644

366．林开文，郑晓冬，刘保平．瘢痕疙瘩组织中 c－myc、ras 原癌基因的表达．医学信息，2006；19（10）：1799－1801

367．化红霞，王香弟．扁平苔癣皮损区 c－myc、PCNA、VEGF 的表达研究．山西医药杂志，2006；35（11）：972－973

368．于琦．综述，原癌基因 Bmi－1 的研究进展．国际检验医学杂志，2006；27（11）：1045－1047

369．崔天根．74 例肺癌患者癌胚抗原的测定与分析．现代中西医结合杂志，2006；15（24）：3400－3401

三、中枢神经系统

李澈（1995）[1]：与成年人相比，老年人的脑电图出现与脑波成熟过程相反的某些变化。

蔡文琴等（1999）[2]："一百多年前，J. H. Jackson 提出神经系统疾病发生与进化背道而驰的功能"解体"（dissolution）理论。他认为，当神经系统受到损伤时，在系统发育中最迟出现的高级神经中枢最先出现功能障碍。Sarnat 与 Netsky 指出在橄榄体桥脑小脑变性中，系统发育最为古老的小脑蚓部不受累及，而受累最严重的是新小脑与有关结构，如橄榄核、桥脑核与弓形核。又如 Friedreich 共济失调主要累及背侧脊髓小脑束、脊髓后柱、皮层脊髓束与新小脑，这些结构几乎只见于哺乳动物，而不见于较低级的脊椎动物（或仅具规模）。""Reisberg 等从 1982 年开始应用功能量表对正常老年人与 Alzheimer 老年性痴呆病员进行了测试，发现在生理性老化与病理性老化过程中所表现出的功能障碍的先后次序，恰巧是发育成长过程中各项功能获得的顺序的倒转。例如，从头部竖直、坐直、下地行动、讲单字、讲出句子、进食、大便的控制、小便的控制、独立上厕所、洗浴、穿衣、情绪的表达、穿着的挑选、到复杂事物的处理能力（安排经济的收支、设宴请客等），最早获得的功能衰退得最晚，而最晚获得的功能丧失得最早。Reisberg 推测造成这种功能衰退与发育过程呈倒转关系最大的可能性是与一些营养因子或生长因子有关。”“Rapoport 也指出脑的进化到了现代人的时代，出现了重新组织与生长，反映在额叶的扩大，枕－颞联系区与顶叶联系区皮层的扩展。来自这些大脑半球最外层的系统发育最晚的联系区皮层的纤维，都是最后得到髓鞘的形成，其髓鞘形成一直延续到 30～39 岁，除此之外，一些属于古皮层的结构如海马、杏仁核与 Mynert 基底核也与联系区皮层形成了新的联系。而在 Alzheimer 型老年性痴呆中最早受累的也恰好就是这些现代人脑进化中变化最晚且最大的脑区。最早的临床表现是近事记忆障碍，注意力、抽象思维与推理、言语与视觉空间认识功能的障碍。Rapoport 认为伴随着这种快速的脑进化的分子过程，如基因的复制与表达，抵御疾病与老化的能力还不够巩固，另外，也有可能是由于营养因子与生长因子的不足。”“最近，Finch 与 Marchalonis 指出在 Alzheimer 性老年痴呆中所见的淀粉样蛋白变性与炎症性病理改变，很可能是反映在物种进化发育中，比较古老的，由补体介导而无免疫球蛋白参与的炎症反应。看来在探索大脑的各种奥秘的过程中我们还会不断地发现进化发育给我们的许多启示。”“老年性记忆障碍主要表现为外显记忆下降，而内隐记忆基本完好。外显记忆（explicit memory）是关于人、情景和事件的记忆，可用语言描述，只需一次就能学会，而内隐记忆（implicit memory）是关于感知觉和运动技巧等的记忆，需要经过多次重复才能逐步形成，没有意识成分参与，不能用语言描述。记忆的个体发育是不平衡的，内隐记忆出现得非常早，而且一直到老年还保存完好，而外显记忆却相反，出现得晚，衰退得早。为什么在生命周期中记忆表现一种来得迟，去得快的变化方式呢？这可能与两种类型记忆不同的进化历程有关。构成人类内隐记忆的各种机制来自于低等动物简单机制的发展，知觉系统可能也存在于很多动物，使它们拥有同样的学习能力，而复杂的外显记忆可能是人类特有的，因为我们无从知道动物是否具有意识。脑内负责内隐记忆这样古老、简单的记忆系统的结构比负责外显记忆的结构发育得早。同样在种系发生过程中，内隐记忆结构也较早出现。脑内视觉区是知觉表达的位点，远比前额叶皮层发育得早，但前额叶皮层却比脑内其他部分衰退得快，这可能是内隐和外显记忆不平衡发育的原因。”

周仁来等（2000）[3]：“研究人员发现，一方面，健忘症患者以及其他一些脑损伤被试的内隐记忆与婴儿的记忆十分相似；另一方面，在从儿童期到老年期的发展阶段中，被试的内隐记忆几乎保持恒定。而外显记忆，正如所知道的，在个体一生的发展过程中，经历了一个近似倒 U 形曲线的过程。从儿童早期到青年期，诸如线索回忆、自由回忆和再认等外显记忆的操作，均随年龄增长而显著提高，并且，其成绩依赖于记忆策略的使用、语义记忆的同化、和有关个人记忆能力的元认知的知识等因素。Mitchell（1993）通过比较九项研究中儿童、青少年和中老年人内隐和外显记忆的操作，用图描述了这两种类型记忆在个体一生中的发展变化曲线（见下图）。他的研究表明，儿童和老年人的有意识回忆成绩较差，相比之下，从 3 岁到 83 岁期间，他们的内隐记忆却保持平稳发展。”“然而，以启动为标志的内隐记忆表现出的对先前情节加工的无意识性、自动化特征，却很快让人们联想到神经系统相似的程序化、自动化的特征。换句话说，内隐记忆可能是神经系统本身具有的一种特性或功能，正如 Metchell 所言：‘程序记忆似乎从人一出生时就是一种硬件配线，经受得住年龄变化（和疾病、创伤）的影响。'”“正如前文所提到的，不少研究人员从不同的角度提出内隐和外显记忆遵循不同的发展时间表。Tuvling（1985）曾提出，程序和语义记忆的发展先于情节记忆。从性质上看，程序和语义记忆属于内隐任务，情节记忆属于外显任务。也就是说，在发展上，程序记忆的出现要早于情节记忆，而且，很可能随后以不同的速度发展。他提出：'调节情节记忆的神经通路在儿童期成熟较晚，在老年期又衰落较早，不是启动所必需的。'”“皮亚杰和他的同事区分了广义和狭义的记忆：前者主要与建立在感觉运动图式或程序基础上的适应性反应有关，而后者潜藏着有意识地回忆个人过去特定情节的能力。他认为，广义的记忆在发展上要先于狭义的记忆。”“Schacter 和 Moscovitch 使用早期和晚期系统来指代内隐和外显这两种记忆形式：早期系统中的记忆不是有意识获得的，晚期系统中的记忆则能使意识进入到由过去的偶然经历建立起来的信息或表征中。在晚期系统出现以前，'行为可能被修正而不需要对先前情节的任何回忆。'他们指出，婴儿和健忘症病人的记忆过程是相似的，认为，早期系统是生来就具备的功能，在健忘症中被保留了；而晚期系统在出生的 8 个月后才出现，在健忘症中受到损伤。”“同样地，Mandler 把婴儿的记忆能力分成两种形式：原始的再认或感觉运动程序和回忆能力。前者指婴儿对以前经历过的刺激的再认能力或识别出经历过的情节的变化性。这种原始类型的再认不能够有意识地获得，但是却能被知觉或感觉运动操作的修正所调节；而回忆能力表示过去经验的唤起，它允许意识进入到以概念形式贮存的信息中。”“记忆的主要功能在于为行为的目的性提供指导，以适应周围环境。婴儿早期先前经历与当前行为之间的非直接性、非目的性特征，与成人、健忘症人等的内隐记忆特征十分相似，使得研究人员推测，婴儿的记忆在性质上属于内隐记忆。”“婴儿记忆与成人内隐记忆具有相似性的证据之一，来自使用传统的习惯化和新颖性偏好或去习惯化范式对婴儿记忆能力的研究。……许多研究人员提出，婴儿的记忆之所以很象内隐记忆，在于他既不需要回忆的觉知，而且，它们被认为均受对学过刺激的知觉或结构特征加工的调节。同时，这种观点也意味着，内隐记忆的出现早于外显记忆，且迅速达到平稳的或成熟的水平。”“婴儿记忆与成人内隐记忆具有相似性的另外一个证据，来自对成人所执行的启动任务与婴儿所使用的再激活任务之间相似性的观察。”

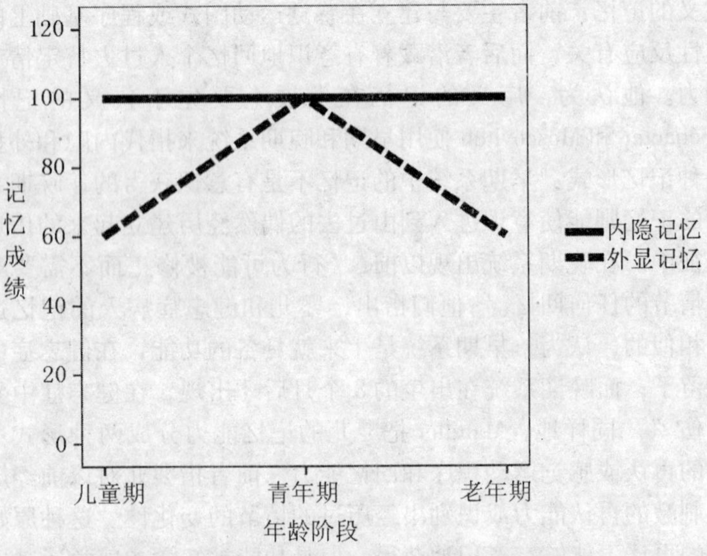

图　内隐和外显记忆个体终生发展模式图

注：该图中假设青年期记忆的保持达到顶峰，或者 100%

海力比努尔等（2002）[4]：“研究者通过实验发现，以启动效应为指标的内隐记忆与以再认和回忆为指标的外显记忆之间存在明显的分离现象。以年龄作为独立变量的内隐和外显记忆实验性分离研究表明，大多数受试对象的内隐记忆不随年龄的变化而变化，而外显记忆却明显相反，其毕生发展曲线呈倒‘U’型。如外显记忆受学习阶段的加工深度、学习后的时间间隔以及干扰因素的影响较大，而内隐记忆则受这些因素的影响较少，相对于外显记忆而言，内隐记忆不随个体年龄的增长而变化。”“当回忆需要一定的策略参与时，老年人的测验成绩比年轻人低，提示老年人的自我组织能力下降，不能运用恰当的策略去完成任务，而这种功能缺陷与前额叶功能下降的关系较为密切。”

参考文献

1. 李澈，主编. 老年生物学. 中国人口出版社，1995，148

2. 蔡文琴，李海标，主编. 发育神经生物学. 科学出版社，1999，250，339，

3. 周仁来，靳宏，张凡迪. 内隐和外显记忆的发展及其差异. 心理发展与教育，2000；（3）：51－54，下转62

4. 海力比努尔，王荫华. 正常老年人记忆减退规律. 中华神经科杂志，2002；35（6）：372－373

四、植物神经系统

（一）虚证和衰老时，副交感神经功能亢进，交感神经功能低下

冷压试验是一种研究人体血管反射的极其简便的方法。人的血管反射非常活跃，它能反映出植物神经中枢及大脑皮层的血管调节机能状态。林果为等从1960年底到1961年夏对正常人13例次及45例肾虚病人进行110例次冷压试验，结果表明，肾虚患者的冷压反应与正常人显然不同，肾阳虚为低反应或反常反应，因而设想肾阳虚可能与交感神经功能不足有关[1]。

1962年广州中医学院等采用卧立、立卧、爱平氏试验，对53例慢性痢疾患者进行测定，结果72%有植物性神经紧张度的

改变，且以副交感紧张度增高者占大多数。这与临床所见痢疾患者肠蠕动增强等症状相符。由此设想，脾虚（主要是脾阳虚）与交感紧张度相对降低，与副交感紧张度相对偏高有关[1]。

1964年魏成瑞等以眼心反射和卧立试验为指标，观察慢性痢疾患者的植物神经系统的功能状态。观察结果发现，久痢脾虚及久痢脾肾虚患者均出现了以副交感神经机能偏亢为主的现象。根据本文慢性痢疾中医临床辨证分型判断，久痢脾虚和久痢脾肾虚均以阳虚为主[1]。

1975年福建省蒲田龙溪地区通过对慢性气管炎病人测定血真性胆碱酯酶活性，发现它按肺气虚、脾虚、肾阳虚顺序渐增，且较正常组为高[1]。

1976年福建省慢性气管炎省、市协作组厦门防治点以慢支脾阳虚49例为例，对比治疗前后植物神经功能检查结果，可见治疗前脾阳虚者副交感神经功能亢进者达87.7%。而治疗后，随着症状的好转，副交感神经功能亢进也有不同程度的改善。他们同时测定了48例脾阳虚者真性胆碱脂酶，结果均值为1.21Mumole/mgHgb，较对照组的0.89显著增高，$P<0.01$，经治疗后下降为1.13，说明有所改善[1]。

王建华（1977）[2]：“脾虚型慢性气管炎患者痰胆碱酯酶活性亦较对照组为高。”“真性胆碱酯酶活性的增高与体内乙酰胆碱增多是平行的，它反映了副交感神经的功能状态。脾阳虚患者的真性胆碱酯酶活性增高同样提示了副交感神经功能亢进。经治疗后，随着副交感神经功能亢进的改善，真性胆碱酯酶活性亦有所下降。”“脾虚患者全血及血浆中乙酰胆碱含量均显著高于对照组。”

1977年温州市慢性气管炎协作组采空腹指尖血0.1毫升，用羟胺比色法测定慢性气管炎病人的血真性胆碱酯酶活力，结果也表明，脾阳虚者治疗前高于治疗后，有显著性差异。提示脾阳虚病人存在副交感神经功能亢进。肾阳虚及肾阴阳两虚型，治疗前显著高于治疗后。真性胆硷酯酶活力的变化可相应地反映乙酰胆碱消长情况，提示慢性气管炎肾阳虚患者存在着副交感神经功能亢进[1]。

1977 年武汉军区 155 医院对 48 例不同类型的慢性气管炎病人测定结果表明，24 小时尿 VMA 含量均较正常值为低，其中脾阳虚者为 6.00mg，肾阳虚者 5.57mg，肺肾阴虚者 6.85mg，尿中 VMA 是机体代谢儿茶酚胺的主要产物，因此测定尿中 VMA 含量，可在一定程度上了解交感神经（肾上腺素能神经）的功能，所以根据以上测定结果可知，脾阳虚、肾阳虚和肾阴虚（包括肺阴虚、肺肾阴虚）患者的交感神经功能均表现低下。但脾阳虚、肾阳虚与肾阴虚比较，脾阳虚、肾阳虚偏低，肾阴虚相对偏高[1]。

1977 年福建省慢性气管炎省、市协作组厦门防治点对 158 例慢性气管炎病人分型测定了尿 3－甲氧基－4－羟苦杏仁酸（VMA）含量，治疗前脾阳虚为 6.97mg，肾阳虚为 7.71mg，肺阴虚为 8.30mg，肾阴虚为 8.07mg，均低于对照组平均值 9.8mg，表明各证型交感神经功能低下[1]。

1977 年第一军医大学的研究结果表明，肾阳虚患者的乙酰胆碱和胆碱脂酶均升高，亦提示肾阳虚者副交感神经兴奋性增高[1]。

1977 年中国人民解放军军医学院指压麻醉研究组对溃疡病中医分型患者，手术前观察了几项反应神经系统功能状态的指标，结果表明虚寒型患者中枢神经系统抑制过程较强，副交感神经系统紧张性占优势[1]。

1977 年上海中医学院附属曙光医院等针麻协作组对 52 例病员所进行的手术前预测中，观察到阳虚组的唾液是高钠低钾，钾/钠比值小[1]。

1978 年孙孝洪在中医“证”的研究中综述报道，肾阳虚者大脑皮层功能多处于抑制状态，而迷走神经功能偏兴奋[1]。

1979年福建省慢性气管炎省、市协作组厦门防治点根据慢性气管炎临床植物性神经症状调查，痰量，立卧试验，卧立试验，冷压试验、红细胞真性胆碱脂酶测定以及血清多巴胺β羟化酶测定等多项指标加以综合判定，脾阳虚34例中呈副交感神经功能亢进者计24例，占70.5%；呈副交感和交感神经功能均亢进者7例，占20.5%。因此脾阳虚有副交感神经功能亢进者，实际有91%。肾阳虚51例中呈副交感神经功能均亢进者计34例（占66.6%）；呈副交感和交感神经功能均亢进者计16例（占31.3%），合计肾阳虚者97.9%呈副交感神经功能亢进[1]。

1979年吴俊之等对44例脾胃虚寒证胃肠道机能X线检查发现，23/44例有少量或中等量贮留液分泌功能增加，32/44例胃张力增高，28/44例胃蠕动增加。从这些胃的功能改变来看，均提示脾胃虚寒证有副交感神经兴奋的特征[1]。

1979年解放军白求恩国际和平医院对40例患者与20例正常者的植物神经功能检查表明，脾胃虚寒与脾胃虚弱患者的迷走神经较其它组兴奋性增高，差别有显著性，$P<0.001$[1]。

1979年孟毅测定了10例典型脾阳虚患者的唾液淀粉酶活性，同时选20例正常人作为对照。结果脾阳虚患者的唾液淀粉酶活性显著高于正常人，$P<0.05$[1]。

1979年南京医学院、南京中医学院中西医结合研究组等报道，有的单位在检查慢性支气管炎病人植物神经功能时，发现其中阳虚型特别是脾虚型患者副交感神经的兴奋性偏亢。还发现这些脾虚型患者，24小时排痰量，随脾虚的严重程度而增加，并且认为支气管黏液腺的增生和分泌亢进，是“脾为生痰之源”的物质基础。这种分泌亢进与副交感神经兴奋性偏亢有一致性。广州溃疡病专题研究报道脾胃虚弱型的溃疡病患者亦存在副交感神经兴奋性升高的情况[1]。

1979年福建省人民医院等测定冠心病肾阳虚患者的植物神

经功能，结果肾阳虚型出现副交感神经功能偏亢者为44.4%，出现交感神经功能偏亢者为22.2%[1]。

广州中医学院脾胃学说研究组等（1979）[3]：“初步揭示了‘脾虚’类型多有副交感神经机能失调、乙酰胆碱含量增高、胃肠功能紊乱等病理变化。”

福建省慢性气管炎省、市协作组厦门防治点（1980）[4]：真性胆碱酯酶测定“提示脾虚患者副交感神经兴奋性偏高，可能是由于乙酰胆碱的增加而引起适应性的胆碱酯酶升高。”

1980年福建省慢性气管炎省、市协作组厦门防治点对慢支脾虚17例，溃疡病脾虚15例和慢性腹泻脾虚9例患者（均以脾阳虚为主），以冷压试验、卧立试验、立卧试验、真性胆碱脂酶、多巴胺β羟化酶及植物神经系统症状调查等综合判断，慢支脾虚者单纯呈副交感神经功能偏亢者占82.3%，副交感、交感神经功能均偏亢者占11.8%，两者合计慢支脾虚呈副交感神经功能偏亢者占94.1%。溃疡病脾虚单纯呈副交感神经功能偏亢者80%，副交感、交感神经功能均偏亢者占20%。两者合计溃疡病脾虚呈副交感神经功能偏亢者占100%。腹泻脾虚单纯呈副交感神经功能偏亢者占66.7%，副交感、交感神经功能偏亢者占33.3%，两者合计腹泻脾虚呈副交感神经功能偏亢者占100%[1]。

1980年吴涛等观察了22例脾阳虚患者的血胆硷脂酶等化验结果，表现在治疗前胆硷酯酶活性升高，治疗后降低。提示脾阳虚病人存在副交感神经功能亢进[1]。

1980年解放军第一军医大学第一附属医院溃疡病科研协作组对溃疡病中医分型患者，分别进行了X线钡餐造影，脑电图检查以及血真性胆碱酯酶、唾液钾钠含量测定，X线钡餐造影发现，31例脾胃虚寒型患者的胃张力较高，空腹滞留液较多见，显示分泌功能较旺盛，说明副交感神经兴奋占优势，而寒热夹杂型患者则相反，可能说明交感神经兴奋占优势。在临床上，前者常有泛酸、空腹痛重、得食痛减、喜暖喜按、怕冷、流口水、舌淡、脉迟等副交感神经兴奋性偏亢症状；后者则有口干、怕热、喜冷饮、失眠、舌红、脉数等交感神经兴奋性高的征像。脑电图检查表明，脾胃虚寒型45例中，表现为α型及阵发性θ型脑电波者35例，占77.8%，提示其中枢神经系统抑制过程较强，副交感神经系统兴奋性占优势，而寒热夹杂型的27例中，表现为β型及混合型脑电波者16例，占59.3%，提示中枢神经系统兴奋过程较强，交感神经兴奋占优势。经统计学处理，脾胃虚寒型与寒热夹杂型之间具有非常显著差异（P<0.01=。唾液钾钠含量测定表明，脾胃虚寒病例唾液钠含量高于正常，P<0.01。而钾含量居正常范围之偏低水平，其Na+/K+比值升高。根据植物神经系统和肾上腺皮质对唾液成分的影响，以上实验结果提示脾胃虚寒型患者存在不同程度的交感神经功能和肾上腺皮质功能不足，副交感神经兴奋性亢进[1]。

1980年温州市对慢支患者中医辨证分型植物神经功能测定结果表明，122例脾阳虚患者异丙—热掺气雾吸入植物神经功能失调比率达69.23%，以副交感神经亢进为主。肾阳虚慢支患者植物神经功能失调比率占73.6%，以副交感神经亢进为主[1]。

1980年王琦等报道，对冷加压试验，肾阳虚病人可能无反应或双向反应，甚至出现倒错反应，兼脾肾阳虚者亦可出现双向或倒错反应，表明肾阳虚时交感-肾上腺机能活动减弱[1]。

1981年崔玉衡报道，他们对慢性气管炎肾虚患者进行了12项临床检查和三项生化测定，结果提示肾阳虚病例全部副交感神经功能亢进，肾阴虚病例部分副交感神经亢进[1]。

广州中医学院脾胃研究组（1981）[5]："我们初步发现溃疡病脾虚患者尿中VMA（3-甲氧基-4-羟苦杏仁酸）数值偏低。经健脾方药治疗后，尿中VMA含量升高；肝郁脾虚型患者，其

VMA 量较正常组略高。经治疗后，肝郁症状缓解，而脾虚症状无根本好转时，则尿中 VMA 含量下降，其数值与脾虚组相近。”

1981 年李其松等报道，通过大量针麻手术前的预测，发现电针诱导后及手术过程中，交感神经受到相对抑制的病人，其针麻效果较好。而有资料提示，术前经中医传统辨证属阳虚的患者或脾胃虚寒的患者，其针麻手术效果比“肝气犯胃”者较好。李其松等的研究结果也说明，电针诱导后，可使阳虚患者某些反映交感神经活动的生理指标痛反应减少，提示与交感神经中枢机能调整有关。这说明阳虚患者交感神经处于相对抑制的状态[1]。

1981 年杨蓁等将阳虚患者的唾液量、血压、温度等七项客观指标与 Wenger 等的植物性神经反应的两种类型比较，见到阳虚型与副交感反应型的指标变化趋向一致[1]。

1981 年刘喜才等的测定结果表明，在安静状态下脾阳虚者唾液淀粉酶活性比正常人高，$P<0.05$。唾液腺分泌唾液淀粉酶主要是由于副交感神经的兴奋。因此，脾阳虚者唾液淀粉酶活性增高，反映了其副交感神经处于兴奋状态[1]。

魏江（1982）[6]：“全部观察对象血中真性胆碱酯酶活性在治疗前均升高，在治疗后则均有降低，经统计学处理，治疗前、后此酶变化有非常显著性差异，提示脾阳（气）虚者体内副交感神经功能亢进，与国内同类研究报道一致。”

1982 年张璇等将唾液渗透压作为指标，对几种胃肠道常见疾病的中医辨证进行了观察，结果表明脾胃虚寒型之唾液渗透压稍有升高。脾胃虚寒患者有吐清涎见证即唾液量多而稀薄，属副交感神经兴奋性占优势[1]。

1982 年吉风霞选择卧立、立卧循环调节机能测定法，对阳虚证 40 名患者进行了测定。结果表明阳虚证主要与交感神经机能偏于低下，副交感神经活动处于亢奋状态有关[1]。

1983 年廖承济测定了 54 例肾阳虚慢支患者和 8 例肾阴阳俱

虚慢支患者的血清多巴胺－β－羟化酶（DβH）活性，其均值分别为 215.4 ± 108.0 和 190.8 ± 100.8 毫微克分子/毫升血清/小时，与对照组（273.6 ±37.8）比较，均显著降低（$P < 0.05$ =。DβH 是生物合成儿茶酚胺（CA）途径中的一种关键酶，它在肾上腺髓质细胞的外溢作用及交感神经兴奋时随 CA 成比例地释放入血，因此测定外周血（DβH）活性变化可间接推断交感－肾上腺髓质系统和交感神经的功能状态。因此上述结果提示肾阳虚交感－肾上腺髓质系统功能和交感神经功能低下[1]。

1985 年危北海等测定 93 例慢性胃炎患者的血乙酰胆碱含量，结果表明，脾胃虚寒型、肝郁气滞型和脾胃阴虚型均超过正常值，按序为脾胃虚寒型 > 肝郁气滞型 > 脾胃阴虚型[1]。

1985 年王琦综述报道，通过测定体温、脉率、血压、汗量及基础代谢率发现，溃疡病阳虚型副交感神经占优势[1]。

陳小野 1987 年总结：1977 年山东中医学院从症状分析肾阳虚为副交感神经兴奋，肾阴虚交感神经兴奋[7]。肾阳虚以副交感兴奋为主，各地报导近乎完全一致，见：张家口慢气组(1979 年，多指标)[8]；温州医科所（1979 年，异丙－热掺气雾吸入法)[9]；155 医院；一军大（1977 年，1982 年，乙酰胆碱和胆碱酯酶)；福建慢支组（1975 年)[10]；开封第二人民医院(1973 ~1974 年，多指标)；福建慢气组（1979 年，痰量和排尿异常症状)。上一医 1960 年开始和 1972 年进行冷压试验和肢体容积描记[11~13]。发现肾阳虚反应性过低。1979 年北京中研所发现里虚寒证皮肤电位低下[14]。开封第二人民医院[15]，福建慢气组[16]，张家口慢气组[17]，一军大[18]研究表明：植物神经功能紊乱和副交感偏亢的程度肾阳虚 > 脾阳虚 > 肺气虚。

1988 年徐绍勤等对慢性咽炎辨证属阳虚患者及 30 例健康人作了植物神经功能测定。经植物神经功能综合评定，与对照组比较，阳虚组呈副交感亢进，$P < 0.005$。测定唾液中 Na^+、K^+ 含

量及 Na/K 比值，与对照组比较，阳虚组唾液中 Na + 增多，P < 0.02，K + 减少，P < 0.005，Na/K 比值升高，P < 0.001，亦表明其副交感神经功能亢进[1]。

1989 年叶雪清等观察了 39 例阳虚患者的植物神经系统功能，结果综合 Wenger 植物神经系统平衡因子分析和复温试验，阳虚者以交感衰减为主，占 82%。其中 32 例表现为交感功能衰减，7 例属副交感功能亢进[1]。

1989 年何权瀛综述报道，很多作者对慢阻肺脾阳虚患者植物神经功能状态进行分析，发现其中大多数表现为交感神经功能低下，副交感神经功能亢进，但交感神经和副交感神经的应激能力均降低。脾阳虚患者植物神经功能失调主要表现为：致酸前唾液淀粉酶水平高于正常人，但致酸后反比致酸前下降；肠蠕动加快，排空加速；血中真性胆碱酯酶水平升高；心率偏慢，血压偏低；指血管容积试验，冷刺激后指血管容积脉搏波收缩反应降低，收缩波幅下降，指端复温时间延长；多巴胺 β 羟化酶（DβH）水平降低；尿 3 - 甲 - 氧基 - 4 - 4 羟基苦仁酸（VMA）降低[1]。

1991 年赵荣莱等对 42 例消化性溃疡病人（属气虚阳虚范畴）的皮肤电位进行测定，结果为 22.52 ± 29.00，与正常组（30 例）的 31.9 ± 4.5 比较，皮肤电位活动较低，有明显差别，P < 0.05。赵氏等在以往的工作中发现中医辨证为虚寒时皮肤电位活动为 9.8 ± 1.9，有热像时为 48.0 ± 8.2，本组溃疡病皮肤电位活动总的趋势是偏低，表示交感神经兴奋不足，皮肤电位 < 30 者 28 例，占 66.66%，其中 12 例未见到皮肤电活动。同时测定溃疡病人的血中乙酰胆碱和血浆环核苷酸含量。18 例溃疡病人血中乙酰胆碱水平为 42.55 ± 3.47 微克/ml，与对照组（69 例）的 32.39 ± 1.28 微克/ml 相比，有明显差异，P < 0.01；40 例溃疡病人的 cAMP 为 20.1 ± 1.3，较正常组（22.9 ± 0.17）为低，

有统计学意义，$P < 0.05$，cGMP 为 14.75 ± 1.04，较正常组（11.45 ± 0.39）明显为高，$P < 0.01$。cAMP/cGMP 比值为 1.75 ± 0.26，比正常组（2.04 ± 0.11）为低，但无统计学意义，$P > 0.05$。以上结果均表明，以气虚阳虚为主的溃疡时，有副交感兴奋性偏亢[1]。

1995 年富宏等通过测定红细胞膜上的乙酰胆碱酶（AchE）活性，以便进一步了解虚寒证中副交感神经功能状态。结果，虚寒证组比正常组高，差异有显著性，$P < 0.05$。实验结果证明，人体处于虚寒证状态时，副交感神经功能是兴奋的。”[1]

王琦（1997）[19]：“1977 年福建省慢性气管炎省市协作组厦门防治点及王茂荣研究 49 例慢性支气管炎脾阳虚患者，副交感神经机能亢进者达 87.7%，治疗后有不同程度改善。脾阳虚证患者 49 例治疗前痰量 24 小时平均痰量为 63ml，治疗后减为 16.7ml。脾虚型慢性气管炎患者痰胆碱酯酶活性显著高于对照组。脾阳虚患者 48 例，血中真性胆碱酯酶显著高于对照组，治疗后下降。脾虚患者全血及血浆中乙酰胆碱含量显著高于对照组。”

肾阳虚见的畏寒肢冷、便溏、脉迟缓等症状，和副交感神经机能偏亢或交感神经机能减退相近似[1]。

尹光耀等（2005）[20]：临床慢性胃炎患者“胃黏膜 cAMP、SOD、Zn、Cu 和线粒体 Zn、Cu 的量随健康对照组、F 脾气虚证组、F 脾阳虚证组、有病无证组、G 脾气虚证组、G 脾阳虚证组、脾阴虚证组和脾虚气滞证组的顺序递减；随健康对照组、CSG 组和 CAG 组的顺序递减；随健康对照组、IM Ⅰa、IM Ⅰb、IM Ⅱa 和 IM Ⅱb 的顺序递减。”“机体内 cAMP 水平降低致使交感神经（包括嘌呤能神经）功能抑制，而且副交感神经的功能相对亢进，因而出现诸如脘闷腹胀、肠鸣便溏、口泛清涎、胃口欠佳、舌淡胖有齿印等消化道症状。”（注：无器质性病变存在型

（F）；有器质性病变存在型（G）。肠化（IM））。

（二）交感神经与副交感神经功能比较，进化和发育层次较高：见下2图。

交感神经在进化上较副交感神经高级。人类副交感神经属于胆碱能神经，交感神经节后神经元属肾上腺素能神经。在种系发生上，胆碱能神经比肾上腺素能神经出现的早。在大多数低级脊椎动物，胆碱能神经占优势，随着脊椎动物的进化，出现了肾上腺素能纤维。圆口类和板腮类仅有胆碱能神经，在硬骨鱼则出现肾上腺素能神经，到爬行类和哺乳类更明显。即使是交感节后神经元，也并非所有动物的都是肾上腺素能。从种族发展角度来看，在低等动物如某些鱼类的交感神经属胆碱能；爬行类和鸟类的交感神经既释放 Ach 也释放 NE；哺乳类则以 NE 为主，说明 NE 作为交感神经的介质，是种族发展的晚期才出现的。从个体发生来看，兔、狗等许多动物初生时交感神经是胆碱能的。到二周后神经末梢才能摄取儿茶酚胺的前体，开始合成并释放 NE。但即使在成年狗的脾神经（主要由交感节后纤维组成）中，也还含有较多量的 Ach（NE 和 Ach 的含量之比为 100：40）。看来个体发育过程基本上重现了种族发展漫长历程中交感神经由胆碱能神经过渡为肾上腺素能神经的转变过程[1,21,22]。

武汉大学等（1983）[23]：“蛙类的交感神经系统比圆口类、鱼类发达。”

阮迪云等（1992）[24]：总之，交感神经系统具有活动的广泛性，其作用在于使机体适应环境的急剧变化。副交感神经系统活动不那么广泛，比较局限在安静时活动较强，有保护机体、促进消化、保存能量、加强排泄和生殖功能等。

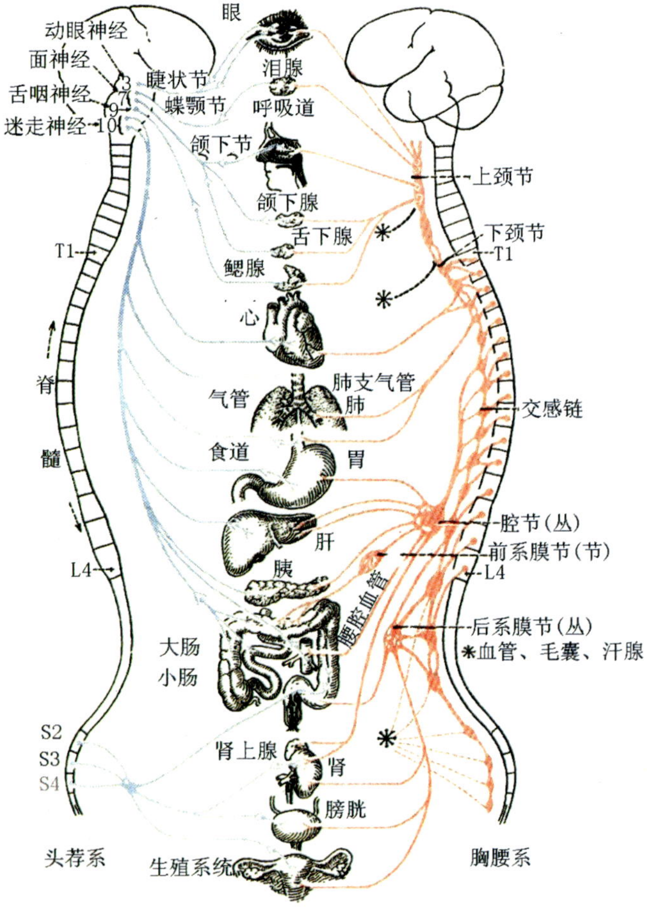

图　人的自主神经系（一般观点）[21]

左侧示副交感系；右侧示交感系。T，胸椎；L，腰椎；S，荐椎。（引自 Millard，king and Showerr，Human Antomy and physioloxy）

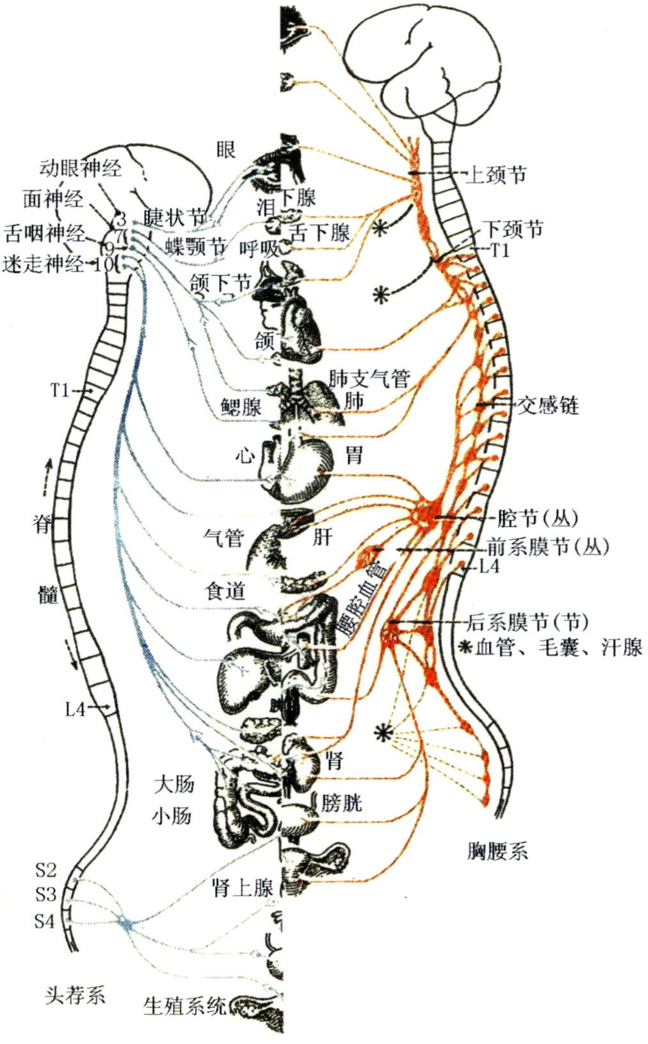

图　人的自主神经系（本书作者观点）

参考文献

1. 高亮，高德. 人体信息控制系统生理学——现代中医生理学和中药药理学（第一部）. 内蒙古人民出版社，1997；429，719～725，728～730，984

2. 王建华，整理. “脾”实质探讨的研究概况. 见：广州中医学院附属医院，编，脾胃学说研究资料汇编，1977/11；70～74

3. 广州中医学院脾胃学说研究组，中山医学院第二附属医院. 脾胃学说研究. 见：广东省医学情报研究所，广东省医药卫生科技成果汇编（1949－1979），1979；（12）：24

4. 福建省慢性气管炎省、市协作组厦门防治点，整理者. 高墀岩，林求诚. 脾虚病人某些检查指标的变化. 中医杂志，1980；（9）：27－30

5. 广州中医学院脾胃研究组. 脾胃学说的研究. 1981/9；7

6. 江西中医学院脾胃研究组，魏江，执笔. 91 例脾阳（气）虚证观察报告. 江西中医药，1982；（4）：16－18

7. 常安斯. 谈植物神经功能紊乱与阴虚阳虚的关系. 山东中医学院学报，1977；（4）：57

8. 张家口市慢气组. 一百二十四例“慢气”中西医结合诊断分型疗效观察. 防治慢性气管炎临床中西医结合分型扶正固本专业会议资料汇编，1979

9. 温州医科所呼吸血病室临床组. 运用现代医学科学技术对祖国医学肾阳虚实质的初步探讨. 参加全国慢性支气管炎中西医结合诊断分型研究会议资料，1979，42

10. 张炬，等. 中医肾实质的研究. 浙江中医杂志，1980；（4）：157

11. 姜春华，等. 祖国医学肾的研究. 上海科技出版社，1981，第二版，35，47，93，101，131，154，168，184，224，239，250，255，288，293

12. 沈自尹，等. 异病同治的物质基础——“肾虚”. 曲靖医药，1972；（3）：39

13. 林果为，等. 冷压试验在肾虚机制研究中的意义. 上海中医药杂

志，1963；（10）：4

14. 北京中研所. 里虚寒证皮肤电位活动和血管容积反应的初步观察. 中医药研究参考，1979；（1）：30

15. 崔玉衡. 关于慢性气管炎“肾虚”的研究. 河南中医，1981；（2）：25

16. 高亮，等. 阴虚、阳虚研究概况. 中西医结合杂志，1981；（2）：118

17. 张家口市慢气组. 一百二十四例“慢气”中西医结合诊断分型疗效观察. 防治慢性气管炎临床中西医结合分型扶正固本专业会议资料汇编，1979

18. 周立东. 从慢性气管炎的研究结果来看阳虚的病理基础. 全国中西医结合虚证研究与防治老年病会议资料选编，1982，143

19. 王琦，主编. 中医脏象学. 人民卫生出版社，1997，461~462

20. 尹光耀，陈一，张武宁. 慢性胃炎脾虚证分型的病理生理学基础. 中国中医基础医学杂志，2005；11（4）：198－301

21. ［美］A. S. 罗默，T. S. 帕尔森，著，杨白仑，译. 脊椎动物身体. 科学出版社，1985；1，图 393

22 孙廷魁，等. 植物性神经系统基础与临床. 上海科学技术出版社，1981，6

23. 武汉大学，南京大学，北京师范大学，合编. 普通动物学. 高等教育出版社，1983，第 2 版，294

24. 阮迪云，寿天德，编著. 神经生理学. 中国科学技术大学出版社，1992；141~142

五、自身免疫

（一）衰老时，自身免疫功能亢进

衰老时机体免疫系统对外界抗原识别能力降低，对体内抗原的识别反而升高，导致自身免疫病的发生。

夏廉博等（1987）[1]：“在老年时 IgG 值上升，IgM 明显下降。一般认为 IgG 是一种能够引起自身免疫疾病的抗体，而 IgM

的功能还不十分清楚。”“Walford（瓦尔福特）、Burnet（勃纳脱）认为免疫影响衰老的原因不是免疫功能的下降，而在于免疫系统的失效。他们认为衰老是一种自身免疫现象。”

曹敏成（1989）[2]：“在临床上，老年人对感染，自身免疫病，肿瘤与血管性疾病等的发病率高。”老年人“在外周血中不成熟的 T 细胞计数明显增多，它能与自身红细胞结合，外周血中这种结合细胞数量也相应增多。”“老年人体液免疫功能减弱，但对自身抗原产生自身抗体的功能却明显增强，如抗核酸、平滑肌、线粒体、淋巴细胞和胃壁细胞等自身抗体量显著增高。虽然自身抗体在体内出现不一定会引起自身组织结构与功能的损伤或自身免疫病，但是老年人自身免疫病的发病率增高，可能与自身抗体增高有一定关系。”

岸本进（1990）[3]：“Walford 从免疫学的观点出发提出老化机制是自身免疫过程起重要作用的老化自身免疫学说。老化不是细胞死亡和衰退的被动过程，而是更积极的自身破坏过程。”“伴随老化免疫功能变化的特征是对外来抗原的免疫功能降低，而对自身抗原的免疫应答亢进。”“此外，伴随老化的自身抗体检出率呈上升趋势。Cammarata 等人对 65～103 岁的老年人进行了研究。16% 的人检出了风湿因子，36% 的人检出抗核抗体。抗甲状腺球蛋白抗体的出现频率也上升。尤以 90 岁以上的抗体效价更高。抗核抗体阳性的老年人，主要检出与 DNA 代谢有关的 DNA 聚合酶、DNA 依赖的 ATP 酶、局部异构酶Ⅰ。也可检出抗组蛋白抗体。抗核抗体阴性时，随着老龄化上述物质出现频度也上升。动物实验提示：随着老龄化自身反应性 B 细胞增加。”

吴梧桐等（1991）[4]：“老年人较易患传染性疾病、恶性肿瘤和自身免疫性疾病。”

范志明（1993）[5]：老年人主要是细胞免疫功能减退，体液免疫也有不足，但自身免疫却较高，表现为对外源性抗原的应答性降低，对自身抗原的应答性升高。

［日］长谷川和夫等（1997）[6]：“另外，有一种自身免疫理论。这种理论把年老归于破坏正常细胞的抗体的发展。早就知道自身免疫疾病随年龄增长而增加。”

（二）自身免疫功能相关于个体发育的早期阶段

刘燕明（1995）[7]：“本文通过分析动物免疫系统的功能，认为其原始功能为调控变态发育，即免疫细胞原为对幼体进行改造使其完成变态而在成体形成后被诱导自灭的某些细胞。”“实际上已有人指出淋巴细胞可能参与低等脊椎动物的变态发育，这应是其最初功能的显现。”

刘燕明（1997）[8]：“初始淋巴细胞可能承担对幼体组织进行选择性的清除或发育调节功能，它们主要完成对幼体阶段细胞进行选择性发育调控任务，在变态发育完成后出现的成体细胞则可诱导与自身反应的对应淋巴细胞死亡或失活（这是个体完成变态发育并存活所需要的）。”免疫系统对外界抗原的识别起源于对体内抗原的识别。

［德］Müller. W. A.（1998）[9]：发育过程中淋巴细胞的程序性死亡与自身免疫性疾病。“大部分人体自身反应淋巴细胞在出生时已被清除。由于重组后紧接着清除，免疫系统才能更可靠地识别外来物质。……在生命后期，对自身抗原的非耐受性有可能即是由于干细胞不断地产生自身反应的淋巴细胞造成的。”

刘燕明（2000）[10]：“免疫应答的基本模式显示了以下特点：免疫效应最初是针对自身细胞的，可能是由不同发育阶段或类型的细胞开关的某种活动；免疫有特异性，并可形成记忆。尽管早已明确免疫具有自稳调控的机能，但直到80年代末才有人提出，T细胞可能参与脊椎动物的变态发育。近年来已积累了一些实验证据，如爪蟾变态时幼体尾的清除，即有免疫细胞诱导凋亡的机制存在。这方面的研究不仅丰富了对免疫功能的认识，也支持了有关其起源的猜测：免疫系统可能是脊椎动物为完成渐趋复杂的阶段（变态）发育调控，选择性地清除影响发育的组织细胞而发展起来的功能系统。至于免疫记忆现象，可能是防止变态发育逆转的进化压力之结果。”“脊椎动物特有的变态发育初见于无颌类，同步也出现了最初的淋巴系统。”“自身免疫在某种意义上是免疫的原始功能。”

参考文献

1. 夏廉博，肖德桢，王厚德，等. 编著，衰老生物学——长寿与衰老的探索. 上海：知识出版社，1987；80~81

2. 曹敏成. 老年人的免疫变化. 锦州医学院学报，1989；10（3）：191-192，下转199

3. 岸本进. 从免疫的观点看老化. 国际免疫学杂志，1990；（1）：40-42

4. 吴梧桐，王鑫. 老化过程中淋巴因子及其基因表达的改变. 老年学杂志，1991；11（1）：60-62

5. 范志明，主编. 老年微生态学. 国际文化出版公司，1993。41

6. ［日］长谷川和夫，霜山德尔，主编. 车文博，等，译. 老年心理学. 黑龙江人民出版社，1997。348

7. 刘燕明. 免疫系统的原始功能. 免疫学杂志，1995；11（1）：61-63

8. 刘燕明. 从进化角度看免疫功能——揭开其神奇面纱的捷径. 医学与哲学，1997；18（3）：128-130

9. ［德］Müller. W. A.，著. 黄秀英，劳为德，郑瑞珍，等，译. 发育生物学. 高等教育出版社，施普林格出版社，1998；173

10. 刘燕明. 进化视角下的特异性免疫. 科学，2000；52（5）：26-29

六、细胞免疫与体液免疫

（一）虚证和衰老时，细胞免疫功能降低

1976年上海市慢支协作组研究发现，肾阳虚病人在补肾后，

淋巴细胞转化率有明显上升。说明肾阳虚患者细胞免疫功能低下，而温补肾阳药可能提高肾阳虚患者的免疫功能[1]。

张树一等从1976年起以淋巴母细胞转化试验（LBT)、E—花环试验（RFC）和血清IgG测定作为观察T淋巴细胞及B淋巴细胞等免疫功能的指标，观察小儿哮喘、肾脏病和乙型肝炎患者的免疫状态，结果其中的肾阳虚小儿不论细胞免疫或体液免疫功能均较同年龄的正常小儿的水平为低，用补药后不但临床症状好转，复查免疫指标也有上升趋势。第一军医大学微生物教研室慢性气管炎病因病理研究室研究表明，脾阳虚型慢性支气管炎患者的细胞免疫功能低下，表现为T淋巴细胞比值较对照组为低，$P<0.01$[1]。

1978年福建省慢协组厦门防治点研究发现，脾阳虚型慢支治疗前活性玫瑰花形成率、活性T细胞数、总玫瑰花形成率、T细胞总数均明显低于正常人[1]。

1979年，福建省慢性气管炎省、市协作组厦门防治点测定慢性气管炎脾阳虚、肾阳虚的免疫功能，结果肾阳虚及脾阳虚E-玫瑰花形成细胞及活性E-玫瑰花形成细胞均较对照组显著降低，提示细胞免疫功能低下。肾阳虚PHA淋巴细胞转化率低，其与对照组及脾阳虚比，均存在显著差异，提示肾阳虚T淋巴细胞不但数量降低，而且质量-其免疫活性亦降低。严庆惠等测定73例虚证病人的免疫功能。淋巴细胞转化率测定显示，气（阳）虚型26例，低于正常者20例，占76%，较正常人显著降低，$P<0.01$。以上实验结果提示：气（阳）虚常有细胞免疫功能低下的倾向。南京医学院等中西医结合研究组检查了脾虚泄泻患者的免疫功能。检查对象共95例，分脾气虚弱38例，脾阳不足45例，脾肾阳虚12例，自然花瓣形成试验结果显示，大部分病例的花瓣形成率较对照组为低，初步提示脾阳不足和脾肾阳虚患者的细胞免疫功能较正常人为低。中国人民解放军白求恩国际

和平院对中医分型为脾胃虚弱，脾胃虚寒、脾胃不和、中气下陷的脾胃病，进行了免疫功能测定。其中植物血凝素试验，四型病者中均有不同程度病例的细胞免疫功能低下，脾胃虚弱、脾胃虚寒与正常者差别显著。以上结果均表明，细胞免疫测定脾胃虚弱、脾胃虚寒等脾虚患者均有不同程度的低下[1]。

1980 年，温州市医药科学研究所免疫学检查慢性支气管炎患者，发现肾阳虚痰分泌性 IgA 和 E－RFC、LBT 明显降低，提示肾阳虚患者不仅呼吸道体液免疫低下，而且机体细胞免疫功能减退。脾阳虚患者免疫功能也低下[1]。

1981 年郝朴分别测定了阳虚、阴虚、阴阳两虚的 IgG、淋转率，并与对照组比较。结果阳虚组 16 例的 IgG 均值为 1165.0 ± 248.9，阴虚两组 14 例的均值为 1196.4 ± 198.5，均低于对照组 1420.5 ± 183.2，有非常显著的差异。而阴虚组 13 例的均值为 1318.5 ± 442.7，虽低于对照组，但统计学处理，$P > 0.05$。无显著差异。三组的淋转率均低于对照组，$P < 0.01$。表明阴虚、阳虚和阴阳两虚证病人的体液免疫和细胞免疫功能较正常人低。刘喜才等测定脾阳虚患者的免疫功能。淋巴细胞转化率测定 12 例，低于 50% 者 9 例，这 9 例治疗后转化率均有所提高，治疗前后相比，$P < 0.01$；E－玫瑰花结形成率测定 12 例中，有 4 例低于正常，系均在正常水平状态，低于正常的 4 例，治疗后有两例恢复正常，由上述结果可以看出，脾阳虚患者治疗前大多数有细胞免疫功能低下现象，左超成等结合眼科临床，选择阴虚者 12 例，阳虚者 19 例，阴阳两虚者 9 例，在治疗前后，对各组患者均作 PHA 和 IgG、IgA、IgM 检测，结果 40 例虚证病人治疗前细胞免疫和体液免疫水平均低于正常人。张家庆综述报道慢性支气管炎阳虚型病人经检查发现多为免疫功能低下，其他阳虚病人的免疫功能也多低下，细胞免疫较体液免疫减低更多些[1]。

1982 年陈松涛等实验结果显示，99 例阳虚病人及 102 例阴虚病人的细胞免疫功能均低于正常人。此外，观察21例阳虚型硬皮病患者的淋巴细胞转化试验艾灸治疗前后的变化，发现在症状好转的同时，细胞免疫功能也从明显低于正常上升到接近正常。鲍逊等对80例慢性肝病患者中医分型测定免疫功能，其中脾肾阳虚9例，其细胞免疫功能明显低下，其他虚证也低下。贾宗训等测定了24例消化性溃疡病脾虚患者（脾胃虚弱7例，脾胃虚寒13例，脾胃阳虚及肝郁脾虚各2例）的免疫功能，结果活性E玫瑰花环率和总E玫瑰花环率均较健康成人明显减低，表明细胞免疫功能低下。卢君健等对100例虚证病人检查其免疫功能，其中细胞免疫检测说明，阳虚与阴阳两虚者细胞免疫机能减低[1]。

徐济群等观察40例慢性活动性肝炎患者治疗前后的免疫功能动态变化。结果植物血凝素（PHA）皮试直径比正常减小，治疗后接近正常值水平。淋巴细胞转化率（LTT）和E玫瑰花结形成率（E-RFT）较正常值低下，治疗后显著升高。陈梅芳等测定尿毒症肾虚病例（肾阳虚者33例，肾阴虚者5例）免疫机能。阳虚组中测玫瑰花环试验（E-RFC）15例均低于正常，$P<0.001$，阴虚组仅1例测E-RFC为正常值。结果说明肾阳虚病人有T细胞功能缺陷及免疫反应异常[1]。

1984年，章文亮对90例慢性腹泻患者进行玫瑰花瓣形成试验（RFC）与淋巴细胞转化试验（LCT），其中湿热型与肝脾不和型大多数在正常范围内，而脾虚与脾肾阳虚型大多数均明显低于正常值，表明慢性腹泻的脾虚型与脾肾阳虚型的病人，其细胞免疫功能是低下的。经用健脾益气为主中药治疗（脾肾阳虚型加附片、四神丸），随临床症状的改善，RFC与LCT值亦恢复到正常范围，这表明健脾益气中药、温阳药具有增强T细胞功能，从而提高了机体的抗病能力。林求诚等测定了肺原性心脏病阳虚与阴阳两虚证的淋转率、玫瑰花结形成率等项免疫学指示，结果表明阳虚组与阴阳两虚组的细胞免疫功能普遍低于正常对照组，总的T淋巴细胞计数也相似。但免疫指标降低的程度不同，特别是有活性的T淋巴细胞，阴阳两虚组明显低于阳虚组，表现在淋转率和29℃－RFC两项指标。严庆惠等检测了100例虚证患者气（阳）虚型44例、阴虚型5例、气阴两虚型51例的血型与其免疫指标间的关系。免疫检测结果，三型虚证病人的淋巴母细胞转化率（LT）均低于正常，经统计学处理气（阳）虚明显低于正常，$P<0.01$。陈汉平对12例桥本氏甲减阳虚的细胞免疫学观察，发现血中T细胞数目减少，这意味着甲减阳虚患者细胞免疫功能减弱[1]。

1985年许继平等按中医辨证分型测定直肠癌患者的免疫功能。结果显示，在细胞免疫、体液免疫和补体C3等方面，脾肾阳虚型均明显低于湿热型和瘀毒型，总的趋势是免疫功能低下[1]。

1986年吴凌涛等采用T淋巴细胞总E玫瑰花结（Et）试验，检测了40例肾虚患者外周血的Et花环百分率（ERFC%）。结果肾阴虚组和肾阳虚组均显著低丁正常人组，$P<0.001$。提示无论是肾阴虚、还是肾阳虚，二者都存在细胞免疫功能低下的病变[1]。

1987年王君等检测33例慢性肾炎肾病型患者的有关免疫指标。结果说明肾阳虚患者血清IgG含量和淋转刺激指数均较对照组低，治疗后明显提高，治疗前后相比$P<0.01$。结果还表明，治疗后肾阳虚患者的淋转刺激指数或/和活性玫瑰花环形成率恢复较快，而血清IgG恢复慢，即细胞免疫恢复在先，体液免疫恢复在后[1]。

陳小野1987年总结：胸腺发育与肾气盛衰平行[2]。肾阳虚患者体外细胞免疫指标如淋转（LBT），E－玫瑰花环形成（E－RFC），总花环（Et），活性花环（Ea），T细胞比值等在下述单位报导中均比较一致下降：广医附院[3]，上海瑞金医院[4,5]，成都军区机关第一门诊部[6]，福建慢支组，上海慢支组[7]，张家口慢气组[8]，温州医科所[9]，福建中研所[10]，开封第二人民医院[11]，上一医[12,13]，上一医华山医院[14]，吉林中医药所[15]，刘正才[2]。贵阳医学院、福建中研所报导ANAE阳性淋巴细胞率及网状内皮系统吞噬功能均下降[10,16]。体内细胞免疫指标双氢链酶试验（SK - SD），植物血凝素试验（PHA）阳性率也下降[2,17]。上述研究病种主要是慢支和慢气。开封第二人民医院[11]，一军大[18]，370医院，155医院，昆明军区医院，上二医，刘亚光[2]等多指标的研究表明，细胞和体液免疫水平健康人>肺气虚>脾阳虚>肾阳虚，与临床疾病轻重和进程一致。

夏廉博等（1987）[19]："衰老时T淋巴细胞功能，淋巴细胞的酶系都有改变，这是老年人的细胞免疫功能下降。……可以认为，老年人的体液免疫变化无甚规律。""免疫功能随龄下降，以T细胞随龄变化最为突出，老年动物及老人T细胞免疫功能下降，且数量减少。B细胞随龄变化则不明显。"

1989年丁培植等对39例肾病综合征患儿进行了中医辨证分型及红细胞C3b受体花环率、T淋巴细胞活性E花环率测定，结果脾虚湿困与脾肾阳虚型的两种花环率均较健康组显著低下（P均<0.001），表明脾肾阳虚患者红细胞、T淋巴细胞免疫功能低下。何维等对冠心病心绞痛本虚标实证患者进行了较系统的临床免疫学观察，观察结果表明，气阳虚血瘀证患者免疫功能呈紊乱状态，与正常对照组相比较，表明为血清IgG、CIC、IC - IgG、IC - C_3水平显著增高，外周血B细胞百分率显著增高；OKT_3^+、OKT_4^+、OKT_8^+ + 细胞百分率的减少，使TT_4/TT_8比值升高，导致T_S与T_H细胞失衡。作者认为，冠心病心绞痛的本虚，与细胞免疫低下尤其是T_S与T_H细胞失衡关系密切；而其标实，则与体液免疫亢进有关[1]。

吴正治等运用细胞化学方法及显微分光光度技术对24例慢性肾炎患者和30例正常人进行外周血淋巴细胞及单核细胞的α-醋酸萘酯酶（ANAE）定性定量检测，结果肾阳虚患者淋巴细胞ANAE阳性率、两种不同反应模型（点状型、弥散型）的百分率及其单核细胞ANAE含量均显著低于正常人；肾阳虚组除弥散颗粒型淋巴细胞高于肾阴虚组外，其余各项指标均显著地低于肾阴虚。经用以真武汤为基本方治疗后，各项指标均有一定程度的恢复，与治疗前相比，除肾阳虚弥散型外，其余各项指标有不同程度的显著性差异。ANAE阳性是T淋巴细胞的一个特异性标志，而ANAE反应模型不同又可借以鉴别T细胞亚群，即点状颗粒型主要代表带IgM Fc受体的T细胞-T_M，弥散颗粒型则主要代表带IgM Fc受体的T_G细胞。一般认为，T_M具有辅助其它T细胞并促进B细胞产生抗体的功能，T_G被免疫复合物（IC）激活后能抑制细胞免疫和B细胞对抗体的生成。实验结果慢性肾炎患者肾阴虚和肾阳虚T细胞总数、T_M及T_G的百分率较正常人都有不同程度的降低，说明其细胞免疫状态低下，特别是可能存在免疫调节异常的情况[1]。

岸本进（1990）[20]：“细胞免疫功能随老龄化而降低。具有代表性的是迟发型变态反应的结核菌素试验。老年人的阳性率低且反应程度轻。对2.4-二硝基氯苯的皮肤试验的反应，69岁以下的阳性率为94%，70岁以上的阳性率为69%。对水痘、带状疱疹病毒的迟发型变态反应皮肤试验，也随着老龄化而降低。这是老年人容易发生带状疱疹的原因之一。Toh等人将老年和青年人皮肤对5种不同抗原的迟发型变态反应进行对比，结果，年轻人均为两种以上抗原刺激阳性。而老年人只占75%。且这些低反应者多数在两年以内死亡。”“胸腺是T细胞分化增殖的中枢，随年龄增加而呈明显变化。人的胸腺在青春期最发达，其后急速萎缩。”老年人末梢血淋巴细胞数减少主要以T细胞为主，B细胞变化不大。且往往出现未成熟的T细胞。“在PHA存在下，软琼脂上形成集落的T细胞，老年人明显减少。B细胞数变化不大。但表面Ig浓度降低，帽形成能力也降低。”“用破伤风类毒素二次刺激后，通过有限稀释法测定其末梢血中抗原特异的辅助T细胞及B细胞，发现老年人较青年人明显减少。”

陳治水等（1990）[21]：腹泻3个月以上的非特异性溃疡性结肠炎或慢性结肠炎脾气（阳）虚证患者ET－RFC（总E－玫瑰花试验）、Ea－RFC（活性E－玫瑰花试验）、LTR（淋巴细胞转化率）均明显低于正常值。

吴正治等（1990）[22]：胃脘痛脾虚证患者外周血淋巴细胞ANAE阳性率及其点状颗粒型百分率显著低于非脾虚患者和正常人。

郁仁存等（1990）[23]：62例脾虚肿瘤患者与26例正常人比较，Th淋巴细胞减少。

崔同建等（1990）[24]：31例胃癌脾虚证患者与60例正常人比较，CD_3、CD_4、CD_4/CD_8均明显降低，CD_8明显升高。

吴正治等（1991）[25]：脾虚患者与非脾虚患者和正常人比较，外周血淋巴细胞ANAE阳性率、点状颗粒型百分率及单核细胞ANAE含量均明显降低。脾阳虚患者外周血淋巴细胞点状颗粒型百分率显著低于脾气虚患者。一般认为ANAE阳性为T淋巴细胞的特异性标志。其中点状颗粒型淋巴细胞代表TM亚群，而弥散型颗粒型主要代表TG亚群。

饶燮卿等（1991）[26]：242例肿瘤脾虚患者与正常人比较，淋巴细胞转化率、T细胞亚群中的Th细胞、E－玫瑰花形成率均显著降低。

白彦生等（1991）[27]：25例萎缩性胃炎（病程6个月~5年）脾虚证患者与25例正常人比较，玫瑰花试验（反映T淋巴细胞功能）总花、活花数量明显降低。

1991 年秦裕辉等对 60 例（肝肾阴虚型 40 例，脾肾阳虚型 20 例）视网膜色素变性（RP）患者的细胞免疫指标作了检查，其中脾肾阳虚型患者 T_1（T 细胞总数）、T_4（辅助性 T 细胞）、T_8（抑制性 T 细胞）低于对照组。脾肾阳虚 T_1、T_4、T_4/T_8 均低于肝肾阴虚型，差异有显著性意义，这提示阳虚细胞免疫功能更为低下。吴正治等运用红细胞化学方法及显微分光光度技术，测定脾虚患者外周血免疫细胞酸性非特异性酯酶（ANAE），发现脾阳虚患者点状颗粒型 ANAE 阳性淋巴细胞显著低于脾气虚患者。黄振翘等对 103 例原发性血小板减少性紫癜（简称 ITP）按中医分型测定了 T 淋巴细胞亚群指标，并与 20 例正常对照组比较。结果显示脾肾阳虚组的 OKT_3^+ 百分值显著低于正常对照组（$P < 0.01$），OKT_4^+ 百分值降低，OKT_8^+ 百分值增高，以致 OKT_4^+/OKT_8^+ 比值显著低于正常对照组[1]。

刘健等（1992）[28]：按有无慢性腹泻将 90 例脾虚证患者分为泄泻组（53 例）和非泄泻组（37 例），泄泻组全身机能低下症状的出现率显著高于非泄泻组，泄泻组的木糖吸收率、血红蛋白、红细胞计数、血浆总蛋白、血浆白蛋白、血液流变学及心功能指标、细胞免疫功能（外周血淋巴细胞转化率）等均显著低于非泄泻组。

丁洁等（1992）[29]：30 例脾气虚证患者与 20 例正常人比较，末梢血 T 淋巴细胞总数、Th、Th/Ts 比值明显减少，说明脾气虚证患者细胞免疫功能降低。

刘健等（1992）[30]：脾气虚证泄泻组（28 例）和脾气虚证非泄泻组（12 例）外周血淋巴细胞转化率均显著低于正常对照组（10 例），其中脾气虚证泄泻组又显著低于脾气虚证非泄泻组。“本文的研究结果与有关报道结果相类似，即脾气虚证的细胞免疫功能降低，表现为其淋巴细胞转化率显著低于正常对照组。”“表明细胞免疫功能与脾气虚的程度有关。即临床表现较为严重者（如泄泻）其细胞免疫功能降低亦较甚。”

1992年杨宇飞等探讨了免疫性血小板减少性紫癜（ITP）免疫学改变与中医辨证分型的关系，其中脾肾阳虚型 T_4（Th）下降最为显著，T_4/T_8 也降低，二者较对照组差异显著（$P<0.01$）；而 T_8（Ts）上升，T_{48}^{++} 双标记性细胞增多。范国荣等应用单克隆抗体 OKT 系列检测57例老年人肾虚证周围血 T 淋巴细胞亚群。结果肾阳虚组 T_3（总 T 细胞）、T_4（辅助/诱导 T 细胞）与 T_4/T_8 显著低于肾阴虚组和正常对照组，而 T_8（抑制/杀伤 T 细胞）显著增高（均为 $P<0.01$）。刘宝文等对51例再生障碍性贫血患者进行了辨证分型及 T 淋巴细胞亚群检测。结果表明，阳虚型组 OKT_8 升高，OKT_4/OKT_8 比值降低[1]。

凌安生等（1993）[31]：25例晚期胃癌脾虚证患者与40例正常人比较，总 T（OKT_3^+）细胞降低，OKT_4^+ 及 OKT_4^+/OKT_8^+ 亦显著降低，OKT_8^+ 活性显著增高。

葛振华等（1993）[32]：慢性萎缩性胃炎脾虚证病人11例外周血中总 T 细胞和辅助 T 淋巴细胞均低于正常人（15例），而抑制 T 淋巴细胞无变化。

魏德煜等（1993）[33]：慢性胃病脾气虚证患者与健康人比较，外周血 T 淋巴细胞总数和辅助性 T 细胞数值、OKT_4/OKT_8 比值均明显下降。

1993年彭清华等利用单克隆等技术对60例视网膜色素变性（RP）患者和40例正常人的 T 细胞亚群进行了检测，结果显示脾肾阳虚组以 T_1 显著下降、T_4 亦下降为特点[1]。

范志明（1993）[34]：老年人主要是细胞免疫功能减退，体液免疫也有不足，但自身免疫却较高。

鲁智等（1994）[35]：对54例恶性肿瘤（直肠癌23例、乳腺癌19例、甲状腺癌12例）患者外周血 NK 细胞（CD16）及 T 淋巴细胞亚群 CD2、CD4、CD8、CD4/CD8 进行了测定。结果表明，三种恶性肿瘤患者外周血 NK 细胞水平均较正常人下降，$P<0.001$，$CD2^{+}$、$CD4^{+}$减少，$CD8^{+}$增高，$CD4^{+}/CD8^{+}$比值下降，提示在恶性肿瘤患者中免疫功能下降。

施怀生等（1995）[36]：脾气虚证患儿 70 例，淋巴细胞转化率显著低于健康儿童 45 例。

林水淼（1995）[37]：衰老过程中细胞免疫功能下降。

周志光（1997）[38]：128 例肿瘤脾虚患者与正常人比较，淋巴细胞转化率、E－玫瑰花形成率、Th 细胞均显著降低。

周建伟等（1998）[39]：与 30 例正常人比较，脾虚证（脾气虚、脾阳虚）患者 CD_3、CD_4、CD_4/CD_8 比值均显著降低，CD_8 显著升高。

郎笑梅等（1998）[40]：38 例脾虚泄泻患者外周血 T 淋巴细胞 OKT_1（反映 T 细胞总数）、OKT_4、OKT_8、及 OKT_4/OKT_8 比值均显著低于 40 例健康对照组。

轩小燕等（2002。综述）[41]："衰老主要影响获得性免疫，尤其是细胞免疫，体液免疫的改变主要是由于细胞免疫改变的结果。"

尹光耀等（2005）[42]："脾虚证本虚的共性表现是血 cAMP 和细胞免疫水平降低，胃黏膜组织 Zn、Cu、SOD、cAMP 水平降低，血清 LPO 增高；脾虚气滞证细胞核代谢旺盛、线粒体能量代谢衰弱，细胞分裂增殖超过细胞分化成熟；脾气虚证细胞核代谢与线粒体能量代谢同步衰微，细胞早衰老化。"

（二）细胞免疫功能相关于进化和个体发育的较高级阶段

程一棹等（1984）[43]：一般认为：E 花环形成是人类 T 淋巴细胞的标志，而 C3 受体则是 B 淋巴细胞的标志，并可借以区别 T、B 淋巴细胞。但近年发现 E 受体和 C_3 受体的这种特异性仅具有相对的意义，淋巴细胞的表面标志往往因分化阶段、细胞周期、功能状态、培养条件的不同而变化。例如前 T 细胞可能有 E

受体阴性阶段，部分正常 T 细胞，特别是经激活后或再生时，也可显示 C3 受体，在小鼠中也是如此。虽然如此，E 和 EAC 花环试验仍能大体上反映出机体细胞免疫和体液免疫的状况，有着一定的实用意义。

韩景献（1995）[44]："正常的免疫系统进化为巨噬细胞→NK 细胞和其相同相似细胞群→浆细胞的出现和 IgM 型抗体的产生→专门性 T 细胞。免疫系统的老化似为这一进化过程的逆转。"

李彦等（1997）[45]：鱼类是水生低等脊椎动物，更易受外界环境影响。鱼类 T 细胞密度低于 B 细胞密度，人类 T 细胞密度则高于 B 细胞密度。低温介导的免疫抑制是由于 T 细胞免疫应答受抑制，B 淋巴细胞未受抑制。

参考文献

1. 高亮，高德．人体信息控制系统生理学——现代中医生理学和中药药理学（第一部）．内蒙古人民出版社，1997；886～891

2. 刘正才，等．中医免疫．重庆出版社，1983。14，16，20，27，51，53，56，60，71，88，120

3. 广医附院新医科，等．肾虚型慢支炎与免疫．新医药通讯，1974；（4）：22

4. 邝安堃．阳虚病人内分泌、免疫和环核苷酸变化的初步观察．中华内科杂志，1979；（2）：105

5. 瑞金医院内科，等．肾阳虚的肿瘤病人免疫功能改变以及补肾免疫汤的疗效观察（摘要）．上海市 1977 年度中医学会论文汇编（二），46

6. 成都军区机关第一门诊部慢支组．贴脐疗法治疗慢性气管炎 312 例临床报告．新医药学杂志，1977；（12）：30

7. 沈自尹．肾本质的研究．医学研究通讯，1978；（11）：3

8. 张家口市慢气组．一百二十四例"慢气"中西医结合诊断分型疗效观察．防治慢性气管炎临床中西医结合分型扶正固本专业会议资料汇编，1979

9. 温州医科所呼吸血病室临床组. 运用现代医学科学技术对祖国医学肾阳虚实质的初步探讨. 参加全国慢性支气管炎中西医结合诊断分型研究会议资料，1979，42

10. 杨春波. 中医“肾”理论的临床应用和本质的探讨. 福建医药杂志，1980；(5)：36

11. 崔玉衡. 关于慢性气管炎“肾虚”的研究. 河南中医，1981；(2)：25

12. 沈自尹，等. 支气管哮喘采用补肾法防治及其内分泌和免疫方面的观察. 中医杂志，1981；(5)：21

13. 沈自尹，等. 温肾法防治老年慢性气管炎原理探讨——附522例疗效分析. 中医杂志，1981；(10)：22

14. 张清波，等. 益气温肾法防治呼吸道易感机理初探. 上海中医药杂志，1981；(5)：18

15. 霍玉书，等. 肾虚患者血浆环核苷酸 T_4 及免疫功能相关变化规律初探（摘要). 全国中西医结合虚证研究与防治老年病会议资料选编，1982，289

16. 张凤群，等. 试图从中医肾虚角度应用现代医学免疫功能检测探讨人体衰老的机理（107名60岁以上老年人免疫细胞检测资料分析). 贵阳医学院学报，1984；(3)：77

17. 成都军区机关第一门诊部慢支组. 贴脐疗法治疗慢性气管炎312例临床报告. 新医药学杂志，1977；(12)：30

18. 周立东. 从慢性气管炎的研究结果来看阳虚的病理基础. 全国中西医结合虚证研究与防治老年病会议资料选编，1982，143

19. 夏廉博，肖德桢，王厚德，等，编著. 衰老生物学——长寿与衰老的探索. 上海：知识出版社，1987。23，79

20. 岸本进. 从免疫的观点看老化. 国际免疫学杂志，1990；(1)：40-42

21. 陳治水，李莉. 健脾灵对脾虚患者血液、生化和免疫指标的影响. 中医药研究，1990；39 (1)：36-37

22. 吴正治，郭振球，谢锦玉. 胃脘痛脾虚辨证舌苔上皮及免疫细胞之细胞化学研究. 辽宁中医杂志，1990；14 (4)：38-42，下转48

23. 郁仁存，关崇芬，张建华，等. 脾虚肿瘤患者免疫功能的研究. 中西医结合杂志，1990；10（9）：535－537

24. 崔同建，方公贤，周美秀，等. 胃癌脾虚证患者与T淋巴细胞亚群的关系探讨. 中国中西医结合杂志，1990；11（12）：746

25. 吴正治，郭振球. 脾虚患者外周血免疫细胞ANAE研究. 山东中医学院学报，1991；15（1）：36－38，下转封3

26. 饶燮卿，郁仁存，张建华，等. 生血汤对肿瘤脾虚患者免疫功能的观察. 中西医结合杂志，1991；11（4）：218－219

27. 白彦生，吴双虎，孙育敏，等. 外伤性脾切除与中医脾虚免疫功能变化的观察. 中国中西医结合杂志，1991；11（9）：554

28. 刘健，孙弼纲. 脾虚证泄泻与非泄泻患者的临床比较研究（附90例资料分析）. 安徽中医学院学报，1992；11（1）：20－22

29. 丁洁，吴咸中，薛小平. 脾虚证患者部分细胞和局部免疫功能指标的测定. 中国中西医结合杂志，1992；12（2）：77－79

30. 刘健，孙弼刚. 脾气虚证淋巴细胞转化率的研究（附40例资料分析）. 中医药研究，1992；41（3）：19－20，下转35

31. 凌安生，朱金水，王冠庭，等. 晚期胃癌脾虚证患者T细胞亚群及NK和干扰素活性检测. 中国实验临床免疫学杂志，1993；5（1）：34－36

32. 葛振华，柯晓，王若愚，等. 胃炎脾虚证病人和脾虚证小鼠外周血中T细胞亚群的比较研究. 福建中医学院学报，1993；3（2）：104－107

33. 魏德煜，张群豪，郑家铿. 慢性胃病脾虚证患者外周血T淋巴细胞亚群的变化. 福建中医学院学报，1993；3（3）：135－136

34. 范志明，主编. 老年微生态学. 国际文化出版公司，1993。41

35. 鲁智，王圣应，潘家华，等. 恶性肿瘤患者外周血NK细胞及T细胞亚群检测的临床意义. 蚌埠医学院学报，1994；19（4）：306－307

36. 施怀生，冀来喜，冯俊婵. 四缝穴隔姜灸治疗小儿脾虚证及其对细胞免疫功能的影响. 中国针灸，1995；15（6）：9－10

37. 林水淼，主编. 现代中医药应用与研究大系·第15卷·老年病科. 上海中医药大学出版社，1995；16

38. 周志光. 驴胶补血冲剂对肿瘤脾虚患者128例免疫功能的观察.

湖南中医杂志，1997；13（5）：24－25

39. 周建伟，张凡，肖鸣．药条灸对脾虚证患者血清胃泌素、D－木糖排泄率及T细胞亚群的影响．中国针灸，1998；18（1）：15－16

40. 郎笑梅，王再谟．脾虚患者T细胞亚群的测定．中医药研究，1998；14（1）：47－48

41. 轩小燕，李敏．综述，T细胞的免疫衰老．河南医学研究，2002；11（4）：377－379

42. 尹光耀，陈一，张武宁．慢性胃炎脾虚证分型的病理生理学基础．中国中医基础医学杂志，2005；11（4）：198－301

43. 程一棹，钱振超，张卓然，等．615系小鼠脾细胞的E、EA、EAC及D玫瑰花环试验结果．上海实验动物科学，1984；4（4）：224－225

44. 韩景献．快速老化模型小白鼠（SAM）的老化诸特征．实验动物科学与管理，1995；12（4）：21－29

45. 李彦，江育林．环境胁迫因子对鱼类免疫功能的影响．中国兽医学报，1997；17（6）：611－614

七、男性性激素

（一）虚证和衰老时，男性睾酮水平降低、雌二醇水平增高

1978年以来，邝安堃等分别测定研究了男性病态窦房结综合征患者、冠心病心绞痛患者、Ⅱ型糖尿病及急性心肌梗塞患者的血浆雌二醇（E_2）、睾酮（T）和二者的比值。初次报告的男性15例冠心病心绞痛患者中，9例有性欲减退，2例有男子乳房发育。中医辨证以肾阳虚为主。血中E_2和E_2/T都比同年龄的正常人显著升高。以后病例增加到25例，其中男20例，女5例，中医辨证22例为阳虚，3例为气阴两虚。20例男病人中17例有性欲减退等肾虚表现，4例有男子乳房发育。血浆中E_2和E_2/T显著升高，T与正常值接近。用中药治疗后，E_2和E_2/T显著下降，病情好转。在27例病态窦房结综合征患者中，中医辨证心阳虚12例，气阴两虚9例，心肾阳虚6例。治疗前E_2和E_2/T

均升高，T较正常降低，中药治疗后，E_2 和 E_2/T 均显著下降。根据对32例正常人和46例Ⅱ型糖尿病患者的中医辨证结果，发现偏阳虚患者 E_2 和 E_2/T 较正常升高，$P<0.05$，$P<0.01$，T较正常值显著降低，$P<0.001$。在16例急性心肌梗塞患者，中医辨证以阴虚和气虚为主，测定 E_2 与正常值接近，T较正常值显著降低，$P<0.001$，E_2/T 较正常值升高，$P<0.01$[1]。

王文健等（1982）[2]：虽有性功能减退但尚未见肾阳虚见证者，其生殖激素水平水平仍属正常。老年人（男性）以血清T水平降低为主，肾阳虚患者（男性）以血清 E_2 水平上升为主，这两者变动的结果都是使 E_2/T 值趋于上升。肾阳虚的本质之一是生殖内分泌功能的提前衰老。

1982年张风山等测定了76例男性血浆睾丸酮含量。结果6例肾阴虚为388.3毫微克%，16例肾阳虚为476.3毫微克%。均显著低于正常对照组596.4毫微克%和非肾虚组512.2毫微克%[1]。

1982年王文健等以血清睾酮、雌二醇、促黄体激素（LH）浓度以及促黄体激素释放激素（LRH）兴奋试验为指标，观察了男性肾阳虚证的下丘脑－垂体－性腺轴功能。结果表明，肾阳虚组10例血清T浓度高于对照组，无明显差异，$P>0.05$，血清 E_2 较对照组显著升高，$P<0.01$，血清LH－HCG（HCG为绒毛膜促性腺激素，利用HCG放射免疫测定可反映男性血清LH水平。本文以LH－HCG来表示这种利用免疫交叉反应测得的血清LH）基值也较对照组明显升高，$P<0.05$。LRH兴奋试验5例为正常反应，5例为延迟反应，与对照组有显著差异，$P<0.05$。作者分析认为，肾阳虚患者的血清T浓度正常，血清 E_2 浓度明显升高，按负反馈调节规律，性激素水平的上升应该引起垂体LH分泌的减弱，但本文测得肾阳虚的血LH－HCG反而比对照组高。可见这种升高只是说明肾阳虚患者性腺轴调节功能的紊

乱，而并不意味着他们垂体功能的加强。因而从肾阳虚组的LRH兴奋试验看，他们并没有表现出垂体功能活跃者所特有的亢进反应，相反是有较多的延迟反应发生，且延迟反应者的血清LH－HCG增长培数明显低于正常对照组，故其垂体功能实质是减退的。这些患者的血清LH－HCG水平的升高很可能是对性激素效应减弱的一种代偿反应。另外肾阳虚患者的生殖内分泌功能与平均年龄较之大30岁的老年组非常相似。根据以上实验可以认为，肾阳虚的本质之一是下丘脑－垂体－性腺轴功能的提前老化[1]。

1983年张铁忠等的实验表明，男性冠心病肾虚（肾气虚和肾阳虚）患者的E_2和E_2/T较正常值显著升高（$P<0.01$），T较正常值降低，但不显著[1]。

沈自尹等（1986）[3]：1986年全国中西医结合虚证与老年病研究专业委员会修订的“中医虚证辨证参考标准”：“在用现代科学方法研究虚证的过程中，许多单位观察了辨证分型与某些实验室检测项目的关系，现将部分结果附录如下：①肾阳虚证患者常有24小时尿17－OHCS含量（Reddy's修改法）降低。②男性肾虚患者常有E_2/T比值（放射免疫测定法）上升。”

1986年张云如等测定男性老年人血清睾酮含量60例，其中肾阳（气）虚者41例，非肾虚者19例。另设同性青壮年健康人作为对照，结果男性老年人血清睾酮含量明显低于青壮年，$P<0.05\sim0.01$，老年人中伴肾阳虚见证组又低于非肾虚组，$P<0.05$。说明老年人伴肾阳虚见证者性腺功能低于非肾虚者[1]。

1989年张庆怡等测定43例男性慢性肾衰患者的性激素变化，结果发现，肾阴虚和肾阳虚组患者的性激素与正常人者的比较，肾阴虚组的E_2值较正常组明显增高，$P<0.01$；而肾阳虚组T值则较正常组低，$P<0.05$；两组的E_2/T值均明显高于正常组，$P<0.01$。肾阴虚与肾阳虚相比，肾阳虚组的E_2、E_2/T比

值均显著低于肾阴虚组，前者 $P<0.01$，后者 $P<0.05$。两组 T 值相比则无显著性差异（$P>0.05$）[1]。

1993 年彭清华等对 57 例男性视网膜色素变性（简称 RP）患者、33 例其它眼病患者及 21 例正常人的血清性激素进行放射免疫检测，发现男性 RP 组较其它眼病组和正常对照组 T（睾酮）下降，PRL（血清催乳素）、FSH（血清促卵泡成熟激素）、LH（促黄体生成激素）、E_2（雌二醇）和 E_2/T 升高，有显著性（$P<0.05$）或非常显著性差异，$P<0.01$ 或 <0.001；RP 肾阳虚组以 T 显著下降，E_2/T 极显著升高为特征，肾阴虚组以 E_2 显著升高，T 亦下降为特征[1]。

关瑞锦等（1994）[4]：用放射免疫方法测定男女各年龄组 1763 例血清雌二醇（E_2）、睾酮（T）水平。结果表明：①它们在两性血中高峰期均在 16～30 岁。②E_2 在 45～59 岁时两性无显著差别，在此之前，女性显著高于男性，在此之后，男性明显高于女性，呈现一个交叉现象。③两性 E_2 在 ≤15 岁无明显差别；而 T 在所有年龄组均为男性明显高于女性。提示更年期过渡后在女性意味着 E_2 明显不足，在男性意味着某种雌化改变。“青春期后，T 在男女均随增龄而逐渐下降，与文献报道基本一致。青春期后 E_2 在女性随增龄逐渐下降，而在男性与增龄无明显相关，与文献报道不尽相同。”

1994 年丁建文等测定男性肾虚患者性激素水平，结果显著，38 例肾阳虚患者血清睾酮（T）含量明显下降；雌二醇（E_2）含量与对照组比较无差异，但显著低于肾阴虚组；E_2/T 比值较对照组和肾阴虚组显著升高；促黄体生成素（LH）与对照组无差异，但明显低于肾阴虚组。27 例肾阴虚患者血清睾酮（T）与对照组比较无差异，但明显高于肾阳虚组；雌二醇（E_2）和 E_2/T 比值均显著高于正常对照组，其中 E_2 也显著高于肾阳虚组，E_2/T 比值明显低于肾阳虚组；促黄体生成素（LH）与对照组无差异，但显著高于肾阳虚组[1]。

1995 年尹光耀等实验表明，肾阳虚老年人的睾酮（T）显著低于健康组[1]。

（二）男性睾酮水平降低、雌二醇水平增高为逆向重演性改变

关瑞锦等（1994）[4]：结合胚胎性分化特点探讨了性激素变化规律对衰老的意义："胚胎时期，原始生殖腺和原始生殖管道具有不依赖其他条件、不需干预而自动发育成女性的固有趋势。如果胚胎某个阶段出现 T，它刺激（去雌、雄化作用）迫使胚体改变方向而发育成男性。从这个意义上讲，E_2 是一种基本的'背景激素'，T 是一种后加激素。""女性更年期后雌激素下降表现一种衰老趋势，似乎必要进行雌激素替代，而男性更年期后 T 逐渐下降、E_2 逐渐上升，表现出某种向胚胎时期的复归趋势。"

参考文献

1. 高亮，高德. 人体信息控制系统生理学——现代中医生理学和中药药理学（第一部）. 内蒙古人民出版社，1997；779～781

2. 王文健，等. 肾阳虚患者和老年人（男性）的下丘脑－垂体－性腺轴功能初步观察. 中西医结合杂志，1982；（3）：149

3. 沈自尹，王文健，整理. 中医虚证辨证参考标准. 中西医结合杂志，1986；6（10）：589

4. 关瑞锦，胡锡衷，林立芳，等. 增龄与性激素变化规律的对照研究. 老年学杂志，1994；14（1）：15－16

八、环核苷酸

（一）虚证和衰老时，cAMP/cGMP 比值下降

自 1976 年 6 月以来邝安堃等试图从虚证着手，首先在有阳虚见证的病人观察内分泌、免疫、血浆环核甙酸方面的变化。病例选择：共46例阳虚病人，分两组：①内分泌病组（简称甲组）共29例（男9例，女20例）年龄18～67岁。内甲状腺机能减退症（简称甲减）18例，垂体前叶功能减退症9例，肾上皮质功能减退症2例。②其他病组（简称乙组），共17例（男7例、女10例），年龄19～46岁，计慢性肾炎肾病综合症2例，溃疡病2例，白细胞减少症2例，慢性结肠炎3例，内脏下垂1例，腰椎肥大症1例，慢性胃炎2例，病态窦房结综合征1例，盆腔结核1例，消瘦1例，阳萎1例。结果发现甲组和乙组cAMP的平均值均明显低于正常，而两组cGMP的平均值均较正常值为高，都具有统计学意义。cAMP/cGMP比值也明显降低，示在阳虚情况下cAMP有降低的倾向，而cGMP有升高倾向[1]。

方福德等（1977）[2]："大量实验结果表明，cAMP（环腺一磷）或其某些衍生物能够改变肿瘤细胞的生长特性——抑制其恶性增殖，并使其丧失了的形态学和生化学的分化特征重新出现。总的结果是肿瘤细胞向正常方向逆转，并丧失其致癌能力。但也有一些工作指出，在一定的条件下，cAMP不仅没有上述的作用，相反还有促进癌瘤生长的能力。""1968年Bürk在测定BHK细胞和多瘤病毒转化的BHK细胞的腺苷酸环化酶时发现，后者的酶活性显著地低于前者。"组织培养系统的研究："外源性cAMP能够抑制肿瘤细胞或转化细胞的生长，这一现象首先是在体外组织培养系统中观察到的。1968年，Ryan，W. L. 等报道，在Hela细胞和L细胞的组织培养液中加入0. 3mM cAMP后，这些细胞的增殖受到了特异性抑制。随后，许多作者分别在体外实验和整体动物实验中验证了这一结果。进一步观察到，四株肿瘤细胞和一株正常细胞的培养基中加入cAMP后，发现对肿瘤细胞生长的抑制率达70%～89%，而对正常细胞影响很小。对3-甲基胆蒽诱发的小鼠L929细胞和Rous肉瘤病毒诱发的肉瘤细胞来讲，cAMP的双丁酰衍生物（DBcAMP）可促使其形态学上的分化（Johnson，G. S. 1971）。中国地鼠的卵巢细胞和与肿瘤细胞近似的细胞，在形态上具有多层、无方向性生长且失去接触抑制的特点，当培养基中加入 DBcAMP 后，细胞逐渐转变为单层、有方向性生长并恢复了接触抑制作用（Hsie，A. W. 等，1971）。除了瘤细胞的生长特性和形态学的变化外，cAMP 还能促进生化学的分化。如小鼠神经母细胞瘤经 cAMP 或 DBcAMP 作用后，不仅代表形态学分化的神经突触能够伸长，而且代表生化学分化指标乙酰胆碱酯酶的活性显著增高（Furmanski，P. 等，1971）。在一定浓度下，cAMP 和 DBcAMP 对 L5178Y－R 白血病细胞的 DNA、RNA 和蛋白质的生物合成产生抑制作用，在细胞周期中则被阻断在 G_1 末期（Yang，T. J. 等，1971）。某些转化细胞经作用后，其倍增时间延长了 25%～30%（Sheppard，J. R. 1971）。DBcAMP 与 cAMP 相比，前者对肿瘤细胞有更大的敏感性和亲和力，主要表现在达到抑制作用所需的浓度低，而在相同浓度下抑制率高。除此之外，Perkins，J. P. 等 1971 年报道，人类星形细胞瘤细胞也可被 DBcAMP 向正常方向诱导。所有这些结果，都使生物学和医学工作者感到兴趣，并且一再在其他肿瘤细胞株和转化细胞株的实验中被重复出来（Roisen，F. J. 等，1972，Van Wijk，R. 等，1972，Taylor－papadimitrion，J. 1974）。”整体动物实验：“实验表明，cAMP 或 DBcAMP 抑制某些移植性肿瘤和原发瘤的结果与体外实验结果比较一致，整体动物实验最早是 Gericke，D. 和 Chandra，P. Z.（1969）的工作。他们给移植性 NKL 淋巴肉瘤瘤体注射 cAMP，抑制率达 50%。解除 cAMP 后，肿瘤仍以原来速度生长。采用体外与体内相结合的方法也证明了 cAMP 对转化细胞的致癌性有严重的破坏作用（Reddi，P. K. 1972）。用鸡胚－致死孤儿病毒（chicken embryo－lethal orphan Virus）转化的地鼠上皮细胞给健康地鼠进行皮下接种后，形成实体瘤。若将该转化细胞与 0. 2mM DBcAMP 和 1mM 茶碱体外保温 24 小时和 48 小时，再接种于地鼠，发现培养 24 小时组患癌率为 38%，48 小时组患癌率为 0，对照组患癌率为 100%，若在培养 24 小时和 48 小时后洗去 DBcAMP 和茶碱，再培养 24 小时接种，则 24 小时组患癌率为 80%，48 小时组为 60%。说明转化细胞与 DBcAMP 和茶碱接触时间长，细胞内 cAMP 浓度持续保持较高水平，从而抑制其致癌能力，而洗去 DBcAMP 和茶碱后，即降低了细胞内 cAMP 水平，故转化细胞的致癌能力又有所增强。实验还证明了 cAMP 磷酸二酯酶的抑制剂茶碱也会有抑制转化细胞的致癌能力。这些结果与体外实验的结果是很一致的。为了突出作用效果，往往采用所谓‘预防’实验。如 Walker 癌于皮下移植前，给动物注射 DBcAMP 或茶碱，癌瘤的生长受到严重抑制（Keller，R. 1872）。在所谓‘治疗’实验的工作中，下面的结果颇能说明问题（Seller，M. J. 等，1973）：给小鼠皮下接种艾氏腹水瘤细胞产生实体瘤，腹腔接种产生腹水瘤。接种后 3 天，分 3 组进行实验，实验组腹腔注射 cAMP 加茶碱，氨茶碱组腹腔注射氨茶碱，对照组腹腔注射生理盐水，均为每日注射两次，连续 4~5 天。经这样处理后，第八天的检查结果是：按实体瘤瘤重和腹水瘤细胞数计，实验组只有对照组的 50%，氨茶碱组居中；按平均瘤细胞体积计算，亦然。在腹水瘤的实验中，实验组有 50% 的动物无腹水瘤形成，其腹壁肌肉层组织形态学正常，炎症反应消失，而形成腹水瘤者，其瘤细胞形态也发生了改变，出现了某些正常细胞形态的成分。Chandray 等（1973）进一步注意到，cAMP 能延长带瘤小鼠的存活时间，但与给药途径关系甚大，皮下给予无明显作用，瘤体给予作用才显著。”“人癌细胞的致癌作用也可被 cAMP 所抑制（Smith，E. E. 等，1973）。人癌细胞（KB）在田鼠颊陷凹部形成实体瘤的能力由于 cAMP 的作用而丧失。有的作者总结了别人的工作后，以乳腺癌和其他一些实体瘤为模型，比较系统地研究了 cAMP 抑制肿瘤生长的最初信号以及提高实体瘤中cAMP浓度与其生长受抑之间的关系，对于激素与cAMP诱导肿瘤消退或受抑之间的关系也作了探讨（Cho-chung，Y. S. 等，1974）。把7，12-二甲基苯蒽（DMBA）诱发的乳腺癌和移植性MTW9乳腺癌作为激素依赖性的瘤模型，亚硝基甲基脲（NMU）诱发的乳腺癌作为激素敏感性的瘤模型，移植性的W256癌作为非激素依赖性的瘤模型，肝癌5123和纤维肉瘤作为非乳腺癌的瘤模型。每种肿瘤先让其生长至2~3克，然后以每天8毫克的剂量皮下注射DBcAMP，结果显示出，不同的瘤模型其受抑情况不同：MTW9癌和DMBA诱发癌立即停止生长；NMU癌受抑率50%；W256癌和肝癌5123有的很快消退，有的无作用；而对纤维肉瘤全无作用。8-硫甲基-cAMP和8-溴-cAMP具有同样的效果。这一结果说明cAMP可能有一定的作用瘤谱，它既不依赖于激素，也不仅仅限于乳腺癌，同时也不能完全排除个体差异对这一作用的影响。除了直接给予外源性cAMP外，也有用茶碱以增加瘤细胞内源性cAMP浓度而达到抑制肿瘤生长的报道（Webb，D. 等，1972）。”“从上述结果可以看到，在整体动物实验中，外源性cAMP对肿瘤生长的影响情况比体外实验要复杂得多，需要考虑的因素比较多，因此对不同情况要作具体的分析。但一个比较一致的结果是，许多移植性肿瘤和原发瘤的生长可被外源性cAMP所抑制或引起消退，这些抑制作用一般也是暂时性的，并且取决于剂量。”

1979年邝安堃等又选择了阳虚病人中的甲状腺功能减退症病人，进行了血浆环核苷酸测定。甲状腺功能减退症（下简称甲减）17例，女11例，男6例，年龄界于13~56岁，中医辨证属脾肾阳虚14例（其中2例兼有水湿逗留，1例兼有脾虚夹湿），脾阳虚1例，心肾阳虚1例，阴阳两虚、阳虚为主1例。测定结果表明：血浆cAMP含量正常人平均为23.9±3.3微微克分子/毫升，甲减病人平均为 16.0 ±1.38 微微克分子/毫升。血浆 cGMP 含量正常人平均为 6.0 ±2.2 微微克分子/毫升，甲减病人平均为 7.4 ±0.73 微微克分子/毫升。cAMP/cGMP 的比值，正常人为 4.95 ±0.04，甲减病人平均为 2.6 ±0.32。在甲减中，cAMP 降低，cGMP 增高。cAMP/cGMP 比值降低[1]。

1979 年夏宗勤等以临床辨证较典型的阳虚病人为对像，以血浆 cAMP 和 cGMP 含量为主要指标，进行了探索。前后经过四个阶段的反复观察。cAMP 和 cGMP 均采用蛋白竞争结合分析法（1978 年后期 cGMP 改用灵敏度较高的放射免疫分析法）。主要结果：①血浆 cAMP 含量与阳虚的关系：实验共分四个阶段进行，第一阶段测定 12 例临床辨证为阳虚的病人，发现血浆 cAMP 含量的均值明显低于正常。第二阶段扩大阳虚病人来源，增加肾脏疾病及急性心肌梗塞两类（后一类中除辨证阳虚者外，还包括部分心源性休克辨证属心肾阳衰或亡阳者）。结果发现，肾脏疾病和急性心肌梗塞辨证为阳虚者，与其他阳虚者不同，血浆 cAMP 含量不仅不降低，反而明显升高。为了验证上述结果，又进行了第三阶段工作，除上述病种外，还对一部分慢性气管炎及哮喘病人作了观察，其结果与第二阶段基本一致。鉴于文献中并未见到类似的研究报道，为此，于 1978 年又作了重复观察，所得结果与以前一致。结果表明，阳虚病人有两类。一类（包括各种内分泌病、慢性气管炎、哮喘及其他一些疾病）血浆 cAMP 含量降低，另一类（包括肾脏疾病及急性心肌梗塞）则适相反，血浆 cAMP 含量不仅不降低，反而明显升高。②血浆 cGMP 含量及 cAMP/cGMP 比值与阳虚的关系：上述血浆 cAMP 含量与阳虚的关系虽有一定规律，却提出了以下问题：甲乙两组阳虚病例的共同性在哪里？鉴于 cGMP 与 cAMP 是一对矛盾，很可能答案要从 cGMP 含量变化及 cAMP/cGMP 的比值方面去寻找，为此在第二阶段后期，开始同时测定血浆 cAMP 与 cGMP 含量，又在第三阶段及 1978 年重复验证，结果表明，阳虚者不论是甲组或乙组，亦即不论 cAMP 含量降低或升高，血浆 cGMP 含量的平均值都显著高于正常值，乙组尤为突出，cGMP 含量为正常值的 3 倍以上，其结果是：不论甲组或乙组阳虚病例 cAMP/cGMP 比值都明显降低。综合上述结果可以初步认为，血浆 cAMP/cGMP 比值的降低是两大组阳虚病人的共同特点。③不同病种的比较：为了分析不同病种中阳虚的变化是否有共同性，将上述 247 例数据按病种分类进行分析。可以看出，凡中医辨证阳虚者，cAMP/cGMP 比值都明显降低。④病情演变的观察：对部分阳虚甲组的病例，在用温阳方剂治疗的不同阶段，作 cAMP、cGMP 含量复查，见到该两指标往往随病情变化而出现相应的变化，现举几个实例如下。病例 1：王××。西医诊断甲状腺机能减退，中医辨证为脾肾阳虚，血浆 cAMP5.9pmol/ml（cGMP 未测）。1977 年 8 月开始用中药温肾养阴。同年 11 月复查，阳虚症状有一定改善，血浆 cAMP 上升至 18.7pmol/ml，cGMP 为 25.6pmol/ml（比值 0.73），继续温肾养阴。至 1978 年 4 月复查，除尚有轻度浮肿外，全部症状消失，基本恢复正常，测得 cAMP 为 24.4pmol/ml，cGMP 为 5.54pmol/ml（比值 4.40）。病例 2：阮××，西医诊断甲状腺机能亢进，用放射性 131I 治疗后形成甲状腺机能减退，辨证属脾肾阳虚。1978 年 1 月测得血浆 cAMP 及 cGMP 含量分别为 20.5 及 7.8pmol/ml。同年 11 月复查，因用药不规则，阳虚症状加重，测得 cAMP 及 cGMP 含量分别为 17.9 及 11.1pmol/ml。为了验证上述印象是否具有规律性，将 247 例中有随访记录的数据进行整理、统计。测验结果表明，阳虚甲组临床辨证阳虚是否好转与血浆 cAMP 含量及 cAMP/cGMP 比值是相关的，与 cGMP 含量的关系则不显著，亦即：阳虚好转时 cAMP 含量升高，cAMP/cGMP 比值增大，阳虚无好转或恶化时适相反，这一关系具有统计学上的显著性。上述资料表明，至少在所观察的病种中，各种疾病的共同规律是：阳虚时的主要矛盾是cAMP/cGMP比值降低。对部分病例的观察还表明，虚证临床症候改善时血浆cAMP和/或cGMP含量也有相应的变化。关于环核苷酸对细胞功能的调节作用，一般都强调cAMP/cGMP比值的重要性。上述的资料也表明，阳虚患者可分为cAMP含量升高及降低两类，其共同特点是cAMP/cGMP比值降低，如果只测定cAMP含量，显然无法找到这一规律[1]。

杨金龙（1980）[3]：“本文综述了国外近年来的研究，认为细胞发生恶变时环核苷酸系统有着很大的改变，一般表现为细胞内cAMP环化酶活力减弱、cAMP水平下降以及cGMP量的升高。”“cAMP可以被磷酸二酯酶（PDE）降解为5’AMP而失活，在白血病细胞研究中发现，正常细胞和白血病细胞的PDE活力有很大差异。在AKR小鼠自发白血病细胞中，cAMP浓度比非白血病淋巴细胞的低，但PDE活力比正常细胞大4倍。最近有报道，系统比较了小鼠白血病淋巴细胞与正常淋巴细胞，胸腺细胞和脾细胞中的PDE活力，表明L5178Y和L1210白血病细胞中PDE活力比正常淋巴细胞高6~10倍，而胸腺细胞的PDE活力只有周围淋巴细胞的1/8~1/6。”“在DBC（双丁酰cAMP）使细胞形态逆转过程中，发现田鼠恶性卵巢细胞特有的胚结样结构消失。”“cAMP诱导细胞形态逆转时还发生细胞分化，正常基因表达的重现，已经丧失的某些专一性的蛋白质或酶的合成功能恢复。在纤维细胞转化为恶性细胞时，原有合成骨胶原功能消失或降下，DBC可以部分地恢复骨胶原合成能力。”“神经母细胞瘤与儿茶酚胺代谢有关，酪氨酸羟化酶是儿茶酚胺合成的限制酶，体外培养的神经母细胞瘤NBA（1），分化细胞比例较低，酪氨酸羟化酶的活力也弱，以DBC诱导NBA（1）细胞分化时，可以测到此酶活力明显升高。”“cAMP可使肝癌细胞的酶谱发生逆转，趋向于正常化，使白蛋白合成部分地得到恢复，增加酪氨酸转氨酶的合成，诱导蛋白激酶活力升高。”

曾熙兰等（1980）[4]：“测定16例正常人和14例原发性肝癌患者尿中cAMP、cGMP的含量。”“肝癌组中尿cGMP值较正常人组有非常明显的增加，cAMP/cGMP比值也较正常组下降，但cAMP二组结果则无统计学意义的差别。”“Wagne E等人报导带有快速生长的肝肿瘤9818A2和3924A的大白鼠尿中cGMP水平随肿瘤的生长呈进行性增加，而尿中cAMP未见明显变化。”“Neethling AC等人报导3例组织学证实为肝癌患者尿中cGMP排泄明显高于正常人组。”“一些动物实验资料表明尿中cGMP水平与肿瘤的大小有密切关系，也可因肿瘤的放疗、化疗和外科切除后好转而降低。”

1980年邝安堃等在采用中西医结合治疗甲状腺功能减退症（甲减）患者的过程中，测定了血浆环核苷酸浓度变化。甲减患者7例，中医辨证为脾肾阳虚6例（其中1例气虚夹湿，1例有轻度阳损及阴的表现，肾阳虚1例。7例中，2例单用助阳温肾补气中药，5例采用中药合并小剂量甲状腺片治疗。治疗前cAMP较正常为低，$P<0.01$，血浆cGMP则偏高，cAMP/cGMP比值亦较正常为低，$P<0.01$。治疗后血浆环核苷酸趋于正常，与治疗前相比，cAMP上升，$P<0.05$，cGMP下降，cAMP/cGMP比值有较明显升高，$P<0.01$[1]。

1980年邝安堃等在以往研究的基础上又从原发性高血压病进行进一步探讨中医分型病人的血浆环核苷酸变化规律。结果表明：高血压患者气阴两虚组的cAMP较正常人为低，cGMP较正常人为高，cAMP/cGMP的比值较正常人为低。符合其它疾病时的阳虚证表现规律，以及和我们过去也曾观察到的气阴两虚或阴阳两虚的情况符合[1]。

1980年陆鸿元等通过对106例慢支患者的疗效分析，重点探讨慢支“辨虚治本”与血浆环核苷酸含量变化的关系。结果表明，与正常人比较，阴虚型患者的 cGMP 显著提高，$P<0.05$，而阳虚型患者则提高更为明显；阴虚型患者的 cAMP 升高，而阳虚型患者则降低，两者之间有非常明显的差别；至于 cAMP/cGMP 比值，阴虚型和阳虚型患者均较正常值为小，其中以阳虚型的减少尤为显著，而阳虚和阴虚型患者之间也有显著差别。根据以上分析，可知慢支患者的特点是：cAMP 在阴虚型升高，阳虚型降低，两者比较有明显差别。cAMP/cGMP 比值在阴虚型和阳虚型均有减少趋势，而以阳虚型的减小尤为显著，与阴虚型比较有明显差别。病例介绍：孙××，男，57 岁，病程逾 10 年。西医诊断：单纯型慢性气管炎，病情重度。中医辨证：偏肾阳虚，脾失健运。实验室检查：血浆 cAMP14.8pmol/ml，cGMP22.23pmol/ml，比值 0.67。除定期给服扶阳温肾的附仙方外，还加用健脾理气药（如白术、木香、青皮、厚朴、大腹皮等），症状逐渐好转稳定。1 年后判断疗效，达到显效标准。再查血浆 cAMP19.89pmol/ml，cGMP6.38pmol/ml，比值 3.12[1]。

白求恩医科大学第一临床学院肝病研究室等（1981）[5]：“本文报告对 90 例老年人和 35 例青中年人孤立性检测血浆 cAMP 的结果。”“本文对 90 例老年人的血浆 cAMP 检测结果，均值低于青年人，但组内变异比青年人大，两组间统计学处理无显著差异。”

汪明春（1981）[6]：本研究发现“急性白血病周围血白细胞内 cAMP 显著低于正常，cGMP 显著高于正常，cAMP/cGMP 显著低于正常。”“在 12 例未治疗的和 2 例未缓解的急性白血病患者中，周围血白细胞 cAMP/cGMP 值和血中幼稚细胞百分比之间存在着负相关关系。”“也就是说，周围血幼稚细胞比例越高，cAMP/cGMP 越低。”完全缓解的急性白血病 5 例“其 cAMP/cGMP 值与急性白血病组相比，显著增高。”“细胞的增殖和分化是与环核苷酸密切相关的。当实验动物细胞由静止期进入增殖期时，cGMP 显著升高，同时 cAMP 下降，cAMP/cGMP 比值显著下降。在细胞增殖期中，cAMP 在 S 和 M 期下降，在 G_1、G_2 期升高，而 cGMP 在 S 和 M 期升高，在 G_1、G_2 期下降。在 M 期，cGMP 达到它的最高浓度，而 cAMP 降到它的最低值。在细胞分化过程中，当 Friend 红白血病细胞在二甲基亚砜等诱导剂的作用下，发生类似于正常的红系分化时，cAMP 增加，cGMP 下降。并且这种环核苷酸的相应变化与细胞增殖能力减低相平行，细胞内血红蛋白的累积与 cAMP 水平的增加成比例。应用外源性 cAMP 和升高细胞内 cAMP 浓度能够促使实验白血病细胞的分化，并抑制其增殖。”“关于急性白血病细胞 cAMP 含量下降已有报导。”

1981 年温州市医药科学研究所测定了 18 例肺脾肾气（阳）虚型患者的血浆环核苷酸含量变化，同时选择 29 例健康者作为对照组。实验结果表明，肺脾肾气（阳）虚型“肺心病”患者 cAMP 含量降低，cGMP 含量升高。正常人和“肺心病”患者血浆 cAMP 含量分别为 23.88 ± 2.81 与 21.09 ± 3.88，$P < 0.01$，cGMP 含量分别为 4.28 ± 1.19 与 6.90 ± 1.96，$P < 0.001$。同时测定了 63 例慢性气管炎患者的血浆环核苷酸变化，结果显示，正常组 cAMP 为 23.88 ± 2.81（均值 ± SD，pmol/ml），cGMP 为 4.28 ± 1.19。32 例“慢支”发作期患者较正常组血浆 cGMP 含量随肺气虚→脾阳虚→肾阳虚逐型升高；cAMP 含量，阳虚组较正常组明显降低；阴阳两虚组 cAMP 和 cGMP 均高于其他组。如对比 cAMP/cGMP 比值，正常组为 5.6，阳虚组分别为 3.5、3.2、3.1，阳虚组 cAMP/cGMP 比值，明显低于正常对照组。阴阳两虚组也明显低于正常对照组[1]。

1981 年刘喜才等测定了脾阳虚患者多项生化指标，其中 5 例患者的 cAMP 含量比正常人明显降低[1]。

1982 年霍玉书报道，肾阴虚组 cAMP、cGMP 及 cAMP/cGMP

比值均低于正常值，高于阳虚组，特点为变动幅度较大[1]。

1982年张大荣等测定了糖尿病人及正常人血浆环核苷酸含量变化。糖尿病人按中医辨证分为：气阴两虚型16例，阴阳两虚型8例，测定结果表明：气虚两虚型和阴阳两虚型表现相似，即cAMP含量低于正常人，cGMP含量高于正常人，cAMP/cGMP比值显著降低，P均<0.01。尤以阴阳两虚病人比值下降更为显著。值得注意的是，上述指标的变化临床表现颇为一致，其病程愈长，病情愈重，阴（气）虚症状就愈明显，环核苷酸变化，特别是cAMP/cGMP比值就愈显著[1]。

1983年邝安堃等报道6例甲减阳虚患者治疗前，血浆cAMP偏低，cGMP高于正常，cAMP/cGMP比值显著低于正常，P<0.05。中药治疗2~3月后，cAMP上升，cGMP下降，cAMP/cGMP比值升高[1]。

1983年柯微君等测定了29例再障性贫血病人的血浆cAMP含量，并与30名正常人的血浆cAMP作了对比。29例病人中，属脾肾阳虚型9例，阴阳两虚型4例，血浆cAMP含量分别为13.3±3.7和1.70±5.06毫微克分子/毫升，均明显低于正常值23.86±0.98毫微克分子/毫升，P<0.01[1]。

1983年北京市中医研究所主要总结了正常人、脾虚证病人的血浆cAMP测定结果，正常人30例，血浆cAMP含量平均值为23.86±5.38（pmol/ml，下同）。脾虚患者46例，cAMP平均值为13.76±6.10，显著低于正常人，P<0.001[1]。

谈亚英等（1984）[7]："cGMP和cAMP对于细胞生长的影响，自七十年代以来，已有不少的研究和进展。目前认为cAMP和cGMP可能通过互为相反的作用来调节细胞增殖，即细胞内的cAMP浓度升高可抑制细胞生长和增殖以及恶性变；而cGMP浓度的升高可促进细胞分裂和生长。然而，双相影响细胞生长的概念没有得到普遍的支持，特别是在活体内恶性肿瘤组织中cAMP

的水平是较多变的，可为无改变或增加或减少。而cGMP水平的升高，则大多与细胞的不能控制的生长特性相一致。”本实验“观察的结果表明恶性肿瘤患者血浆cGMP水平显著升高，通常约为正常者的2~3倍；而非肿瘤性疾病者与正常人的cGMP之间无显著差异。特别值得一提的是本组有些患者血浆cGMP测定显著高于正常，但首次活检因未取到癌灶而病理报告为非肿瘤性，再次活检终于证实为癌瘤。……相反，5例头颈部肿块临床疑为转移性病灶行活检，事先cGMP测定的值均在正常范围。结果其中3例病理诊断为（颈部）淋巴结核，1例为（左锁骨上）淋巴结慢性炎，1例为（右颌下）肉芽肿。”“近年来的许多研究指出cGMP可以促进细胞的有丝核分裂，促进细胞的增殖。我们的实验结果也有力地支持了这一论点。从图1可以看出，cGMP的水平与肿瘤内癌细胞的核分裂数目之间有着较为密切的关系，随着cGMP水平的升高，细胞核分裂数目随之增加。而且，在49例恶性肿瘤病人中，有11例血浆cGMP值落在正常范围，而这11例的细胞核分裂数目恰恰也都较低。”

1984年王崇竹等测定了96例原发性高血压病患者的血浆环核苷酸含量，发现偏阳虚气虚组cAMP略有降低，但未达显著水平，cGMP显著上升，cAMP/cGMP比值明显低于正常人组[1]。

1984年王正昌等测定了肺癌患者气虚证的血浆环核苷酸水平，结果表明，26例气虚病人（阳虚范畴之轻者）血浆cAMP含量非常显著地低于正常人，平均含量为16.8±1.5pmol/ml（22例正常人含量为23.6±1.7）[1]。

孙才均（1985。摘）[8]：“正常人血浆和尿中CN（环核苷酸）水平与非肿瘤性疾病患者相似，白血病患者血浆和尿中cAMP水平与健康对照者也无显著差别。但大多数白血病患者血浆和尿中cGMP水平显著升高。……白血病患者的血浆和尿中cAMP/cGMP容积克分子比值较正常人显著降低。……开始治疗后，所有16例获得完全缓解的急性白血病患者的cAMP/cGMP比值回复正常，但在治疗无效的患者，cAMP和cGMP水平无明显改变。”

1985年危北海等测定慢性胃炎患者的血清环核苷酸含量，结果脾胃虚寒型的cAMP/cGMP比值低于正常[1]。

1987年廖家祯等用放免法测定血小板及淋巴细胞中的cAMP和cGMP含量，结果心气虚者cAMP低于正常值，cGMP心气虚高于正常，cAMP/cGMP比值明显地心气虚低于正常，$P < 0.05$[1]。

陳小野1987年总结：上二医1979年提出（肾）阳虚有二种类型：A、血浆cAMP低，cGMP高，cAMP/cGMP低；B、cAMP、cGMP均高，cAMP/cGMP低。基本符合A类的有：瑞金医院，内分泌病等[9]；上海内分泌所，甲减[10]；吉林中研所，cGMP和比值也低[11]。符合B类：医科院。尿毒症[12]；南京医学院[13]。

江德胜（1988。摘）[14]：“癌症病人的血浆和尿的cGMP水平较正常为高。”

胡光敏等（1988）[15]：“测得的220名正常人老年前期与老年期血浆中cAMP和cGMP含量与近期文献报道的正常成人值相比，cAMP偏低，cGMP偏高。”

齐春莲等（1988）[16]：切除胃癌20例癌组织cAMP含量明显低于其切断端非癌胃黏膜cAMP含量。健康成人27例血浆中cAMP含量明显高于胃癌患者21例血浆cAMP含量。cAMP含量与胃癌恶性程度呈负相关关系。“胃癌患者血浆中cAMP含量与胃癌病理生物学特点的关系。就资料完整的胃切除病例17例进行分析，如表2。从表2中结果看，大体形态，浸润型比局限型低；浸润胃壁深度，透浆膜比浸到浆膜低；分化程度，未分化型比分化型低；生长方式，巢状比浸润状低；淋巴有转移比无转移者低。组织发生，弥漫型比肠型低。”“DeRubertis 等测定了人体结肠癌组织中 cAMP 的含量显著低于毗邻的正常结肠黏膜中的含量，而癌组织中 cGMP 的含量一般比正常结肠黏膜中者高。”

辛彦等（1988）[17]：“本文应用环核苷酸磷酸二酯酶（CPDE）组织化学方法，对 43 例胃癌组织细胞内 cAMP－PDE 和 cGMP－PDE 的活性和分布进行了观察，并对两种 CPDE 与胃癌的关系作了初步探讨。资料表明，胃癌时两种 CPDE 阳性率均较‘正常’胃黏膜显著降低，且其活性和分布的异常与胃癌的恶性程度密切相关。本文结果提示，CPDE 可能通过调节细胞内环核苷酸的含量进而调控细胞在形态学上的分化，而 cGMP－PDE 活性的降低在减少细胞内 cGMP 的降解，提升细胞内 cGMP 水平，使 cAMP/cGMP 比值降低，进而导致细胞去分化和恶性生长以及最终引起癌变等方面可能起着更为重要的作用。”“细胞癌变的本质是增殖不再受控制并呈现不同程度的去分化。”“环核苷酸磷酸二酯酶（CPDE）是降解 cAMP 和 cGMP 的关键酶。”“两种 CPDE 在‘正常’胃体黏膜均呈较淡的褐色，即呈弱阳性酶反应（+）；在‘正常’胃窦黏膜，两种 CPDE 活性强于胃体黏膜，为阳性（+）。两种 CPDE 在‘正常’胃黏膜的反应强度基本相似，分布具有极性，即主要分别在上皮细胞游离缘及黏液上皮细胞核上部黏液滴周边的胞浆中，阳性率均为 100%。”“绝大多数分化较高的胃癌，两种 CPDE 多显示较强的活性（+～++），多数分布仍具一定极性，即主要位于癌性腺管的管腔侧胞浆及刷状缘。随癌组织分化程度的降低，两种酶反应强度逐渐减弱，阳性率降低；阳性者其酶分布极性紊乱，弥漫分布在癌细胞浆内。胃癌组织两种 CPDE 阳性率均较‘正常’胃黏膜降低，尤以 cGMP－PDE 降低明显，差异非常显著。”“参照中村的组织发生学分型标准，将胃癌分为分化型与未分化型两组，组织学上呈乳头状及高、中分化管状腺癌者（包括黏液腺癌）归入分化型癌，组织学上呈低分化及未分化者（包括印戒细胞癌）归入未分化癌，则未分化癌两种 CPDE 阳性率均较分化型癌显著降低。”“一般认为，肿瘤细胞内 cAMP 含量降低而 cGMP 含量增高，cAMP/cGMP 比值降低。”“谈亚英等报道，胃癌患者血浆 cGMP 含量较正常人显著增高，其含量与胃癌的增殖状态呈正相关而与胃癌的组织学分化程度未显示明确的关系。齐春莲等报告，胃癌根治术切除标本中，胃癌组织 cAMP 含量较非癌胃黏膜显著降低，胃癌患者血浆 cAMP 含量较健康人明显下降，且血浆 cAMP 的含量与胃癌的恶性程度呈负相关。影响细胞内环核苷酸含量的因素很多，但一定浓度的环核苷酸主要由细胞膜上催化其合成的腺苷酸环化酶（AC）和鸟苷酸环化酶（GC）以及细胞内催化其降解的 cAMP－PDE 和 cGMP－PDE 的活性来调控。Allen 报道，癌细胞腺苷酸环化酶活性常有降低，且癌细胞恶性程度越高，生长速度越快，环化酶的活性也越低，故有人认为，肿瘤细胞中 cAMP 的代谢过程可能被阻断在 AC 阶段；更有人明确指出，AC 活性的降低是肿瘤细胞的本质。”“国内张予廉等报道，肝癌细胞 cAMP－PDE 活性变化不明显，而 cGMP－PDE 活性显著降低，并认为 cGMP－PDE 活性的降低可能是肿瘤细胞中 cGMP 含量普遍增高、cAMP/cGMP 比值低下的原因。”“根据本文结果作者认为，胃癌细胞内 cAMP 含量的低下可能主要是由于腺苷酸环化酶活性降低，cAMP 合成减少所致；……胃癌时 cGMP 含量的增高则可能与在致癌因素作用下，调节细胞内 cGMP－PDE 酶蛋白合成的基因表达异常，通过目前尚不明了的过程使该酶的合成减少、活性降低导致 cGMP 降解减少密切相关，cGMP－PDE 在导致细胞的去分化和恶性生长等方面可能起着更为积极主动的作用，尚待进一步研究。”

1988 年牟德峻等测定了 64 例消化性溃疡患者环核苷酸含量，结果显示胃阴不足型血浆 cAMP 含量较对照组升高，但无差异，治后更升高，但也无差异；血浆 cGMP 含量较对照组升高显著，治疗后显著降低；血浆 cAMP/cGMP 比值，较对照组显著降低，治后回升。胃阴不足型组织 cAMP 含量较对照组降低，但差异不显著。治疗后略有回升，组织 cGMP 含量较对照升高，治疗后显著下降；组织 cAMP/cGMP 比值显著下降[1]。

1988 年陈槐测定慢支病人血浆环核苷酸含量，cAMP 含量阳虚型与正常人含量接近，而 cGMP 明显升高，致使其比值低于气虚型患者的比值。阳虚型经过扶阳治疗后，cGMP 降低显著，致使比值升高明显[1]。

朱砚蕴等（1989）[18]："测定 31 例胃癌及其 9 例癌旁黏膜组织的 cAMP 及 cGMP 的含量，其中 29 例作了病理学观察。结果：癌组织 cAMP 含量皆低于正常值，且以乳头状腺癌含量相对最高，黏液腺癌含量最低，表明 cAMP 含量与癌组织分化程度有关。cGMP 除 4 例有微量测出外，余均未测出。癌旁黏膜与癌组织的 cAMP 含量无显著差别，提示癌旁黏膜代谢已发生改变。""肿瘤组织内的 cAMP 常降低，而 cGMP 则升高，故 cAMP/cGMP 比值下降，但亦有例外情况。""9 例癌旁黏膜组织全已有腺体增生，且 9 例中有 2 例异型增生。""СеВрцн 等（1982 年）报道 38 例正常胃黏膜亦未能测出 cGMP。"

1990 年贺江平等测定慢性重度黄疸肝炎血浆环核苷酸变化，其中脾肾阳虚型表现为：cAMP 升高而 cGMP 升高及 cAMP/cGMP 比值降低均很明显[1]。

1990 年陈汉平等观察了甲减患者的血浆环核苷酸变化。结果显示：甲减阳虚患者血浆 cAMP 含量低于健康人，$P < 0.001$，cAMP/cGMP 比值明显低于健康对照组[1]。

景永奎等（1992）[19]："环核苷酸是一种细胞内的传导信使，使细胞内 cAMP 含量升高的化合物多具有分化诱导作用。因此有人合成了许多环核苷酸衍生物，并且发现了一些有效的化合物。双丁酰 cAMP 在体外诱导 HL－60 细胞分化，500μM 作用 24h，就使细胞形态发生改变，并抑制 c－myc 基因表达。此外双丁酰 cAMP 对神经母细胞瘤及胃癌细胞也具有分化诱导作用。”

卢起（1992。综述）[20]：“研究表明，cGMP 在体内具有抑制细胞分化和促进细胞分裂增殖的作用，因此在临床肿瘤病例中 cGMP 的增加，及 cAMP/cGMP 比值的下降，成为它们代谢的特点。”“Frederick 报道人结肠癌组织 cAMP 低于癌旁组织，而 cGMP 高于癌旁组织。……Wood 等报道了 9 例食管癌患者尿中 cGMP 明显升高，而血中环核苷酸含量无明显变化。动物实验发现可移植性肝、肾肿瘤在快速生长的肝肿瘤 3924A、9618A 和中等速度生长的肾肿瘤 MK3 可见到尿中 cGMP 排泄量与临床增长呈平行关系。Wood 等还报道了胃、乳腺、肺等恶性肿瘤病人尿液和血浆中 cGMP 水平明显高于正常对照水平。研究人员还分别报道了原发性肝癌患者尿中 cGMP 均值显著高于正常人。”“Stevens 等报道由化学致癌剂 1，2－二甲基肼诱发的动物结肠癌组织中 cAMP 含量比正常组织低 1 倍，而 cGMP 含量比正常组织高 2 倍。Derubertis 等报道用亚硝基化合物诱发动物肿瘤组织中 cGMP 含量和 GC（鸟苷酸环化酶）活力比正常组织基础值分别高 13 倍和 3 倍。”“动物实验资料表明可移植的 Morris 肝肿瘤 3924A 株的大鼠尿中 cGMP 排泄值可随肿瘤的局部照射、化疗或手术切除肿瘤而下降。赵承彦等报道患者食管癌组织和尿中 cGMP 明显升高，当肿瘤切除后 7～10 天，尿中 cGMP 仍显著增加。Duttagupta 等在宫颈上皮过度增生的病人中观察到术后 3 个月，尿中 cAMP/cGMP 可恢复到近于正常水平。而食管癌术后 10 天尿中 cGMP 有增加趋势。这一结果表明术后 10 天左右，虽然伤口愈合，但机体的各种生理功能还没有恢复到正常。”“Chawla 等对较多数的白血病例进行治疗前测定，观察到患者 cAMP 与正常组比较差异无显著意义，但 cGMP 含量明显增高，cAMP/

cGMP 比值明显减低。”“有人用 cAMP 或二丁酰 cAMP 加茶碱处理二株食管癌上皮细胞，观察到细胞生长、增殖受到明显抑制，细胞形态明显改变，cGMP 含量下降。”

王文仲等（1993）[21]：“至于肠上皮化生的机理，与其血 cAMP 值降低有关。CAG 伴肠化患者，其血 cAMP 值均低。cAMP 低，细胞的分化抑郁、分裂加速，使一些非分裂周期的细胞进入分裂周期，干扰了通过蛋白激酶对基因的调节过程，DNA 的正常碱基组成或顺序（基因）发生变更，原来被编码的蛋白质将无法合成，或合成一些异常的蛋白质，以致改变了遗传信息的表达，引起胃黏膜细胞发生肠化生改变。”“胃黏膜细胞内 Zn、Cu、cAMP、DNA 含量及胃黏膜肠上皮化生、癌变与脾虚证有密切关系。脾虚越重，胃黏膜内 Zn、Cu、cAMP 含量越低，DNA 含量越高，肠上皮化生越重，癌变趋势越大。随着脾气虚弱向脾虚气滞证转化，肠化生由完全性向不完全性、小肠型向结肠型、胃病向胃癌转化，Zn、Cu、cAMP 含量按顺序递减，DNA 则按顺序递增。”

吕灿群等（1995）[22]：21 例急性和慢性粒细胞性白血病组血浆 cAMP 水平显著低于 22 例正常对照组，AC（腺苷酸环化酶）比活力也显著低于正常对照组，cGMP 水平显著高于正常对照组。

李煜（1995）[23]：“细胞逆转这一概念最早由 Puck 等人于 1972 年提出的。他证实 cAMPN_6，O_2’双丁酰环腺苷酸（Bt2cAMP 或 db－cAMP）、8－溴环腺苷酸（BrcAMP）或其他可提高细胞内 cAMP 水平的物质能够引起一些恶性细胞失去大部分癌细胞特性，转化为正常成纤维细胞的形态、细胞表面特性、细胞骨架结构、生长特性和 DNA 对核酸酶的高度敏感性。他对细胞发生的这一系列变化称之为逆转。”

黄华锋等（1995）[24]；用放射免疫方法测定 16 名白斑病和

16名正常人外周血及病变组织中cAMP、cGMP的含量。结果显示：白斑病病变组织中cAMP含量明显低于正常对照组，cGMP水平虽较对照组高，但无统计学意义。白斑病组与对照组血浆中cAMP、cGMP含量之间无显著性差异。“口腔黏膜白斑病是一种癌前期损害。”

苗青（1995）[25]：“70年代中期，圣－乔其（Szert－Gyorgyi）提出了生命α、β态理论，将肿瘤发生原理归结于幼稚细胞分化受阻所致。现利用该理论可帮助进一步深刻揭示机体产生肿瘤的本质。”“当机体细胞被某些内源性或外源性致癌物阻滞在α态时，其不论在形态和代谢上都类似胚胎细胞，其无休止的分裂、增殖，导致恶性肿瘤的产生。”“70年代，医学家们先后发现cAMP及其衍生物和二甲亚砜可分别使神经母细胞瘤及Friend红白血病诱导分化，使一些恶性表型逆转，在体外形成正常形态的集落。……近代研究证实，cAMP的分化诱导作用亦强。人体内cAMP（环腺苷酸）和cGMP（环鸟苷酸）是一种双向调节控制系统。cAMP能加强对异常代谢的控制，使细胞DNA合成减少抑制分裂、恶性增殖受阻，恢复机体对癌症细胞的接触抑制，促进转录细胞和细胞分化，使恶变细胞向正常细胞转化，即抑制α态而促进β态出现。而cGMP促进DNA合成，导致细胞分裂，增殖，而抑制细胞的分化，即促进α态而抑制β态。因此cAMP具有抑制细胞分裂和促进细胞分化的作用，其含量与肿瘤生长成反比。”“众所周知，微量元素硒可防癌抗癌，其作用机理其中最重要的一条就是增高人体内cAMP含量。如硒能选择性地抑制肝癌细胞的cAMP－磷酸二酯酶，使其cAMP含量升高，即促进细胞进入β态，拮抗致癌物质诱发的cGMP的升高，抑制α态，起到防癌抗癌的作用。”“植物血凝素（PHA）是较早发现的一种天然抗癌物质，其抗癌作用的出现除了在于PHA能提高巨噬细胞吞噬功能和淋巴母细胞转化率，诱发TB淋巴细胞增殖外，其能升高中心细胞内 cAMP 仍然是一重要因素。维生素 c 能激活腺苷酸环化酶将 ATP 转变成 cAMP，同时又抑制磷酸二酯酶分解 cAMP，从而有效地提高细胞内 cAMP 含量，起到防癌抗癌作用。”

1995 年尹光耀等测定表明，肾阳虚老年人的血浆 cAMP 水平，显著低于健康组[1]。

高永琳等（1997）[26]：“目的：研究亚硒酸钠对人急性白血病细胞（HL－60 细胞，AML－M2 型白血病细胞）生长、分化及胞内环核苷酸水平的影响。……结果：1.5×10^{-5}mol/L 或 3.0×10^{-5}mol/L 的亚硒酸钠能显著抑制 HL－60 细胞的生长，且呈剂量依赖性，1.5×10^{-5}mol/L 的亚硒酸钠能促进 HL－60 细胞的分化，对静息的胞内 cGMP 水平有明显的降低作用，……对肾上腺素刺激的胞内 cGMP 水平也有明显的降低作用，……结论：亚硒酸钠的抑瘤作用可能与降低细胞内 cGMP 水平有关。

靳风烁等（1997）[27]：“方法：野生型膀胱肿瘤细胞 T24 作为对照细胞，实验组细胞分别用 10μmol/L 和 40μmol/L 的 cAMP 诱导培养 28d，观察对照细胞和实验细胞的增殖率、裸鼠致瘤率，流式细胞仪测定 p21、p65 蛋白表达率、电子显微镜观察细胞超微结构变化。结果：对照细胞增殖率、p21、p65 表达率、裸鼠致瘤率均为 100%。实验组细胞经 10μmol/L 和 40μmol/L 的 8－Br－cAMP 诱导 14、21、28d，增殖率分别降为 92.4、73.6、57.1、90.8、64.2、49.9%；10μmol/L 和 40μmol/L 的 cAMP 诱导 28d 后，p21 表达率分别降为 63% 和 58%，p65 表达率降为 54% 和 49%，裸鼠致瘤率降为 60% 和 40%；超微结构显示细胞恶性表型下降。结论：cAMP 通过下调 ras 和 myc 基因表达而诱导分化、抑制肿瘤恶性表型。”“临床及实验研究均已发现膀胱肿瘤的发生、发展与 ras 基因、myc 基因的异常表达有关，ras 基因突变可致细胞无限增殖而恶变；myc 基因过表达抑制细胞分化的开始和启动过程，黏膜细胞分化抑制、过度增生而最终发展为膀胱肿瘤。”“1972 年 Seller 报告 cAMP 有诱导分化的作用。……近年对 cAMP 调节细胞增殖与分化的机制进行了较为深入的研究，发现 cAMP 及其类似物对恶性肿瘤有诱导分化作用。”“用糖皮质激素或合用茶碱提高细胞内 cAMP 浓度，可下调 ras 基因表达，抑制瘤细胞生长，诱导分化。”

高亮等 1997 年总结：邝安堃、夏宗勤、陆鸿元等 18 家实验研究证明：阳虚包括脾阳虚、肾阳虚、肺肾阳虚、脾肾阳虚、心气虚、肺气虚、脾气虚、阴阳两虚的血浆或尿或组织中 cAMP 含量绝对或相对降低，cGMP 含量相对或绝对升高，cGMP 随肺气虚→脾阳虚→肾阳虚逐步升高，cAMP/cGMP 比值降低；由此表明，阳虚的 β 肾上腺素受体（βAR）－cAMP 系统反应性降低，M 胆碱受体 MchOR－cGMP 系统反应性升高[1]。

王琦（1997）[28]：“1981 年广州中医学院发现脾虚患者血浆 cAMP 显著低于正常人。1988 年尹光耀发现脾虚证患者 cAMP 较正常健康人显著降低，同时血浆 cAMP 随胃黏膜从无肠化到肠化，即脾虚证到脾虚气滞证顺序递减。胃黏膜与血浆 cAMP 改变在脾气虚和脾虚气滞证之间在程度上也有一定差异。此外，cAMP 在胃黏膜正常组织与病灶组织间，正常人与脾虚患者血浆间，也有显著改变。

张翠珍等（1999）[29]：“国内邝安堃教授及夏宗勤等人通过多年研究 cAMP 和 cGMP 在不同疾病虚证患者中的变化规律，得出相同结论：凡中医辨证阳虚者，cAMP/cGMP 比值明显降低。”北京市中医研究所发现“脾虚组患者血浆 cAMP 含量与正常组相比有非常显著的差异，气滞血瘀组较正常人为低，经统计学处理，两者有显著性差异，但与脾虚组比较，略高于脾虚组。”“江明等人对慢性支气管炎肺、脾、肾虚与血浆环核苷酸 cAMP、cGMP 水平的关系进行了探讨。肺气虚、脾阳虚、肾阳虚患者

cAMP 的含量降低，以脾阳虚、肾阳虚较明显。cGMP 含量肾阳虚患者明显升高，与对照组相比有显著差异。而肺气虚、脾阳虚则下降，与对照组相比有显著差异。然而，三组患者的 cAMP/cGMP 的比值，肺气虚患者明显上升，与对照组相比有显著差异；脾阳虚患者与对照组相比无显著差异；而肾阳虚患者明显下降，与对照组相比有显著差异。”“山东中医药大学李震等在自拟补气养血方抗肿瘤机理的研究中发现，补气养血组与荷瘤对照组相比，肿瘤明显减小，抑瘤率为 61.23%，血浆 cAMP 变化不大。cGMP 则有极显著性减小，cAMP/cGMP 比值显著性增加。”

周序珑等（2000）[30]：应用放射免疫分析方法检测原发性肺癌患者血浆及癌组织悬液中环核苷酸的含量。结果：肺癌患者血浆环鸟苷酸（cGMP）显著高于良性肺部疾病组，手术后 cGMP 显著降低，而在癌组织悬液中环腺苷酸（cAMP）显著低于正常组织组，总的趋势是血浆和癌组织中 cAMP/cGMP 比率明显降低。

尹光耀等（2005）[31]：临床慢性胃炎患者：“胃黏膜 cAMP、SOD、Zn、Cu 和线粒体 Zn、Cu 的量随健康对照组、F 脾气虚证组、F 脾阳虚证组、有病无证组、G 脾气虚证组、G 脾阳虚证组、脾阴虚证组和脾虚气滞证组的顺序递减；随健康对照组、CSG 组和 CAG 组的顺序递减；随健康对照组、IM Ⅰa、IM Ⅰb、IM Ⅱa 和 IM Ⅱb 的顺序递减。”“机体内 cAMP 水平降低致使交感神经（包括嘌呤能神经）功能抑制，而且副交感神经的功能相对亢进，因而出现诸如脘闷腹胀、肠鸣便溏、口泛清涎、胃口欠佳、舌淡胖有齿印等消化道症状。”“脾虚证本虚的共性表现是血 cAMP 和细胞免疫水平降低，胃黏膜组织 Zn、Cu、SOD、cAMP 水平降低，血清 LPO 增高；脾虚气滞证细胞核代谢旺盛、线粒体能量代谢衰弱，细胞分裂增殖超过细胞分化成熟；脾气虚证细胞核代谢与线粒体能量代谢同步衰微，细胞早衰老化。”

（注：无器质性病变存在型：F；有器质性病变存在型：G。肠化：IM）。

（二）cAMP与cGMP比较，进化和发育层次较高

苗青（1995）[25]：cGMP与细胞增殖有关，cAMP与细胞分化有关，二者分别相关于地球生命发生的早期和晚期阶段。

参考文献

1. 高亮，高德. 人体信息控制系统生理学——现代中医生理学和中药药理学（第一部）. 内蒙古人民出版社，1997；806~816

2. 方福德，吴冠芸. 环腺一磷与肿瘤. 生物化学与生物物理进展，1977；(4)：35-41

3. 杨金龙. 环核苷酸与癌的控制. 医药工业，1980；（8）：16-22，下转48

4. 曾熙兰，刘秀琴，林炳流，等. 肝癌患者尿中环-磷酸腺甙(cAMP)、环-磷酸鸟甙（cGMP）水平的初步观察. 广东医学，1980；(8)：11-13

5. 白求恩医科大学第一临床学院肝病研究室、基础医学部药理教研室，基础医学部生化教研室，等. 老年人血浆环腺苷酸（cAMP）水平及其肝细胞释放能力的研究. 中国老年学杂志，1981；(1)：4-7

6. 汪明春. 急性白血病周围血白细胞cAMP和cGMP的改变. 暨南大学学报（自然科学版），1981；(2)：107-112

7. 谈亚英，孙永正，徐思行. 测定血浆cGMP对恶性肿瘤筛选的初步探讨. 肿瘤防治研究，1984；11（3）：154-155，下转143

8. 孙才均，摘. 急性和慢性白血病患者血浆和尿中环核苷酸水平. 国际检验医学杂志，1985；(1)：39-40

9. 邝安堃. 阳虚病人内分泌、免疫和环核苷酸变化的初步观察. 中华内科杂志，1979；(2)：105

10. 蒋冰冰，等. 益气养阴泻火药对甲亢动物血浆cAMP含量及肝组织氧耗量的影响. 中医杂志，1982；(12)：64

11. 霍玉书，等. 肾虚患者血浆环核苷酸T_4及免疫功能相关变化规律

初探（摘要）. 全国中西医结合虚证研究与防治老年病会议资料选编，1982，289

12. 王振纲，等. 尿毒症和肾移植患者血浆环核苷酸含量变化与中医辨证的关系. 中华医学杂志，1980；（7）：403

13. 南京医学院中西医结合研究组，等. 虚证患者血中 cAMP、cGMP 代谢的研究. 江苏医药，1983；（8）：18

14. 江德胜，摘. 上呼吸－消化道正常和恶变鳞状上皮的鸟苷酸环化酶活性. 国际耳鼻咽喉头颈外科杂志，1988；（1）：39－40

15. 胡光敏，裘建民，张志兰，等. 正常人老年前期与老年期血中环核苷酸、癌胚抗原、甲胎蛋白及铁蛋白的水平. 苏州医学院学报，1988；8（1）：55－56

16. 齐春莲，陈峻青，张文范，等. 胃癌患者血浆及癌组织中 cAMP 含量消长的研究. 中国医科大学学报，1988；17（1）：65－67，下转 70

17. 辛彦，张荫昌，张佩范，等. 胃癌环核苷酸磷酸二酯酶的组织化学研究. 中国医科大学学报，1988；17（3）：161－164，下转 173

18. 朱砚蕴，张佩瑜，姚敏，等. 胃癌及癌旁胃黏膜组织环核苷酸检测. 苏州医学院学报，1989；9（2）：120－122，下转 170

19. 景永奎，韩锐. 癌细胞分化诱导及分化诱导剂研究的进展. 药学进展，1992；16（1）：6－13

20. 卢起. 综述，环磷酸鸟苷代谢与肿瘤. 皖南医学院学报，1992；11（4）：293－294

21. 王文仲，苗勇. 慢性萎缩性胃炎伴肠上皮化生中医研究进展. 天津中医，1993；（2）：46－48，下转 42，下转 25

22. 吕灿群，黄雪玉，唐世超. 粒细胞白血病患者环核苷酸代谢的研究. 中国病理生理杂志，1995；11（2）：158－161

23. 李煜. 细胞逆转机理及其研究概况. 中华放射医学与防护杂志，1995；15（4）：282－285

24. 黄华锋，韩桃娟，周以钧. 口腔黏膜白斑病患者血浆及病变组织中环核苷酸含量的测定. 现代口腔医学杂志，1995；9（4）：222－224

25. 苗青. 癌症的发生机理与 cAMP. 中国中医药信息杂志，1995；2（增刊）：49－51

26. 高永琳，魏一生，林德馨，等. 亚硒酸钠对 HL－60 细胞生长、分化和环核苷酸水平的影响. 福建医科大学学报，1997；31（2）：161－163

27. 靳风烁，方玉华，于茂生，等. cAMP 诱导膀胱肿瘤细胞分化的研究. 第三军医大学学报，1997；19（3）：506－508

28. 王琦. 中医脏象学. 人民卫生出版社，1997。463

29. 张翠珍，王天芳. cAMP、cGMP 拮抗性代谢调节与中医证候关系研究进展. 北京中医药大学学报，1999；22（6）：51－53

30. 周序珑，李涤臣，曹光群. 肺癌异位 HCG 和环核苷酸的检测及其意义探讨. 癌症，2000；19（2）：137－139，下转 142

31. 尹光耀，陈一，张武宁. 慢性胃炎脾虚证分型的病理生理学基础. 中国中医基础医学杂志，2005；11（4）：198－301

九、心肌肥厚

长期心肌负荷增加导致心肌肥厚情况下，心肌出现胚胎化改变：

丁小凌等（1990）[1]：“在成年心脏，心肌肥大反应时不仅有蛋白质合成及亚细胞成分的量变，同时更重要的是蛋白质组成的质变。例如在肌酸激酶、肌凝蛋白重链或轻链、α－肌动蛋白和 β－原肌凝蛋白等重新生成某些‘胎儿’同型异构酶和异构蛋白，或许正是这些变化构成了肥大心肌功能改变的主要生化基础。比较清楚的是肌凝蛋白重链（MHC）组成由 α_2 型变成 β_2 型，结果使 ATPase 由高催化活性的 V1 转变成低活性的 V_3，这维持了心肌在高负荷时的收缩张力，但减低了它的收缩速度。”

汤健等（1990）[2]：“心肌负荷增加是引起心肌肥厚最主要的原因。……近年来的研究证明，癌基因与心肌肥厚的发生有着密切的关系。它在心肌肥厚的发生过程中，起着允许（premissive）或触发作用。心肌肥厚可能是一些癌基因表达的最终结果。”“心室肌细胞在胚胎期心钠素的表型高，可以合成大量的心钠素，在生后心室心钠素 mRNA 明显减少，在心肌肥厚后，又复增加。这种变化，与 fos 和 myc 基因的变化十分相似。最近有人报告，在胚胎期 fos 和 myc 基因表达水平高，心室心钠素 mRNA 的含量亦高；生后 fos 和 myc 基因明显减少或消失，心室心钠素 mRNA 的水平亦低。结扎主动脉，增加心肌负荷，fos 和 myc 基因被激活，心室心钠素 mRNA 的水平亦增加。只是 fos 和 myc 基因变化在先，心钠素 mRNA 的变化在后。因而提示，心肌肥厚时心钠素合成和分泌的增加亦可能是癌基因触发的（Izumo et al 1988）。”“心肌细胞的生长或增殖受许多因素的调节和影响。Ca^{2+}、去甲肾上腺素、血管紧张素、甲状腺素、类固醇类激素和生长因子等都可促进心肌细胞的生长，它们在心肌肥厚的发生中亦具有重要作用。这些促心肌生长因素亦与癌基因的激活和表达有关。”第“综上所述，我们可以看出，高血压、瓣膜病、心肌缺血等都可引起心肌负荷的增加，亦可引起多种促心肌生长因子或激素（如去甲肾上腺素、血管紧张素等）的释放，它们可以促进心肌细胞内一些癌基因的表达（如 sis、fms 等），产生生长因子（如 PDGF、NGF）。这些激素和生长因子又可作用于另一些癌基因（如 mos、mas、erb－A、erb－B、ros 等）所表达的受体；再通过癌基因（ras、src）表达的 G 蛋白、蛋白激酶、生成和激活细胞内的第二信使，继而作用于细胞核内癌基因（如 myc、fos、jun 等），调节和促进 DNA 和蛋白质的合成，促进细胞的生长和增殖，产生心肌肥厚。”

蔡维君等（1993）[3]：“检测了原癌基因 c－myc 和 jun 在 12 例不同发育阶段的人胎心肌中的表达。根据胎龄，将其中 9 例分成三组，胎龄分别是 16～17、23～24 和 27～28 周，每组各 3 例。另外有 32 和 36 周及足月的大胎龄标本各 1 例。……结果表明，在胎儿早期，c－myc 和 jun 的表达都较高，随着胎龄的增加，其表达水平逐渐下降，在足月胎儿表达水平很低。”“Schneider、Komuro 和 Semsei 等报道了小鼠及大鼠心肌发生过程中 c－myc 基因的表达。他们发现，在胚胎早期，心肌中 c－myc 的水平较高。随着心肌的发育成熟而逐渐下降，直至消失。”“原癌基因与心肌肥大及冠状动脉粥样硬化等心血管疾病有关。”“心肌的病理性肥大是心肌在心脏功能失常情况下的一种失代偿性生长。目前已发现，心肌肥大与原癌基因密切相关。许多在胚胎早期表达而在成年不表达的基因又重新在心肌肥大过程中表达。Mulvagh 和 Komuro 报道了主动脉狭窄后心肌肥大是 c－myc 和 c－fos 等的表达均增加。Bishopric 和 Simposon 对 α 骨骼肌肌动蛋白基因（sACT）和 α 心肌肌动蛋白基因（cACT）及 β－肌球蛋白重链基因（β－MHC）在药物诱发肥大的培养心肌细胞中的表达进行了较详细的研究，发现在胚胎早期表达较高的 sACT 和 β－MHC 基因在肥大心肌细胞中表达很高。Schwarz 等和 Izumo 研究了 α 肌动蛋白基因和 β－MHC 基因在压力负荷引起的心肌肥大中的表达。其结果同 Simposon 等的类似。”

陈松苍等（1994）[4]：“研究已有心肌肥厚雄性 40 周龄自发性高血压大鼠（SHR）和年龄、性别相配的 Wistar 京都种（WKY）大鼠左心室 c－myc 基因表达变化。Northern 杂交的结果显示 SHR 左室肌 c－myc 表达量明显比 WKY 高。”

胡春松（1996）[5]：“心肌肥厚发生于多种心血管疾病中，它的发生与癌基因有密切关系。”

李志远（1996。综述）[6]：“Schneider 等人观察到大鼠从胚胎发育的第 13 天起，心肌中 c－myc 原癌基因的表达呈进行性衰减。Komuro 等也发现大鼠心肌在胚胎早期 c－myc 原癌基因的表达甚高，晚期下降，出生后一段时间消失。”“癌基因表达异常是一些心血管疾病细胞增殖的重要因素之一。许多在胚胎发育早期表达而在成年消失的基因又重新在心肌肥大过程中表达。Komuro 个 Mulvagh 等发现在主动脉狭窄后心肌肥大时 c－myc 和 c－fos 等表达均增加。”“野生型 P53 为肿瘤抑制因子，突变型

P53 则表现出致癌活性。”

苏津自等（1997）[7]：“目的：探讨 SHR 左心室肥厚时原癌基因 c－myc，c－fos 表达的变化及其意义。方法：16 周龄的雄性 SHR 在测量收缩压和体重后处死，年龄、性别和数量配对的正常血压的 WKY 为对照组。……结果：SHR 左心室组织 c－myc mRNA 及癌蛋白表达量均明显高于 WKY，c－myc 癌蛋白主要定位于心肌成纤维细胞核中，c－fos 表达在 SHR 与 WKY 之间，以及心肌细胞与成纤维细胞之间无差别。结论：成纤维细胞 c－myc 的表达增高对 SHR 左心室肥厚发展与维持有重要意义。”“本组结果显示，16 周龄的 SHR 左心室 c－myc 表达明显高于 WKY，且与左心室肥厚程度呈正相关。”“本组资料表明，在高血压和左心室肥厚已经稳定形成的 SHR 中，其左心室 c－myc mRNA 的表达较正常血压的 WKY 明显为高，与 Negoro 等人报告结果一致。”

冯兵（1997。综述）[8]：“在心肌肥大的发生和进程中，心肌细胞的产能结构也出现明显的适应性变化，即胚胎型的肌酸激酶同功酶（BB＋MB）和乳酸脱氢酶同功酶（M－LDH）的含量及活性均有明显提高，肥厚心肌细胞能量代谢途径从有氧氧化向无氧酵解转化。”

单铮铮等（1997）[9]：SHR（自发性高血压大鼠）在 8～10 周龄时已有明显的高血压和 LVH（左心室肥厚），其 SBP（收缩压）与 LVW/BW（左室重/体重比）均显著高于对照的 WKY 大鼠，左心室 c－fos 基因表达水平与 WKY 大鼠相比，差异无显著性，但二者均较高。20～22 周龄与 40～42 周龄时，SHR 的 SBP、LVW/BW 及左室 c－fos 基因表达水平明显高于对照组 WKY 大鼠。2K1C（两肾一夹型）大鼠左肾动脉缩窄 1 周后就有明显的 LVH，其 LVW/BW 较假手术组大鼠显著升高，同时伴左室 c－fos 基因的高表达，至术后 3 周、10 周 c－fos 的表达仍保持较高水平。

曾治宇（1999。综述）[10]："左室重构时心肌细胞肥厚伴有长宽比例的增加，结果形成一种细长的结构不良的细胞，这种心肌细胞收缩功能下降。现已发现，胎儿和早期新生儿的基因控制细胞向细长的方向生长，有人认为心肌细胞的肥厚正是这一基因程序的再现。最近发现，在重构早期，骨骼细胞β肌动蛋白即有异构的改变。然而，急性心肌细胞梗塞后的这种胚胎心肌细胞表型不象胚胎心肌细胞那样出现分裂，不能进入细胞周期。人的正常心肌细胞虽也不能分裂，但可存活90~100年，而这种胚胎型异构蛋白易于疲乏，加速心肌细胞的衰竭，使心肌细胞的寿命缩短至4~5年，这也是心力衰竭病人的平均生存时间。这种肥厚的心肌细胞虽不能分裂，但可以逆转。有实验表明，心肌细胞重构后，逆转就象正常心肌细胞由新生儿阶段向成人阶段发育一样。"

李勇（1999。综述）[11]："从细胞和分子水平看，心肌重构包括两种不同的结构改变：①心肌细胞在超负荷条件下，心肌通过改变表型表达使其生物结构发生变化，正常心肌细胞向胎儿类型心肌细胞转化。这种细胞耗能低，肌肉最大缩短速度和张力发展缓慢，不能满足长期高效率工作需要，最后导致心肌收缩功能降低。②非心肌细胞成分（细胞间质）：间质细胞增生，胶原含量、类型等发生变化，心肌硬度增加，心脏功能受损。""新近研究发现，一些原癌基因如c-myc、c-fos等参与基因介导的实验动物心肌重构的病理发生。Sterksen等在用a-肾上腺素能激动剂（去甲肾上腺素）培养的肥大心肌细胞中检测到c-myc基因表达。正常生长时期，c-myc基因仅在胚胎期有表达。""Yamazaki等发现受到机械牵拉刺激的肥大心肌细胞常与未成熟的胎儿心肌细胞有相似的转录水平变化。""心肌肌凝蛋白有四条轻链和两条重链组成，肌凝蛋白重链（MHC）包括α和β两型，肌凝蛋白轻链与 αα、αβ 和 ββ 三种聚合体形成三种肌凝蛋白同工酶——V1、V2、V3。这三种同工酶的三磷酸腺苷（ATP）酶活性依次降低，正常心肌以 V1 为主，胎儿心肌以 V3 为主。MHC 从 α 型向 β 型过渡，引起肌凝蛋白同工酶从 V1 型向 V3 转变，导致肌凝蛋白 ATP 酶活性降低，心肌收缩性能下降，最终发生心功能衰竭。Taketani 等研究 12 例慢性主动脉瓣关闭不全病人心肌中 MYC 蛋白表达，发现心肌收缩功能与心肌细胞肥大，间质纤维化负相关，MYC 表达率与左室收缩功能、心肌细胞直径、心肌间质纤维含量显著相关，显示原癌基因 c－myc 与心肌重构的病理发生有关。”“c－myc 癌基因表达原癌蛋白 MYC，MYC 是基因转录的重要调控因子，在心肌组织中 MYC 的异常表达，促使心肌重构的发生。”

韩清华等（2000）[12]：“MI（心肌梗塞）后心肌细胞表型由成人型转向胚胎型以及 β 肌动蛋白发生异构改变，这种胚胎型异构蛋白易于疲乏，加速心肌细胞的衰竭使心肌细胞寿命缩短。”

刘元生等（2000）[13]：“心肌梗死（MI）后心脏发生重构，特征是非梗塞区心肌发生明显的肥厚。在心肌肥厚过程中，心肌细胞出现明显的基因异常。原癌基因 c－fos，c－jun，c－myc，hsp70 和 egr－1 立即被激活，然后诱导胚胎性基因心钠素（ANF），β－肌球蛋白重链（β－MHC），肌动蛋白轻链－2（MLC－2）和 α－心肌肌动蛋白（α－actin）基因的表达。”“许多研究已表明，在慢性负荷条件下，心肌发生肥厚和衰竭，CK（肌酸激酶）系统暂时向胚胎型发展，表现为胚胎型 CK－BB 和 CK－MB 同功酶活性增加。”

王振涛等（2000）[14]：急性心肌梗塞（AMI）后心室重构是发展为慢性充血性心力衰竭的重要病理环节。左室重构可分为两期。早期为左室膨展期，晚期主要表现为进行性左室扩大。此期组织学表现主要为非梗塞区心肌肥厚，包括健存心肌细胞肥大和间质组织增生。从细胞和分子水平看，心肌细胞的肥大主要是一种胎儿程序的再现。这种细胞表型的改变使心肌细胞能耗低，但肌肉最大收缩速度和张力发展速度缓慢，不可能高效持续地作功（以减慢最大收缩速度来节省能量）。离心性心肌肥厚的启动机制是机械性超负荷所引起的心肌细胞机械性拉长，作为触发因素通过细胞信号传导的磷酸肌醇途径作用于 DNA 靶点，诱导异构基因的胎儿型表达。

李刚等（2000）[15]："方法：用人Ⅰ，Ⅲ型前胶原 cDNA 探针，对 32 例风湿性二尖瓣乳头肌进行分子原位杂交并进行图像分析。结果：病变心肌间质中Ⅰ，Ⅲ型前胶原 mRNA 阳性表达明显增多，Ⅰ型较正常成年心肌中增高 1.67 倍，Ⅲ型增高 4.36 倍；病变心肌细胞核内出现Ⅰ，Ⅲ型前胶原 mRNA 阳性表达，胎儿心肌亦有类似表达；Ⅰ，Ⅲ型前胶原 mRNA 阳性表达量与左室射血分数（EF），左室周径向心缩短率（mVcf）呈负相关。结论：风心病心肌细胞参与了胶原的合成和分泌，并对心脏功能有严重影响；风心病心肌胶原增生重现了胎儿期合成胶原的表型。""在正常成年心肌标本中心肌间质成纤维细胞和血管内皮细胞核内可见Ⅰ型前胶原 mRNA 的阳性表达，呈深蓝色，均位于细胞核内。Ⅰ型前胶原 mRNA 的阳性表达，明显多于Ⅲ型，心肌细胞内均未见有Ⅰ型和Ⅲ型前胶原 mRNA 阳性表达。在胎儿心肌细胞、成纤维细胞和血管内皮细胞内均可见Ⅰ，Ⅲ型前胶原 mRNA 呈阳性表达。……值得注意的是在风湿性心脏病的肥大心肌细胞内亦出现Ⅰ，Ⅲ型前胶原 mRNA 阳性表达，均位于细胞核内。""一般认为Ⅰ，Ⅲ型胶原由心脏间质成纤维细胞、血管内皮细胞和血管平滑肌细胞合成或分泌，心肌细胞无合成Ⅰ，Ⅲ型胶原的功能。1996 年樊宏等用免疫组化方法检测到风湿性瓣膜病心肌细胞质内有Ⅰ，Ⅲ型胶原表达。""提示慢性风湿性瓣膜病由于炎症或容量负荷变化等影响，使心肌细胞复现了胎儿时期合成和分泌Ⅰ，Ⅲ型前胶原的表型，从而参与病理情况下心肌间质胶原的增生和纤维化。”

唐咸玉等（2001）[16]：“方法：以正常 Wistar 大鼠为对照组，将 SHR 分为 14 周龄组、28 周龄组、中药治疗组和西药治疗组，分别在 14 周和 28 周取材，用半定量逆转录－聚合酶链反应（RT－PCR）方法测定各组大鼠心肌 N－ras mRNA 的含量。结果：SHR 各组 N－ras 癌基因表达水平明显高于正常对照组，且随着 SHR 病程延长呈上升趋势。……”“本实验观察到自发性高血压大鼠（SHR）在其 LVH（左心室肥厚）的发生（14 周龄）、发展（28 周龄）过程中都伴有左心室 N－ras 基因的高表达。”

黄晨等（2001）[17]：“方法：20 月龄及 6 月龄健康雄性 SD 大鼠，以 Northern 杂交分析 c－myc，Ha－ras，c－fos 基因表达。结果：Ha－ras 和 c－fos 在 6 月龄、20 月龄大鼠心室肌中均表达，老龄鼠 c－fos 的表达水平明显高于青龄鼠；c－Ha－ras 则无显著差异；c－myc 在 6 月龄和 20 月龄大鼠心室肌中均无表达。”“研究表明，心肌肥厚的发生与原癌基因（c－myc，Ha－ras，cfos 等）的重新激活和高表达有关，而老年期心脏常表现为随增龄左室进行性肥厚。”“心肌的生长和发育包括增殖（细胞数目的增加）和增生（细胞体积的增大）两个主要过程。在胚胎和初生期，心肌处于‘合成状态’，心肌细胞增殖、分化、形成层状结构，心肌不断增厚，以适应管腔压力的变化。成年以后，心肌细胞处于‘收缩状态’细胞停止增殖，不再生长长大。但随着衰老的进展，心肌组织又有‘合成状态’的趋势，表现为随增龄心脏重量增加，左室进行性肥厚等变化。”“20 月龄正常大鼠心室肌中 c－fos 表达水平明显高于 6 月龄大鼠，说明老年心肌重现了胚胎期 c－fos 的表达程序。”

滕宗艳等（2001）[18]：“心肌肥厚时不仅心肌细胞体积增

大，表型亦由成熟型向胚胎型转化。”

张灵等（2001）[19]：“目的：研究原癌基因 c－myc 在原发性高血压（EH）患者外周淋巴细胞中的表达及与血浆中血管紧张素Ⅱ（AngⅡ）和内皮素（ET）之间的关系。方法：采用 PCR 技术检测 EH 患者 55 例（EH 组，Ⅰ期 17 例，Ⅱ期 24 例，Ⅲ期 14 例），正常对照组 24 例淋巴细胞中的原癌基因 c－myc 的表达水平，采用放射免疫法测定各组血浆中 AngⅡ、ET 含量。结果：EH 组 c－myc 的表达水平明显高于对照组，Ⅱ、Ⅲ期较Ⅰ期增高。EH 组血浆 AngⅡ、ET 高于对照组，EH 组 3 期之间相比差异无显著性意义；EH 患者原癌基因 c－myc 的表达程度与血浆中 AngⅡ、ET 含量呈正相关。结论：从分子水平探讨 EH 的发病与 c－myc 基因表达增高有关。c－myc 的表达水平与血浆中 AngⅡ、ET 含量呈正相关。”“EH 临床诊断Ⅱ、Ⅲ期表明已有心肌肥厚和心功能的损害，这一结果说明Ⅱ、Ⅲ期 EH 患者形成的左心室肥厚是与成纤维细胞高度增殖及胶原合成增加有关，表明 c－myc 在左室肥厚的发展与维持中起重要作用，左室肥厚可能是 c－myc 表达持续增强的结果。”

夏稻子等（2001）[20]：观察肾性高血压大鼠左室重构及其心肌细胞癌基因 c－myc、c－fos 的含量变化。结果：高血压大鼠心肌构型变化依据超声参数可分为正常左室构型、向心性肥厚、离心性肥厚等类型。正常构型及向心性肥厚组心肌细胞 c－myc、c－fos 阳性表达率明显高于对照组及离心性肥厚组，且 c－myc、c－fos 表达随血压升高逐渐增强。“大部分高血压大鼠心脏呈现为正常构型→向心性肥厚→离心性肥厚的递进性变化。”“本研究表明，肾性高血压大鼠原癌基因 c－myc、c－fos 表达与大鼠周围血管收缩压呈正相关关系；左室心肌细胞癌基因蛋白的阳性表达率在高血压正常构型组已有所增高，至向心性肥厚组达到高峰，离心性肥厚组复又下降，但仍高于对照组。”

张灵（2002。综述）[21]：“近年来有研究表明左室肥厚是心肌组织尤其是成纤维细胞中 c－myc 表达持续增强的结果。苏津自发现40 周龄的 SHR 左心室中 c－myc mRNA 的表达增高，与心肌肥厚程度呈正相关及成纤维细胞 c－myc 的表达增高对 SHR 左室肥厚发展与维持有重要意义，而 c－fos 虽然参与心肌对许多致肥大信号的急性应答，可能并不参与左心室肥厚的慢性过程。”

余红敏等（2002）[22]：20 例 TOF（先天性法乐四联症）患儿，17 例心肌细胞 c－myc 基因表达阳性，占 85%，6 例强阳性患儿均为重度 TOF。对照组 5 例（均为交通事故或意外事故死亡的正常发育者），均为阴性。两组相比差异有显著性。“我们认为 TOF 为一复合的先天性心脏病，其心内结构畸形包括室间隔缺损、肺动脉口狭窄、主动脉骑跨和右心室肥厚四种畸形。此类患者常伴有右心室流出道发育不良、心内膜增厚，尤其是右心室肥厚可促使 c－myc 基因的表达。”

李悦（2003。综述）[23]：“心房颤动（AF）时心房肌结构发生改变，即出现结构重构（SR）。主要表现为：①出现类似胎儿心肌或‘冬眠’心肌的组织学特征；②尽管细胞结构发生明显改变，但细胞仍存活，且无细胞退化和凋亡迹象，可被称为程序性细胞存活。它使得心房肌细胞能够在缺血或被动延展等病理情况下存活。钙超载可能是引起 AF 时心房 SR 的主要原因。”“慢性 AF 时，电镜下可见心房肌细胞出现超微结构改变。Ausma 等发现 AF 山羊心房肌细胞存在逆分化证据，可见心房肌细胞收缩成分缺失，糖原聚集，可见残余肌原纤维结构如 Z 带物质团块，提示出现肌溶解。在肌溶解区域，肌浆网排列紊乱，可见大量线粒体。这些线粒体的形态和大小明显异常，但嵴未见异常变化。随 AF 时间延长，上述病理变化更加明显。心房起搏达 16 周时，半数心房肌细胞出现肌溶解。研究发现，即使 AF 持续仅一周，细胞核也会出现异染色质重新分布。与细胞退化和细胞凋亡时出现的异染色质凝聚不同，AF 时染色质均匀地分布在整个细胞核。与糖原聚集、线粒体形状改变、肌原纤维和肌浆网缺失一样，这种均一的染色质分布也是胎儿心肌细胞的形态学特点之一。心房肌表现出胎儿心肌的形态学特征，同时没有细胞退化和细胞凋亡超微结构改变，提示心房肌细胞出现逆分化，即部分心房肌细胞为适应 AF 时周围环境病理变化逆分化到另一种存活状态。”“Ausma 等发现 AF 山羊心房肌出现平滑肌 α 辅肌动蛋白的再表达，提示心房肌细胞出现逆分化。”“总之，AF 时心房肌 SR 主要表现为心肌细胞肥大、肌原纤维缺失、糖原聚集以及线粒体异常，以往通常认为是细胞退化的表现，但动物实验研究结果显示，AF 时心房肌无细胞退化迹象，只有细胞逆分化的表现。临床研究发现 AF 时心房肌同时存在细胞退化和逆分化表现。这种现象在其它心脏疾病中同样存在，提示这是心房肌对各种损害的共同反应。”

付小兵等（2003）[24]：“由各种原因所致的心肌收缩功能低下的系列疾病，其心肌细胞均表现出胎儿期的组织学特征，这实质上是一种心肌细胞的逆分化状态。”“癌肿细胞发生逆分化后，由于其较高的恶性侵袭力使得病人预后往往不佳。”“在肿瘤领域，一般把逆分化现象的存在看成是肿瘤恶性程度增高的标志。……在心血管领域，对于一些发病机制和病因学有争议的常见病，如冠心病、动脉粥样硬化等，人们试图从逆分化角度来探讨其发病原因，从中寻找预防和治疗措施。”

韩丽华等（2004）[25]：“研究证明，交感神经系统（SNS）和肾素 - 血管紧张素 - 醛固酮系统（RAAS）与心梗后左室重构密切相关，……SNS 除本身作用外，还可通过增加机械刺激如室壁张力及氧化应激或促进其他内分泌因子的生成和释放，促进心室重构。NE、血管紧张素Ⅱ（AngⅡ）分泌增多可导致醛固酮

(Ald)、内皮素（ET）的分泌增多，它们均可使心肌细胞肥大并胎儿化（此种心肌细胞耗能低，收缩力低下，不能迎合长期高效率的心功能工作）……”

柯于鹤等（2004）[26]：方法：采用2K1C（二肾一夹）法，建立肾性高血压大鼠（RHR）模型，术后16周SP免疫组化法测定模型组和假手术组左心室心肌组织原癌基因c－myc和c－fos表达阳性细胞的平均光密度值，结果模型组显著高于假手术组。“有研究表明高血压左心室肥厚时，左心室心肌原癌基因c－myc及c－fos表达水平升高，且一直伴随着左心室肥厚的形成与发展。”

毕莹（2005。综述）[27]：“原癌基因在细胞增殖和分化过程中起重要调节作用。许多致心力衰竭的不利因素均可以激活原癌基因，表达相应的蛋白质，促进心肌重构和凋亡，使心脏收缩和舒张功能进行性下降。”“从心脏代偿性肥大到心力衰竭，整个过程均伴有心肌细胞多基因表达的改变，尤其是各种原癌基因的激活引起了许多学者的关注。”“原癌基因是一类编码关键性调控蛋白的正常细胞基因，它在生物进化中是高度保守的，各种生物细胞内的多种原癌基因DNA序列十分相似。”“凋亡是一些原癌基因介导的细胞程序性死亡，是心力衰竭过程中心肌细胞丢失从而造成心功能受损的重要原因。为了适应各种不良因素，心肌细胞另一些原癌基因表达改变，使得细胞RNA合成增加，蛋白合成增加，造成心室代偿性肥厚，心脏扩大，收缩舒张功能下降，即心脏重构，它是心肌损伤、死亡的独立危险因素。原癌基因启动的凋亡和重构的相互作用，促进了心力衰竭的发展。”

常芸等（2005）[28]：“目前研究发现的次级应答基因有：心肌收缩蛋白和骨架蛋白基因，如肌球蛋白（重链MHC，轻链MLC）、肌动蛋白（Actin）、肌钙蛋白（Troponin）和原肌球蛋白（TM）等。在胚胎期，收缩蛋白中以β－MHC，MLC，β－TM， α－sk－Actin 的表达占优势，这一阶段，心肌各类收缩蛋白原始表达较多，心肌细胞处于‘合成表型’，但其心肌收缩功能不强。出生后，心肌收缩蛋白则以 α－MHC，α－TM，α－cd－Actin 基因的表达为主，心肌收缩蛋白表达量明显减少，但心肌收缩功能逐渐完善。”“正常成年大鼠心肌中 V1 型肌球蛋白占优势，V3 型肌球蛋白为胚胎心肌的主要形式。当心脏压力超负荷时，心肌肌球蛋白表型由 V1 型向 V3 型转换。”“有人发现，大鼠的 MHC 基因受多因素调控，胚胎期以 β－MHC 基因表达为主，出生后不久至成年 β－MHC 基因被逐渐封闭，α－MHC 基因表达占优势。当主动脉狭窄压力超负荷时，大鼠心肌肌球蛋白重链的表达由 α－MHC 向 β－MHC 基因转换。牵拉培养的心肌细胞也有类似 MHC 的基因表型转换现象。”“李昭波等研究也发现，自发性高血压大鼠心肌肥大时，β－MHC 表达增多，α－MHC 表达减少。”“在哺乳类动物中存在 6 种 actin 的异构体，即 α 骨骼肌型（α－sk－actin），α 心肌型（α－cd－actin），α 和 γ 平滑肌型及 β 和 γ 非肌肉组织型。通常，α－sk－actin 主要存在于胚胎及新生动物心肌中，成年哺乳类动物心肌细胞内以 α－cd－actin 为主。……有研究发现，心肌肥大时，有 α－sk－actin mRNA 的异常表达。”“人类心脏可表达多种肌钙蛋白 cTnT 表型，胎儿心脏可表达 $cTn-T_1-4$ 4 种表型。成人心脏可表达 $cTn-T_1$ 和 $cTn-T_2$ 两种表型，以 $cTn-T_1$ 为主。在心脏功能异常时，$cTn-T_2$ 表型表达量增加。”“在胚胎期，心房和心室肌细胞均有 ANF（心钠素）基因表达，但出生后，ANF 基因表达以心房为主，心室仅为心房的 1‰～1%。大量研究表明，不论何种因素引起的心肌肥大发生时，均可出现心室肌 ANF 基因表达增强，并随心肌肥大程度的增加而增加。常芸等研究发现，耐力训练后肥大的心肌细胞中产生 ANF 的功能结构增多，心肌细胞中 ANF 的产生、贮备和分泌增多，且非调节式释放增多。力量训练后，心房肌组织和血浆中ANF含量不明显，心室肌组织中ANF含量的增高非常显著。……李昭波等研究发现，正常大鼠运动后即刻ANF基因表达明显增强，运动后24小时，基本恢复正常水平；经10周游泳运动训练后，心室肌ANF基因表达水平比运动训练前增高。说明在急性运动后心脏ANF基因表达水平迅速增高，而耐力型运动性肥大心脏中ANF基因的表达水平较高。”

段宗明等（2005）[29]：本研究发现，与血压正常的SD大鼠比较，33周龄SHR大鼠左心室组织c-myc表达水平和LVH（左室肥厚）程度显著增强。

董志峰等（2005）[30]：“在CHF（充血性心力衰竭）时，心肌细胞最初发生适应性肥大；在心肌细胞肥大的过程中，发生许多原癌基因的再表达，如编码核转录因子的c-fos、编码血小板源性生长因子β链c-sis原癌基因、编码小G蛋白的c-ras原癌基因、c-jun、c-myc等。”“CHF时由于心肌细胞基因的表达异常，心肌细胞内蛋白也出现显著的表达异常，如肌球蛋白β-MHC异常高表达、心肌肌球蛋白从VLC型向ALC1型转化、肌动蛋白由心肌型向骨骼肌型转化等一些‘幼稚样’改变。”“针对原癌基因和抑癌基因的干预，可望中止和逆转心衰时心肌细胞的‘幼稚化’改变。”

周兴文等（2005）[31]：“目的：探讨心力衰竭（CHF）患者心肌组织细胞外信号调节蛋白酶（ERK1/2）钙调神经磷酸酶（CaN）对胚心标志基因的信号调节。方法：选择因瓣膜性心脏病接受二尖瓣置换术的CHF患者39例，正常对照38例（其中8例来自意外伤亡的器官捐献者）。HE染色检测心肌组织病理变化，免疫沉淀法检测ERK1/2蛋白表达、CaN蛋白表达及磷酸化、以及α-skeletal-actin蛋白表达，RT-PCR检测心肌球蛋白重链（β-MHC）mRNA表达。结果：CHF心肌组织呈重构心肌的病理改变。CHF患者心肌组织ERK1/2，CaN蛋白表达和磷酸化、及 β－MHC mRNA 表达明显高于对照组，随心功能恶化其表达逐渐增加。结论：CaN 及 ERK 信号通路共同参与激活胚心标志基因，在心肌肥大的病理过程中可能起重要作用。”“充血性心力衰竭（CHF）是许多心血管疾病的共同结局，心力衰竭发生、发展的基本机制是心肌重构，是心肌组织对瓣膜病、高血压、急性心肌梗死及先天性心脏病等常见临床疾病的一种基本反应。尽管心肌肥厚的各种刺激因素不同，但是形成机制相似，即细胞体积增大、蛋白合成增加、胚胎型心脏基因表达上调等。”“心肌肥大最本质的特征是核内基因表达的改变，其后一些作为胚心标志基因如 β－MHC、α－skeletal－actin、ANF 等表达上调。本研究表明，CHF 患者随心功能恶化，心肌结构基因 β－MHC mRNA，α－skeletal－actin 蛋白表达呈逐渐增加趋势。β－MHC 增加可使心肌细胞能量的释放和纤维缩短的速度减慢。α－skeletal－actin 蛋白表达增加说明 CHF 患者心肌组织骨骼肌化明显，心肌组织收缩力下降而影响心功能。”

郑金锋等（2005）[32]：“c－myc 基因在小儿法乐四联症（TOF）患者心肌细胞中的阳性表达率为 86%（17/20），阳性细胞数为（41.7 + 2.8）%；其中强阳性（+ + +）6 例（35.3%），阳性（+ +）7 例（41.2%）；弱阳性（+）4 例（23.3%）；正常对照组心肌细胞的阳性表达率仅为 11.1%（2/18），且均为弱阳性；阳性细胞数为（5.4 ± 1.1）%，两组相比差异非常显著。”“心肌细胞是一种终末分化的细胞，在胚胎期可增殖分化，当心肌负荷增加或在其他因素作用下心肌细胞又可恢复增殖能力。c－myc 原癌基因在心肌胚胎发育期可大量转录，出生后则明显降低甚消失，但在心肌负荷增加早期又恢复表达。”

祝光礼等（2006）[33]：“LVH（左室肥厚）的发病机理具有多元性和复杂性，与血流动力学负荷过重及神经内分泌等因素密切相关，这些刺激因素通过各种信号转导通路作用于核内，活化多种心肌肥厚的相关基因，并诱导心肌细胞增殖相关的原癌基因（如 c－myc、N－ras 原癌基因），使心肌向胚胎化方向发展，心肌细胞蛋白合成增加，细胞体积增大，导致心肌肥厚。Izumo 等报道增加心脏压力负荷早期可使 myc 及 fos 等 mRNA 表达增加，它们是心肌肥厚的早期应答基因；随之 N－ras 等 mRNA 表达升高，并持续表达，它是心肌肥厚的晚期应答基因。”本实验观察到，18 周龄 SHR 大鼠与 18 周龄 SD 大鼠（空白对照组）比较，在左室肥厚的同时都伴有 c－myc、N－ras 的高表达，与文献报道一致。

杨永健等（2006）[34]：选择 2004 年 1 月至 2004 年 12 月于成都军区总医院心内科因瓣膜性心脏病接受二尖瓣置换术的 CHF（心力衰竭）患者 39 例，正常对照组 38 例（其中 8 例来自意外伤亡的器官捐献者）。彩色多普勒超声心动图仪检测心脏扩大和心功能参数。测定原癌基因 c－myc、c－myb 和 c－jun 蛋白表达。结果：正常心肌组织中无 c－myc、c－myb 和 c－jun 蛋白表达，随心功能恶化 CHF 组其蛋白表达明显增高。结论：肾素血管紧张素系统激活的 MAPK 系统导致原癌基因蛋白表达在 CHF 患者心肌重构机制中可能起重要作用。

参考文献

1. 丁小凌，李云霞．心肌肥大的发生机理．基础医学与临床，1990；10（5）：1－5

2. 汤健，周爱儒．原癌基因与心血管疾病．北京医科大学、中国协和医科大学联合出版社，1990；112，117，118，126，

3. 蔡维君，刘裕民，文冬生，等．人胎心肌原癌基因 c－myc 和 jun 表达的原位杂交研究．中国组织化学与细胞化学杂志，1993；2（4）：294－300

4. 陈松苍，陈达光，王华军，等．自发性高血压大鼠左心室癌基因 c

-myc 的表达. 福建医学院学报，1994；28（3）：220-222

5. 胡春松. 癌基因与心血管疾病. 江西医学院学报，1996；36（1）：91-94

6. 李志远. 综述，c-myc 和 P53 基因在心血管病中的研究. 心血管病学进展，1996；17（3）：158-161

7. 苏津自，陈达光，吴可贵，等. 原癌基因 c-myc，c-fos 在自发性高血压大鼠左心室的表达. 高血压杂志，1997；5（1）：9-13

8. 冯兵. 综述，心肌肥厚的能量代谢研究进展. 国外医学·心血管疾病分册，1997；24（2）：9-12

9. 单铮铮，戴生明，陈红，等. 高血压左心室肥厚与心肌原癌基因 c-fos 的表达. 高血压杂志，1997；5（3）：168-171

10. 曾治宇. 综述，心肌梗塞后左室重构的研究进展. 国外医学·心血管疾病分册，1999；26（1）：13-15

11. 李勇. 综述，c-myc 基因与心肌重构. 心血管病学进展，1999；20（4）：244-246

12. 韩清华，柴晓红. 心肌梗塞后左室重构的研究进展. 山西医科大学学报，2000；31（1）：85-87

13. 刘元生，陈运贞，冠心病基因机制研究进展. 内蒙古医学杂志，2000；32（1）：61-64

14. 王振涛. 活血、益气法及其方药治疗心衰大鼠心气虚证的实验研究. 北京中医药大学博士论文，2000；40-41

15. 李刚，刘维永，晏培松，等. Ⅰ型Ⅲ型前胶原 mRNA 在风心病心肌中表达的意义. 第四军医大学学报，2000；21（5）：550-553

16. 唐咸玉，王剑，严灿，等. 活血祛痰法对高血压左心室肥厚大鼠心肌 ras 原癌基因表达的影响. 中医研究，2001；14（1）：14-16

17. 黄晨，王岩，张阳阳，等. 大鼠心肌组织中原癌基因（c-myc，Ha-ras，c-fos）表达的随龄性改变. 中国老年学杂志，2001；21（1）：59-60

18. 滕宗艳，张一娜. 心肌肥厚发生的细胞内分子机制. 哈尔滨医科大学学报，2001；35（4）：319-320

19. 张灵，邝耀中，辛楠，等. 原发性高血压患者 c-myc 基因表达及

其与血管紧张素Ⅱ和内皮素的关系．临床心血管病杂志，2001；17（6）：263－265

20. 夏稻子，张宇虹，张文华，等．高血压大鼠心脏构型改变与癌基因、血管活性肽表达．中国超声医学杂志，2001；17（7）：485－488

21. 张灵．综述，原发性高血压与原癌基因．医学综述，2002；8（6）：326－327

22. 余红敏，郑金锋，司敏，等．先天性心脏病法乐四联症心肌细胞 c－myc 基因表达的意义（摘要）．中华儿科杂志，2002；40（11）：689

23. 李悦．综述，心房颤动与心房结构重构．中国心脏起搏与心电生理杂志，2003；17（3）：227－229

24. 付小兵，李建福，盛志勇．对细胞逆分化现象的再认识．解放军医学杂志，2003；28（7）：575－578

25. 韩丽华，王振涛，吴鸿．心肌梗塞后左室重构的研究进展．河南中医，2004；24（4）：80－83

26. 柯于鹤，屈松柏，胡有志，等．血压平对肾性高血压大鼠 c－myc、c－fos 的影响．山东中医药大学学报，2004；28（5）：380－383

27. 毕莹．综述，原癌基因与心力衰竭．国外医学·心血管疾病分册，国外医学·心血管疾病分册，2005；（1）：39－41

28. 常芸，祁永梅，高晓嶙．运动心脏重塑过程中的基因表达．中国运动医学杂志，2005；24（1）：110－115，下转 105

29. 段宗明，魏瑾，牛小麟．卡托普利长程干预对自发性高血压大鼠左室肥厚及 c－myc 基因表达的影响．心脏杂志，2005；17（1）：16－17，下转 20

30. 董志峰，龚开政，张振刚．充血性心力衰竭中的“肿瘤法则”．医学与社会，2005；18（2）：19－20，下转 23

31. 周兴文，张鑫，杨永健．心衰患者心肌重构的信号转导机制研究．第四军医大学学报，2005；26（4）：345－347

32. 郑金锋，魏俊杰，马淑芳，等．小儿法乐四联症心肌细胞 c－myc 基因表达的病理学研究．实用医药杂志，2005；22（6）：502－503

33. 祝光礼，陈铁龙，钱宝庆，等．杞菊胶囊对自发性高血压大鼠左室肥厚及心肌原癌基因 c－myc、N－ras 表达的影响．中国中医药科技，

2006；13（3）：151－152

34. 杨永健，张鑫，孙梅芹，等. 肾素血管紧张素系统诱导心力衰竭患者心肌重构的细胞内信号传导. 中国实用内科杂志，2006；26（15）：1151－1154

十、高血压动脉改变

长期高血压致动脉硬化情况下，动脉壁出现癌基因过度表达改变：

汤健等（1990）[1]："原发性高血压病主要以血管平滑肌细胞的增生和内膜下迁移为特点的疾病。"本实验"观察自发性高血压大鼠组织和培养血管平滑肌细胞内癌基因 mRNA 和 DNA 降解片段长度多态性分析。""SHR 大鼠血管平滑肌细胞的增殖和 DNA 合成明显高于 WKY 对照大鼠。""SHR 大鼠心脏、肝、脑干 c－myc，fos 和 sis 癌基因表达均较 WKY 对照大鼠明显增加。其中以 fos 基因的 mRNA 增加最明显。""在高血压脑卒中型的大鼠（SHRp），脑干 fos 基因的表达亦明显高于 WKY 大鼠。""在高血压发生前 fos 癌基因的表达在 SHR 与 WKY 大鼠并无明显变化；但在高血压发生后，月龄为 3 个半月的大鼠，fos 癌基因的表达明显高于对照 WKY 大鼠。提示高血压的发生与 fos 癌基因的异常表达有关。""原发性高血压患者和大鼠 fos 癌基因呈现多态性。"

汤健等（1990）[2]："高血压亦是一种以平滑肌细胞增生为主要病变的疾病，它与癌基因亦有密切的关系。""综上所述，我们可以认为，癌基因的激活或表达过盛，是产生高血压平滑肌细胞和成纤维细胞增生的一个重要原因，它在高血压发病中可能具有重要意义。原发性高血压可能有癌基因序列的变异，因此有遗传性；继发性高血压，可能是一些癌基因表达过盛和对致高血压因子反应性增加所引起的。"

周爱儒等（1993）[3]：自发性高血压大鼠（SHR）主动脉N－ras基因表达较正常血压对照大鼠（WKY）高2～5倍。

胡春松（1996）[4]：“血管平滑肌细胞的增生和向内膜下转移是高血压的一个显著特点。多种激素如儿茶酚胺、血管紧张素、内皮素、加压素等可导致原癌基因如c－src、c－myc、c－myb、c－fos等过量表达，从而促进血管平滑肌细胞增生及向内膜下迁移。”“实验还证明，高血压时，wtP53基因结构异常，其mRNA和蛋白质表达水平下降，而突变型P53（癌基因）蛋白表达增加。”

胡申江等（1996）[5]：“观察自发性高血压大鼠（SHR）血管平滑肌细胞（VSMCs）的生长曲线、c－fos原癌基因表达和c－fos基因酶切图谱的情况，与对照组京都维斯特大鼠（WKY）进行对比。结果显示，在小牛血清作用下SHR的VSMCs生长速率和c－fos原癌基因表达明显大于WKY；c－fos原癌基因限制性内切酶片段长度多态性（RFLP）分析表明，经BamHⅠ或EcoRⅠ酶切后的SHR和WKY的酶切图谱一致，同时也未发现SHR的fos基因扩增现象。提示，VSMCs的异常增殖和c－fos原癌基因的表达异常与高血压的形成有关，而c－fos原癌基因的过度表达可能是由于某些与基因转录调控有关的因素异常所致。”“高血压病的重要病理基础是血管壁异常改变，主要表现为血管平滑肌细胞的张力增高和异常增殖。”“本研究尚显示，SHR的VSMCs的增殖也不象WKY那样存在着接触性抑制现象。”

张梅（1996）[6]：“原癌基因在生物进化过程中大都表现有高度保守性，故亦称为‘管家基因’（house keeper genes）。”“胎鼠和新生大鼠平滑肌细胞处于‘合成状态’，其myc和fos癌基因的表达高；成年大鼠平滑肌细胞处于‘收缩状态’，其myc和fos基因的表达少。”“有人测定自发性高血压大鼠（SHR）的心脏和平滑肌内 myc 基因转录水平的变化，结果表明 SHR 的心脏内 myc mRNA 较 WKY 大鼠增加 30%，血管平滑肌细胞内 myc mRNA 增加了 14%~100%，除 myc 基因外，SHR 的 sis 基因的表达亦高于 WKY 大鼠。”

陶清国（1997。综述）[7]：“肺血管结构改建在慢性缺氧性肺动脉高压发生中占有重要地位。肺血管中平滑肌细胞分化、成熟、增殖与肥大是肺血管结构改建中的一种非常重要的病理改变，这种病理改变又与平滑肌细胞中原癌基因作用密切相关。”“随着分子生物学日新月异的发展，已有越来越多的证据提示：PAH（慢性缺氧性肺动脉高压）的形成（亦即是肺血管结构的改建）与肺血管细胞中某些原癌基因的激活、表达增强有密切关系。”“以上实验结果表明，早期反应的原癌基因的最后公路作用亦在 SMC（平滑肌细胞）包括肺血管 SMC 增殖中存在。”“综上所述，PAH 肺血管改建与增多的促肺血管细胞增殖的生长因子的刺激有关，在细胞增生的信息传导系统中，原癌基因起着重要的作用，而早期反应的原癌基因起着最后公路的作用。”

张灵（2002。综述）[8]：“研究表明，某些癌基因的过度表达或抑癌基因的表达不足/突变，不仅与肿瘤的形成有关，可能还参与高血压，动脉粥样硬化的发病过程。”原发性高血压“就其细胞学本质来讲，都有平滑肌细胞的增生和成纤维细胞的增生，并向内膜下迁移，产生大量胶原，使血管腔变窄，管壁增厚。原癌基因的激活可能是引起血管平滑肌细胞异常增生、肥大的一个重要原因。”“Bishopric 等发现高血压大鼠血管平滑肌细胞 DNA 的含量比正常大鼠高 25%；c-myc 癌基因表达较正常大鼠高 50%~100%。国内汤健应用 DNA 和 RNA 杂交的方法初步证明，自发性高血压大鼠（SHR）血管平滑肌细胞、心脏和肝脏中 myc 基因的转录水平明显高于 WKY 大鼠。除 myc 基因外，SHR 的 sis、fos、ras 等基因的表达，也高于 WKY 大鼠。……

Kotelevev 等应用限制性内切酶作片段长度多态性分析，SHR 的癌基因产生了变化，分别应用 HindⅢPst Ⅰ和 EcoR Ⅰ内切酶分别切割 SHR 和 WKY 大鼠的 DNA，再用 fos 基因的探针，进行分子杂交，分析 fos 基因核苷酸片段的长度，结果发现 SHR 的 fos 基因切割片段短于 WKY 大鼠，发生了结构异常。”

景丽等（2004）[9]：方法：Wistar 大鼠两肾一夹型高血压模型，4 周后处死，用免疫组织化学方法，观察肾细小动脉平滑肌细胞中 c－jun 表达。结果：在高血压组入球动脉及其 VSMC（血管平滑肌细胞）中 c－jun 的阳性率（分别为 17.62% 和 8.73%）明显高于对照组，小叶间动脉、弓形动脉 VSMC 中 c－jun 染色阳性率均明显高于对照组。“慢性高血压动物模型中（自发性高血压大鼠，两肾一夹型高血压鼠），小动脉以增生为主，由各种原因介导的信号活动与 VSMC 的增生及血管重构有密切关系。”

刘洪等（2005）[10]：“目的：探讨自发性高血压大鼠颈动脉中抑癌基因 P53 和原癌基因 c－jun、c－fos、c－myc mRNA 的表达。方法：用逆转录聚合酶链式反应检测两种基因的表达水平。正常雄性大鼠作为对照组。结果：SHR 颈动脉中，抑癌基因 P53 和原癌基因 c－jun、c－fos、c－myc 均有高表达，较 WKY 差异有显著性。结论：自发性高血压大鼠颈动脉组织中抑癌基因 P53 和原癌基因 c－jun、c－fos、c－myc 均有高表达，癌基因的活化可能与自发性高血压大鼠颈动脉血管重构有关。”“临床研究中发现，高血压病人的颈动脉内－中膜明显增厚，顺应性与扩张性明显降低。”

参考文献

1. 汤健，王瑜，王晓民，等. 原癌基因在高血压发病中的作用. 北京医科大学学报，1990；22（6）：440

2. 汤健，周爱儒. 原癌基因与心血管疾病. 北京医科大学、中国协和

医科大学联合出版社，1990；130，147

3. 周爱儒，夏凉，杨和平，等. 癌基因与抗癌基因在心血管病中的作用. 北京医科大学学报，1993；25（2）：90

4. 胡春松. 癌基因与心血管疾病. 江西医学院学报，1996；36（1）：91－94

5. 胡申江，黄元伟，李英. 自发性高血压大鼠原癌基因表达和限制性内切酶片段长度多态性分析. 生物化学杂志，1996；12（3）：279－283

6. 张梅. 原癌基因与高血压. 天津医药，1996；24（4）：252－254

7. 陶清国. 综述，肺血管结构改建、平滑肌细胞增生与原癌基因. 国外医学·呼吸系统分册，1997；17（1）：22－24

8. 张灵. 综述，原发性高血压与原癌基因. 医学综述，2002；8（6）：326－327

9. 景丽，张建中，吕怀盛，等. 高血压大鼠血管平滑肌细胞中 ERK－2 和原癌基因 c－jun 的表达. 高血压杂志，2004；12（4）：341－344

10. 刘洪，向前，祝平菊，等. 自发性高血压大鼠颈动脉血管平滑肌中抑癌基因 P53 和原癌基因 c－jun、c－fos、c－myc mRNA 表达的研究. 南华大学学报·医学版，2005；33（3）：347－349

十一、动脉粥样硬化

动脉粥样硬化时，动脉壁出现癌基因过度表达改变：

相洪琴（1987。译）[1]："这一发现是第一个支持粥样硬化病变为非恶性平滑肌瘤，是由突变原或病毒触发的理论的直接证据。""纽约大学医学中心环境医学教授 Arthur Penn 说：'正如癌中的致癌基因一样，动脉壁平滑肌细胞增殖可能与一个或一个以上转化基因有关。'""Penn 及其同事证明，在冠状动脉搭桥术和动脉内膜切除术中取出的动脉粥样硬化斑块，其中 DNA 分子变化与瘤细胞中 DNA 变化相同。该小组的研究论文（1986 年 10 月 16 日 Proc Natl Acad Sci）进一步阐述了 70 年代初华盛顿大学 Earl P Benditt 提出的动脉粥样硬化生成为良性肿瘤的理论。"

"Penn 等人对 Bruce Mindich 施行手术的 10 名病人的动脉粥样硬化斑块进行了研究，提取出 DNA，并进行转染试验，将斑块的 DNA 插入培养的小鼠纤维母细胞中，观察是否象瘤细胞 DNA 那样转化鼠细胞。结果，鼠细胞确实转化，但鼠细胞不是在平坦面上生长，而呈积累状点形生长。""当研究者将转化的细胞注入裸鼠时，裸鼠发生肿瘤，探针表明肿瘤中含有人 DNA。"

谭健（1987。译）[2]："Penn 等证明，人的动脉粥样硬化斑块中含有活性癌基因。"

汤健等（1990）[3]："综上所述，我们可以看出，内皮细胞的损伤，高胆固醇血症，凝血酶等多种因素可以促进内皮细胞 sis 基因的表达，产生 PDGF。然后通过 PDGF 的受体，促使平滑肌细胞、单核巨噬细胞和成纤维细胞的增生和内膜下迁移，同时产生和分泌多种生长因子，再通过自分泌和旁分泌的作用，进一步促使这些细胞的增生。增生的平滑肌细胞和巨噬细胞，它们的脂代谢异常，或内摄脂肪增加，而成为泡沫细胞。同时这些细胞还可合成大量的胶元、纤维和多糖沉积在内膜下，与内膜下细胞外脂肪、泡沫细胞的残骸结合一起，而形成脂纹性纤维状动脉粥样斑块。""尽管有许多因素都可影响肿瘤和一些心血管疾病的发病，它们的发病和临床表现亦有各自的特征。但是就其细胞病理变化来讲，它们都是以细胞增生为主的疾病。鉴于癌基因在细胞增殖、分化中的作用，就其本质来讲，我们可以认为这两类疾病都是癌基因异常表达的结果，其差别可能在于肿瘤是癌基因不可遏制的表达，引起细胞无限制的增生；而一些心血管病（如高血压、动脉粥样硬化）则是癌基因有限制的表达。有人提出，动脉粥样硬化本身可能就是一种良性肿瘤。"

汪浩川等（1994）[4]："AS 是一种以动脉 SMC 和单核/巨噬细胞增殖为主的疾病，就其本质而言，它的发生与肿瘤有相似之处，可能是癌基因异常表达的结果。""Gorden，Thomas 和 Barrett 等均发现人颈动脉 AS 病灶中，编码 PDGF－B 链的 sis 基因表达增强，甚至比正常动脉管壁高 5～12 倍。”“本研究首先以高胆固醇膳食灌饲家兔建立了主动脉 AS 模型。……结果表明：sis，fos，和 myc 癌基因表达增加三倍以上；jun 和 ras 癌基因表达增加二倍；erb－B 癌基因表达无改变；Rb 抗癌基因表达显著减少。”

万腊香等（1995）[5]：“动脉粥样硬化（AS）就其本质而言，也是以细胞增殖为主的疾病，它的发生可能是某些癌基因表达调控异常的结果。与肿瘤不同，AS 斑块中平滑肌细胞（SMCs）癌基因表达可能是有限的，从而导致 SMCs 有限制的增生。”“血管平滑肌细胞来源于胚胎期的间充质细胞。在胚胎发育过程中，间充质细胞首先形成单层内皮细胞，然后又在内皮细胞外积聚并依次分化成肌细胞、合成型细胞、及收缩型细胞。”合成型细胞发育为收缩型细胞。“邱红明等人对体外培养的正常的和动脉粥样硬化兔主动脉 SMC 的超微结构定量分析表明，AS 兔主动脉 SMC 胞质内肌丝成份显著低于正常兔主动脉 SMC，而粗面内质网及线粒体、高尔基体显著高于正常兔 SMC。提示 AS 斑块内 SMC 已发生表型改变，由收缩型转变成了合成型。”“体外研究表明，在不分裂的静止细胞中，如处于‘收缩状态’的成年人或鼠血管非斑块区的 SMC，其 c－myc 表达很低，而在 PDGF、EGF、IGF 等细胞增殖信号作用下如处于‘合成状态’的胎儿或胎鼠血管 SMC，其 c－myc 基因表达增加。本室用原位杂交方法发现，AS 斑块区内有 c－myc 的高表达，而在非斑块区的 c－myc 表达较低。这些结果提示，c－myc 基因能促使 SMC 表型转变及增殖。”“Pennhe 和 Yew－PR 等人从人的动脉 AS 斑块中提取 DNA，转染细胞，结果发现转染细胞发生转化，呈肿瘤样生长。若将这种转染细胞接种到裸鼠体内可发展成为肿瘤，而从非 AS 血管中提取的 DNA，转染细胞，则没有这种作用，提示 AS 可能是一种血管 SMC 发生的良性肿瘤。”“一些原癌基因如 c－myc 在胚胎发育过程中的表达受甲基化的调节，即随着这些基因甲基化的程度降低，它们的表达逐渐增高，出生后基因被重新甲基化，在特定组织中表达受限制。对肝癌、正常组织及胚胎中 c－myc 基因的甲基化状况进行研究时，发现一部分肝癌组织中 c－myc 基因较正常肝组织低甲基化。并且这种甲基化类型与胚胎组织的类似。”“杨和平等人用 AS 斑块和斑块旁细胞进行细胞培养后，抽提其 DNA，经 Msp Ⅰ和 Hps Ⅱ酶切。结果发现：斑块 SMCs 呈 c－myc 低甲基化状态，经培养第 6 代后仍保持低甲基化水平，而斑块旁中膜组织呈高甲基化状态，培养第 6 代后仍保持高甲基化，且低甲基化状态的细胞 c－myc 基因表达高，高甲基化状态的细胞 c－myc 基因表达低。培养的第 6 代斑块 SMCs 经内皮素诱导 30min 和 8h 后仍呈低甲基化状态。提示斑块内 SMCs 低甲基化状态是较稳定的。”

胡春松（1996）[6]：“研究提示，AS 可能是一种 VSMC 发生的良性肿瘤。癌基因与 AS 的发生可能有着密切关系。Barrett 的研究表明，人 AS 病灶中的 c－sis mRNA 水平是正常血管的 5～12 倍。……有报道，AS 斑块区的 SMC 与正常区的 SMC 相比，myc 和 fos 基因的表达亦明显增强。”

施玮等（1996。综述）[7]：“还有人发现，动脉粥样硬化斑块内巨噬细胞中的 sis 基因激活，表达 PDGF（血小板生长因子），且巨噬细胞越多，sis 基因的表达亦越高。”“另有实验显示：动脉粥样斑块中平滑肌细胞的 c－sis 和 c－myc 基因表达明显高于斑块旁平滑肌细胞。”

李志远（1996。综述）[8]：“有人认为成人动脉粥样硬化斑块中 c－myc 的去甲基化与其表达增强有一定关系。”

张灵（2002。综述）[9]：“动脉粥样硬化的病理基础是以平滑肌细胞增生为主要病变的。”“在 AS（动脉粥样硬化）斑块部位的平滑肌细胞分别检测到血管内皮生长因子（VEGF）基因，H－ras 癌基因的表达增加，并伴随平滑肌细胞增生。”“王禹等报道 p53 基因突变与 AS 病变严重程度相关。”

门保忠（2004。综述）[10]：“c－myc 在人体颈动脉粥样斑块中 VSMC（血管平滑肌细胞）表达率为 89.8%，正常颈动脉表达率为 17.7%。”

任雨笙等（2005）[11]：“本实验采用原位杂交法对人冠状动脉组织中的 c－sis、c－fos 基因的表达进行研究，以期在组织病理学上了解 c－sis、c－fos 基因在 AS 形成过程中的可能作用机制。”“本组实验结果显示，在不同年龄冠状动脉血管组织中，血管内皮细胞有 c－sis 和 c－fos 基因的阳性或弱阳性表达，而在有 AS 发生的冠状动脉中血管内皮细胞的 c－sis 和 c－fos 基因为强阳性表达。在正常冠状动脉血管组织中，中层平滑肌细胞上无 c－sis 的表达，c－fos 仅有少量的弱阳性着色。在中膜明显增厚或有 AS 的血管内，仅有少量散在的 c－fos 基因的弱阳性表达，而 c－sis 基因的表达较为明显。……有文献报道微小血管的内皮细胞以及大血管中内皮细胞受损时 c－sis 基因表达增多。而正常组织中的血管内皮细胞有 c－sis 基因的表达，但水平较低，本实验结果也证实了这一点。有 AS 病变的冠状动脉组织中血管内皮细胞的 c－sis 和 c－fos 基因呈强阳性表达。”

郭琳琳等（2006）[12]：“方法：36 只新西兰雄性大白兔随机分为 3 组：正常饮食组、手术组、ATRA（全反式维甲酸）治疗组，每组 12 只。手术组和治疗组均给予高脂饮食，2 周后用空气干燥法制作颈动脉内膜损伤模型，……于术后 1、4 周处死动物，取病变血管应用苏木精－伊红染色、免疫组化和计算机图像分析法进行形态学、PCNA 和 c－myc 表达水平的检测。结果：①正常动脉壁未见 PCNA 及 c－myc 表达；②手术组在术后第 1 周时内膜开始增生，第 4 周增生明显，且出现泡沫细胞、脂质核心形成、管腔狭窄；增生内膜中 c－myc 表达水平增高。”

参考文献

1. 相洪琴，译．动脉粥样硬化斑块与肿瘤形成的相关证据．国外医学情报，1987；（8）：131

2. 谭健，译．动脉粥样硬化中的癌基因．国外医学情报，1987；（17）：297－298

3. 汤健，周爱儒．原癌基因与心血管疾病．北京医科大学、中国协和医科大学联合出版社，1990；第 165，166，251

4. 汪浩川，刘秉文，付明德，等．癌基因及抗癌基因在实验性动脉粥样硬化斑块中的转录表达．北京医科大学学报，1994；26（增刊）：241－242

5. 万腊香，杨永宗，杨和平．c－myc、hsp70 基因与动脉粥样硬化发生中平滑肌细胞增殖的关系．衡阳医学院学报，1995；23（4）：307－313，下转 277

6. 胡春松．癌基因与心血管疾病．江西医学院学报，1996；36（1）：91－94

7. 施玮，宋伟民．综述，环境致突变物、原癌基因与动脉粥样硬化．中国公共卫生学报，1996；15（3）：183－185

8. 李志远．综述，c－myc 和 P53 基因在心血管病中的研究．心血管病学进展，1996；17（3）：158－161

9. 张灵．综述，原发性高血压与原癌基因．医学综述，2002；8（6）：326－327

10. 门保忠．综述，颈动脉粥样硬化分子病理学研究进展．中国动脉硬化杂志，2004；12（3）：370－372

11. 任雨笙，潘晓明，黄佐，等．人冠状动脉组织中 c－sis 和 c－fos 癌基因的表达．第二军医大学学报，2005；26（6）：711－712

12. 郭琳琳，董果雄，张社华，等．全反式维甲酸对兔颈动脉粥样硬化病变中 c－myc 表达及血管平滑肌细胞增生的影响．复旦学报（医学版），2006；33（4）：526－529

十二、造血系统

造血系统耗竭时，出现胚胎化改变：

湖南医学院人体解剖学教研组（1973）[1]：“在幼年时期，全身骨髓均有造血功能，可产生红细胞和颗粒白细胞，名红骨髓。随着年龄增长（5岁到25岁），大部分红骨髓逐渐为脂肪组织所代替，成为黄骨髓，从而失去造血功能。但在短骨、扁骨和肱骨、股骨近侧端的骨松质内，终身保存红骨髓，担负着人体的造血功能。在严重出血和某些贫血病时，黄骨髓在一定程度内可转化为红骨髓，又复出现造血功能。这是人体代偿机能的表现。”

蓝之中（1980）[2]：“骨髓藏于骨髓腔和骨的海绵间隙内，可分为红骨髓和黄骨髓，前者是造血器官，后者是脂肪组织。随着年龄的增加，红骨髓逐步为黄骨髓所代替，然而在胸骨内的红骨髓则终身保留，在扁骨中（肩胛骨、髂骨和颅骨）的红骨髓保存的时间也较长。在贫血或大失血后，黄骨髓能逆转为红骨髓，以应造血的急需。”

贲长恩等（1981）[3]、叶百宽等（1991）[4]：乙酰基苯肼应用法血虚证动物模型：乙酰基苯肼（APH）是一种强氧化剂，对红细胞有缓慢的进行性氧化损伤作用，尤其是干扰红细胞内的G-6-PD，促进血红蛋白变性形成海氏小体，使红细胞易于崩解。注射APH后第3天至第4天红细胞计数减少到最低，平均维持在200万至400万/立方毫米。末次注射后第4天开始回升，作一次注射者其恢复总时间为9天，作三次注射者则需14天。网织红细胞明显增多。脾脏红髓中RNA含量增加，幼稚红细胞和处于分裂期的细胞增多。

邹恩洺等（1982）[5]：“脾脏是高等动物胚胎时期一个重要造血器官。成年个体造血功能大部由红骨髓承担，但在严重贫血及射线损伤后，脾脏将起补偿作用，恢复造血功能，称为髓外造血。”体重 30 克左右健康小白鼠经钴 60 射线 850rad 全身照射（屏蔽一肢），照射后六天，脾脏中巨核细胞较前减少，红髓髓索中建立起一定数量红血细胞造血岛。造血岛中心为 1～2 个网状细胞，周围是原始的及幼稚的有核红细胞，网状细胞胞突伸至各有核红细胞之间，起着营养与支持作用。当有核红细胞成熟时，脱去细胞核进入血窦，残核被网状细胞吞噬。照射后九天脾脏表面密布大小结节，处于极旺盛的造血阶段。脾脏红髓髓索有许多红细胞造血岛并出现少数粒细胞造血岛，也可看到已完成一个造血周期而排空的红细胞造血岛，还可看到以网状细胞为中心围绕以淋巴细胞（可能为造血干细胞）在建造中或更新重建中的造血岛。

许廷贵（1983）[6]：“胚胎早期的人脾是一个造血器官，至胚胎 5 个月后，其造血功能渐被骨髓代替。当骨髓增殖紊乱，严重造血障碍和身患各种白血病及淋巴瘤时，脾便成为一个髓外造血部位。”

［美］W. 布卢姆等（1984）[7]：“低等脊椎动物直到有尾目两栖类，其整个一生中脾脏均有红细胞生成机能，而高等脊椎动物的脾，虽然在整个一生中始终保持着淋巴细胞的生成，但它的骨髓样造血机能迟早总要停止，而代之以红细胞溶解机能。人脾，甚至在胚胎时，其血生成作用似乎也极为低弱。”

赵会芳（1991）[8]：“胎儿时期（5～6 个月），脾脏参与造血，但出生后此功能消失，唯有在骨髓受损伤或有浸润的条件下，脾脏才骨髓样化生，重新参与造血。”

黄梓伦（1993）[9]：骨髓纤维化的诊断标准：……⑤脾大，出现髓外造血灶。“髓外造血可见于多个部位：皮肤、内脏、体腔和神经系统。”

黄伟红（1995）[10]：“骨髓纤维化（MF）是骨髓增生性疾

病，其病变包括不同程度骨髓纤维组织增生，及在脾脏、肝脏、淋巴结内的髓外造血组织的髓样化生。”

姜润德等（2002）[11]：“胚胎发育至第3周时，若干重要的事件开始发生。首先血液循环开始建立，卵黄囊壁的胚外中胚层聚集形成的血岛是人胚最早形成血管及造血的场所。……从第6周开始，造血干细胞从卵黄囊迁移至肝，肝开始取代卵黄囊成为主要的造血器官。尽管第8周开始出现骨髓造血，但肝脏造血高峰要持续至第16周，此后的主要造血场所迁移至骨髓，肝的造血逐渐减弱，出生前及新生儿的肝内仍有残留的造血灶。”

周永灿等（2003）[12]：“鱼类的肝脏与哺乳类不同，哺乳动物肝脏的主要功能为消化和解毒，只在应急时才有一定的造血能力；而鱼类肝脏的窦状隙是其另一个重要的造血部位。”

吕彩云（2005）[13]：“目的：探讨老年人不同年龄及不同性别之间骨髓象外观和造血机能是否改变。方法：观察分析500份年龄从60至90岁之间的髓片外观及镜下所见并作相应统计学处理。”脂肪滴作为黄髓的成分之一，它的过多出现意味着骨髓造血功能开始衰退。骨髓的黄髓化程度随着年龄的上升呈逐渐增加趋势，且变化明显。增生程度即骨髓中有核细胞的数量，更直观地反映了老年人造血功能是否旺盛及对外界刺激的应激能力和代偿功能。随着年龄增加，增生程度呈逐渐下降趋势。老年人的骨髓组织虽然随着年龄增长逐渐黄髓化，但仍然保持相对稳定的造血功能以保证机体的生理活动及应激所需。当机体处于良性刺激如缺铁，缺叶酸及B12或感染以及应激状态下如急性失血，溶血性贫血情况下，骨髓具备良好的代偿功能，并呈现出增生活跃偏高至明显活跃的反应。

夏莹等（2006）[14]：“人出生后主要的造血器官为骨髓，长期严重的贫血，造血器官不能维持机体所需要的红细胞时，骨髓以外的非造血部位出现造血，称髓外造血。如地中海贫血、遗传性球形红细胞增多症等，可以在肝、脾、淋巴组织、胸部、椎管、乳腺、甲状腺、胸腺、心脏等部位出现髓外造血，以肝、脾多见。”

肝脏、脾脏在胎儿期是造血器官，出生后则由骨髓取代。出生后，尤其在婴幼儿期，当发生感染性贫血、溶血性贫血等需要增加造血时，肝可适应需要恢复到胎儿时期的造血状态而出现肝肿大，同时可出现脾和淋巴结肿大，外周血中可出现有核红细胞和（或）幼稚中性粒细胞。在骨髓纤维化或骨髓癌肿转移时，肝、脾也会恢复造血功能。这称为髓外造血。

参考文献

1. 湖南医学院人体解剖学教研组．人体解剖学．湖南人民出版社，1973。6

2. 蓝之中．免疫器官（一）．畜牧与兽医，1980；（2）：39－40，下转48

3. 贲长恩，等．血虚动物模型初探．上海中医药杂志，1981，（6）：38

4. 叶百宽，等．四物汤对血虚大鼠肝脾影响的组织化学、电镜观察和RNA图象分析．北京中医学院学报，1991，14（增刊）：23

5. 邹恩洺，秦传芳，郑瑛．小白鼠致死剂量全身照射（屏蔽一肢）脾脏造血的光镜及电镜观察．新疆医科大学学报，1982；（Z1）：161

6. 许廷贵．脾的超微结构研究．解剖学通报，1983；6（4）：363－367

7. ［美］W. 布卢姆，D. W. 福西特，主编．佳木斯医学院《组织学》翻译小组，译校．组织学．科学出版社，1984，489

8. 赵会芳．“脾统血”的现代研究进展．贵阳中医学院学报，1991；（3）：44－46

9. 黄梓伦．骨髓纤维化．临床血液学杂志，1993；6（2）：63－65

10. 黄伟红．骨髓纤维化的发病机理及治疗进展．广州医药，1995；（1）：6－7，下转2

11. 姜润德，李春海．从肝脏的组织再生理解肝细胞癌的产生．中华肝胆外科杂志，2002；8（6）：323－328

12. 周永灿，邢玉娜，冯全英．鱼类血细胞研究进展．海南大学学报自然科学版，2003；21（2）：171－176

13. 吕彩云．500 例老年骨髓象外观及镜下结果分析比较．江西医学检验，2005；23（5）：429－430

14. 夏莹，李也鹏，胡成平，等．地中海贫血并纵隔髓外造血组织瘤样增生 1 例．中国实用内科杂志，2006；26（17）：1363－1364

十三、黏液腺化生

（一）浆液腺长期劳损后，会出现黏液腺化生

出现虚证生痰的最明显器官是呼吸道。慢性支气管炎症时随着虚证的发展，痰量增加[1,2]，其原理就在于支气管黏膜固有腺中，浆液腺向黏液腺化生[3,4]。

慢性萎缩性胃炎中医辨证一般以脾虚证为主，其主要病理也是浆液腺（胃体腺）向黏液腺（幽门腺）化生。

慢性疾病中医辨证往往以虚证为本。慢性返流性食管炎时，鳞状上皮常发生柱状化生，即所谓 Barrett 食管。化生的柱状上皮分泌黏液[5]。

（二）浆液腺与黏液腺比较，进化和发育层次较高

在个体发育和系统发育上，浆液腺在黏液腺的基础上产生，浆液腺在进化上较为高级。如胃体腺发生于黏液腺的基础上；浆液性唾液腺由黏液性唾液腺进化而来[6]。腮腺为纯浆液腺，但新生儿的腮腺可见少量黏液细胞[7]。食管黏膜上皮细胞是从鱼类的黏液细胞，两栖类和爬行类的纤毛细胞，发展至鸟类和哺乳类的鳞状上皮细胞的[8]。

所以，病理情况下浆液腺或鳞状上皮出现黏液腺化生的本质就是生物发生上的逆向重演。

参考文献

1. 解放军208医院慢性气管炎防治组. 慢性支气管炎中西医结合分型诊断简易指标的探讨. 中华医学杂志，1978；(1)：51

2. 广州医学院附属医院新医科. 慢性气管炎的中西医结合分型诊断和治疗. 中华内科杂志，1976；(1)：16

3. 上海医科大学《实用内科学》编委会. 实用内科学（上册）. 第八版，人民卫生出版社，1986；830

4. 解放军广字173部队防治慢性气管炎临床研究组，等. 慢性气管炎中西医结合诊断、分型临床研究报告. 新医药学杂志，1973；(12)：16

5. 赵明朗，等. 综述，胃肠道癌及癌前病变的黏液变化. 国外医学（消化疾病分册），1991；(1)：69

6. 李国藩，等. 脊椎动物比较解剖学. 中山大学出版社，1985，183

7. 郑麟蕃. 口腔组织病理学. 第二版，人民卫生出版社，1987，31

8. ［德］U. 威尔士，等，著. 比较动物细胞学和组织学. 科学出版社，1979，215，235

十四、病位

两侧对称动物身体的进化集中于前部[1]。

慢性阻塞性肺疾病，其发展过程大约经历如下阶段，与现代医学诊断相关如下[2]：

肺气虚——脾阳虚——肾阳虚——阴阳两虚

慢性支气管炎——肺气肿——肺心病

陳永光等（1983）[3]、林求诚（1984）[4]：慢支患者由肺虚到脾虚到肾虚的过程可能与植物神经功能紊乱从胸腔向腹腔、盆腔逐渐扩散的过程。

参考文献

1. ［美］A. S. 罗默，T. S. 帕尔森，著，杨白仑，译. 脊椎动物身体.

科学出版社，1985；P. 1

2. 张文康，主编. 中西医结合医学. 中国中医药出版社，2000；603

3. 陳永光，等. 慢性支气管炎虚证患者胃肠功能的X线观察. 中西医结合杂志，1983；(4)：225

4. 林求诚. 慢阻肺中医辨证的诊断学意义. 北京中医学院学报，1984；(5)：21

十五、疼痛

[加] R. 梅尔扎克等（1990）[1]：损伤信号的上行通路，按其进化情况及其在脑干内的形态学分布，可划分为两个主要系统：①种系发生上较古老的通路，包括脊髓网状束、旧脊丘束以及脊髓固有束，他们在脑干内靠内侧上行（躯体感觉的慢传导投射通路）。②种系发生上较新的通路，包括新脊丘束、脊颈束以及背柱突触后通路，他们走在脑干的外侧部，最终投射到丘脑，继而再到皮层（躯体感觉的快传导投射通路）。182页，感觉相互作用学说认为存在一个快传导系统，能抑制携带痛信号的慢传导系统的突触传递。历史上曾将这两个系统分别定义为精细觉和原始感觉的、快的慢的、种系发生上较新和古老的、有髓纤维和无髓纤维的系统。在病理情况下，快传导系统丧失了对慢传导系统的控制，其结果则表现为原感觉，即慢痛、弥漫性烧灼痛或痛觉过敏。

赵俊等（1999）[2]：无髓纤维传导速度慢。疼痛传导束：①外侧传导系统：包括新脊丘束、背索传导束和脊髓束。主要投射向大脑皮质感觉区。共同特点是换元少，较直接传导快，为一条定位投射的传导系统。对躯体疼痛有较明确的空间和时间编码功能。②内侧传导系统：包括脊髓网状束、旧脊髓丘脑束和脊髓固有束。统称为旁中央系统。主要投向边缘系统。其共性是短纤维，多级神经元，径路弥散，传导较慢，定位模糊，对触、压、热的伤害性刺激起反应，反应频率随刺激强度相应增加，并出现内脏反应和情绪行为反应。上述两个传导系统之间有许多突触联系，因此两者之间的活动也有相互作用的机制。表现在外侧系统对内侧系统的抑制作用，内侧系统对外侧系统的代偿作用。

参考文献

1. ［加］R. 梅尔扎克，［英］P. D. 沃尔，著. 王兆麟，秦潮，何量，译. 疼痛的挑战. 陕西科学技术出版社，1990；125

2. 赵俊，李树人，宋文阁，主编. 疼痛诊断治疗学. 河南医科大学出版社，1999，176，186

十六、人类基本需要等级

亚伯拉罕·马斯洛提出人类基本需要等级论。

人在虚损、耗竭情况下需要等级降低。如在长途旅行疲劳时，睡觉、吃饭成为第一需求；生物圈Ⅰ号的科学家在饥饿时也争抢面包。

第三节　虚证病理逆向重演律的原理

一、修复的重演律

重演律也适用于组织的再生修复过程[1]。

湖南医学院人体解剖学教研组（1973）[2]："骨的发生：骨发源于胚胎时期的间充质。在胚胎早期，间充质先密集成膜状，然后通过两种方式造骨。一种方式是从膜的基础上直接形成骨，通过这种方式形成的骨，称为膜化骨；另一种方式则从膜先形成软骨，成为骨的软骨雏型，以后软骨破坏而代之以骨，通过这种方式形成的骨，称为软骨化骨，如四肢骨的长骨。上述从膜或软骨形成骨的过程叫作骨化。”

［美］A. C. 布朗（1978）[3]：癌胚抗原有时在没有肿瘤的场合也可以见到，尤其是在有炎症性或再生性疾患的情况下。

李汀（1979。摘）[4]：“作者认为：使用放射免疫分析法在正常人血清能测出甲胎蛋白，浓度低于20微克/升。非恶性的急性和慢性肝疾病病人的血清甲胎蛋白含量高于正常，但低于500微克/升，对流免疫电泳法感度的下限为500微克/升，仅在发展为原发性肝细胞癌的病人转为阳性。从部分切除肝组织的前后测定甲胎蛋白含量变化的动物实验看出，甲胎蛋白的升高与肝细胞的增生有关。可以推测急性肝炎发生后一周或多一点时间血清甲胎蛋白含量的增加反应了肝细胞的再生。扑热息痛中毒的病人在服药48小时内就见甲胎蛋白升高，这可能说明扑热息痛中毒比病毒性肝炎的肝脏损伤发展的快。甲胎蛋白含量正常的病人血清转氨酶活性也低，可能由于肝细胞坏死的少，再生的也少。”

辽宁中医学院（1979）[5]：“（三）脊休克”：“脊髓与延髓的联系突然被断离，断面下的脊髓暂时丧失反射活动的能力，进入无反应状态，这种现象称为脊休克。这是因突然切断了由上位脑发来的冲动而出现的一过性现象。”“所以，脊髓机能对上位中枢，特别是对大脑皮质的依从性越大者，脊休克表现越显著，恢复也越慢。如蛙在断离脊髓后数分钟反射即恢复，狗需几天，猴需数周，人则需几周到数月。首先是一些比较原始的、简单的反射恢复，如腱反射、屈肌反射，然后才是比较复杂的反射逐渐恢复。说明脊髓是这些反射活动的中枢所在地。但断面以下的知觉和随意运动不能恢复。”

广州中医学院（1980）[6]：骨折愈合过程：“骨折愈合的过程是指骨组织对骨折创伤的反应和修复活动的程序，……一般可分为血肿机化期、原始骨痂期、骨痂改造期，这三期之间并无明显的界限。”“原始骨痂期：充塞在骨折断端之间由血肿机化而形成的纤维结缔组织，大部分转变为软骨，软骨细胞经过增生、变性、钙化而骨化，称软骨内骨化。……骨折后24小时内，骨折断端处的外骨膜开始增生、肥厚，外骨膜的内层即生发层，成骨细胞增生，产生骨化组织，形成新骨，称骨膜内骨化。新骨的不断增多，紧贴在骨皮质的表面，填充在骨折断端之间，呈斜坡样，称外骨痂。在外骨痂形成的同时，骨折断端髓腔内的骨膜也以同样的方式产生新骨，充填在骨折断端的髓腔内，称内骨痂。内骨痂由于血运供给不佳，故生长较慢。骨性骨痂主要是经骨膜内骨化（外骨痂为多、内骨痂次之）形成，其次为软骨内骨化（中间骨痂）形成，它们的主要成分为成骨细胞，次要成分为成软骨细胞，均来自外骨膜深层和内骨膜。内外骨痂沿着皮质骨的髓腔侧和骨膜侧向骨折线生长，彼此会合。……骨痂中的血管、破骨细胞和成骨细胞侵入骨折端，一面使骨样组织逐渐经过钙化而成骨组织。一面继续清除坏死骨组织，……当内外骨痂和中间骨痂会合后，又经过不断钙化，其强度足以抵抗肌肉的收缩、成角、剪力和旋转力时，则骨折已达临床愈合，一般约需4~8周。”

吴修斌等（1982）[7]：“AFP（甲胎蛋白）是一种 α_1 球蛋白，主要由胚胎的肝细胞及卵黄囊合成，分子量为70000，半衰期3~5天，从胚胎六周起开始出现，后急剧上升，分娩时AFP合成停止，生后婴儿血清中仅有少量，在正常人血清中存在微量AFP。”“本组各型肝炎多数病例AFP值的增高是在50~300ng/ml的中低水平，升高持续的时间较短，一般在1~3月下降至正常。”“本组对AFP值升高的阳性者百分比与SGPT的关系进行了观察，结果证实AFP值含量的变化与SGPT水平呈平行关系，AFP值升高病人SGPT又稍高于AFP值不升高的病人。提示AFP升高与疾病的活动性与严重性有关。而且慢活肝病人AFP可随疾病的反复波动而再次升高。动态观察还显示当峰值出现后，临床表现及肝功能有恢复较快的倾向，提示 AFP 峰值比症状好转、SGPT 下降能更早的反映疾病已开始好转。因此我们认为慢活肝病人出现 AFP 值的升高，可能是预后好的标志。同样在重症肝炎病人 AFP 升高者存活率高，幸存者可能在肝组织坏死后肝细胞新生活跃，致肝功能部分得到代偿，这可能对重症肝炎的预后估计能提供一点线索。”

戴益民等（1983）[8]：“我们曾观察到，AFP（甲种胎儿蛋白）不仅存在于部分肝癌细胞的胞浆中，而且还出现在肝癌灶周围宿主肝细胞的原浆内，其阳性细胞率和显色强度远比肝癌细胞高，且与慢性肝病的活动有一定关系。”“近年来，一些学者用放射免疫法等检测，发现和证实了肝硬化和慢性病毒性肝炎等肝病患者血清 AFP 升高。”

郭安河（1983）[9]：“肝细胞异型增生是一种癌前改变现已充分证明。”“在大结节性肝硬化时，肝细胞再生活跃，肝细胞异型增生的出现率也高；正常肝脏的肝细胞再生频率甚低，也就极少出现肝细胞异型增生。”

［美］W. 布卢姆等（1984）[10]：“最初，哺乳类胚胎的脾脏具有骨髓样特征，而无红髓或者白髓。至胚胎末期时（大白鼠），脾的动脉外膜开始有大量淋巴细胞的浸润，这样，就形成了白髓，出生后，随着抗原的刺激，才出现典型的淋巴样小结。生后三周的大白鼠，其发育已达最高峰，脾的骨髓样细胞成分逐渐消失，这时，集聚在白髓间的脾组织，即可称之为红髓。”“脾的局部性损害和创伤，均伴有红髓的暂时性骨髓样化生，随后即以单纯的伤痕而痊愈。“胃黏膜损伤后，其再生可与胚胎期胃黏膜发生时的一系列情况相似。在伤口边缘未分化的黏液细胞先发生增殖，形成上皮膜，上皮膜移动可覆盖伤口。然后上皮凹入，形成胃小凹和胃腺，有些细胞分化成为类似颈黏液细胞的细胞，而胃壁细胞和胃酶原细胞似再由这些细胞分化而来。”

刘重元等（1985）[11]：健康孕妇血清、胎儿心脏血中5’-核苷酸磷酸二酯酶同工酶V阳性率显著高于正常人，直接证实了本同工酶的胚胎性来源。血清中5’-核苷酸磷酸二酯酶同工酶V阳性率HBsAg阳性肝癌>HBsAg阳性急性肝炎>HBsAg阳性慢性肝炎>HBsAg阳性携带者，说明本同工酶与HbsAg无直接关联，但可能与肝细胞再生有关。“5’-NPDase-V与其它一些人体胚胎发育过程中产生的同工酶一样，随着个体发育成熟而逐步消失。在病理性再生或肿瘤发生时，又可再度出现。”“在损伤、增生和修复过程中，新生的肝细胞亦具有胚胎性细胞的某些特性，成为体内少量5’-NPDase-V的源发组织。Jose Uriel指出：肝细胞非癌性再生时，如肝部分切除，急性病毒性肝炎和中毒等，在肝再生结节中观察到多量不成熟的卵圆形细胞。此时，患者血清中一过性地出现一些胚胎性抗原和胚胎型同工酶，随着病因的去除和疾病的好转，卵圆形细胞迅速发展成成熟细胞，血清中胚胎性抗原或同工酶亦随之消失。”5’-NPDase-V不存在于正常成人中。

李涤新（1986）[12]：“如患肝炎后肝细胞损害严重，肝细胞再生能力强时AFP可升高。”

刘树卿等（1988）[13]：“从癌胚抗原（CEA）的表达方面看，对照组仅在腺颈部柱状上皮细胞膜和胞浆中见有少量癌胚抗原的表达，而且呈明显的极性分布。腺颈部细胞是具有DNA合成能力的增殖细胞，不断地补充老化，更新的细胞，向增殖带两侧输送新的细胞。看起来，CEA的表达在某种程度上可能与DNA的合成有关。”

史学义等（1989）[14]：鲁木杨切夫指出损伤后的去分化过程是心肌再生的必要前提。“阿哈巴得雅也在心肌坏死灶内发现成肌细胞，认为这可能是一种多潜能的胚胎性细胞，坏死组织分解产物的刺激使之转化为心肌细胞。”我国学者Zhang Cisheng“将幼稚的再生心肌细胞与传导系细胞作了超微结构比较，认为二者均具有胚胎性心肌细胞的一些特点，但再生心肌比传导系细胞更幼稚，肌原纤维更少，更散乱。”“苏联学者用心脏水解物促进实验性损伤心肌的再生，取得明显效果，可加速再生过程 2.5 倍，认为可能是其中的核蛋白诱使损伤区肌细胞去分化，从而促进了心肌细胞的再生。”“最近，Becker 对蝾螈作了巨型心脏损伤修复实验研究，应用拟生物电技术促使成肌细胞的前体细胞去分化，促进了心肌的再生，甚至可使一切为二的心脏达到完全性再生。”

许凯黎等（1990）[15]：“同样，肝细胞再生时某些癌发育基因产物，如甲胎蛋白，G－GT 也见短暂的升高。”“大鼠肝脏经部分切除后，肝细胞在 12～16 小时内为再生预备期，此时总 mRNA 比正常肝细胞高 2.5 倍，24 小时达到 DNA 合成高峰，而 36 小时为分裂高峰。继后，约有余下的 15%～20% 的肝细胞作第二次细胞复制，DNA 合成高峰时间为 48 小时。”“最近文献提示，多种原癌基因在大鼠肝细胞再生过程中出现短暂的表达，其中 C－fos、c－myc 及 P53 基因的 mRNA 显著提高。……其中 C－fos 及 c－myc 在肝切除后第一小时增加表达，促使原静止的肝细胞进入到复制阶段，但 C－ras 基因产物 P21 水平却在细胞 DNA 合成期及分裂期较晚的时间升高。而本实验采用 P21 单克隆抗体结合 Western 免疫印迹法所显示之 P21 蛋白在切除肝后第 48 小时、72 小时及 96 小时出现明显的表达。由此可见 C－ras－P21 产物在肝切除后，第二次肝细胞再生时的表达，有可能起到加速该时相细胞分裂的作用。”

汤健等（1990）[16]：“TGF－β_1 在心肌细胞的发育过程中起着重要作用。用免疫组织化学方法证明，小鼠胎心细胞中有 TGF－β_1 的强表达，而成年动物心肌细胞中表达较弱。心肌梗塞区 TGF－β_1 明显减少，但梗塞周围部位的 TGF－β_1 却增加，其

mRNA 的表达可增加 7 倍之多，推测它与心肌修复密切有关（Kathleen C，1989）。”

E. Pimentel（1990）[17]：“至少在有些情况下，肿瘤细胞中出现癌基因产物水平的提高可能只是一种去分化或逆分化的一般现象。因此，它们可能类似于在许多种人体肿瘤和组织及器官再生过程中出现的癌胚抗原与其它生化变化。”

镡旭民（1992。摘）[18]：“用刀锉擦伤鼠的声门部黏膜，对其创伤后的愈合过程，用扫描及透射电镜进行了观察。结果发现，创伤部缺损黏膜的上皮修复，是由缺损边缘的基底细胞开始向缺损部移行生长。它们先移行，再增殖，随后分化。经过 21 天完成再生修复过程。但再生的上皮呈过度增生的倾向。黏膜擦伤后的 10 日内，有增殖能力的细胞不断增加。再生的上皮细胞内可见到分化良好的张力丝。并出现细胞分化紊乱的有丝分裂活动，犹如在癌细胞中所见的情形。”

阮迪云等（1992）[19]：神经胶质中，6－磷酸葡萄糖脱氢酶活力随动物的成长而逐步降低，这可能与髓鞘的形成过程有一致的关系。在脑组织损伤后的恢复期，损伤附近的神经胶质细胞，特别是星状胶质细胞显得肥大，6－磷酸葡萄糖脱氢酶活力增高。这一事实提示：巳糖旁路代谢与脑组织的形成和脑损伤的修复关系甚为密切。

李平（1994。译）[20]：“据《日本医学论坛报》报道风湿性关节炎（RA）的基本病理是滑膜组织异常增生引致的关节破坏，最近有文献报道此病理改变与癌基因有密切关系。日本冈山大学骨外科的中川雄公等人，对滑膜组织内癌基因的存在情况及与临床表现的关系进行了研究。指出：从滑膜细胞和滑膜下细胞常可检出 c－myc、c－fos，因而认为这些基因与滑膜增生有关。”“研究人员用免疫组织化学法，在光学显微镜下，观察了 30 例 RA 滑膜和对照组 11 例变形性关节病（OA）滑膜的滑膜细胞、滑膜下细胞（间质细胞、巨噬细胞样细胞）和呈滤泡样增殖的淋巴细胞，计算出其阳性细胞比率。”“结果：30 例 RA 滑膜中，检出 c－fos 者 10 例、c－myc 者 22 例、c－H－ras 者 1 例、c－K－ras 者 1 例、c－erbB－2 者 5 例，检出 2 种以上癌基因者 12 例。”“OA 滑膜中，c－myc 阳性者仅有 1 例。”

刘兆华等（1995）[21]：“用微型锉对 16 只豚鼠喉黏膜造成擦伤模型，主要以透射电镜观察其愈合过程。发现：喉黏膜上皮擦伤缺损的修复始于创缘基底细胞，24 小时后再生上皮开始迁延、移行，胞浆内见少量分布的网状和/或窄幅束状张力丝；5 日后覆盖创面的幼稚细胞活跃增殖，胞浆内弥漫分布网状和束状张力丝；10 日后束状张力丝成密集状，但增殖停止代之分化；21 日创面修复上皮分化成熟至正常。再生上皮细胞的增殖能力和分化程度从胞浆内张力丝、半桥粒等的变化中得到反映。”“喉黏膜上皮缺损的修复实为上皮组织的再生过程。通常再生上皮始于创缘四周基底细胞，经过迁延、移行、增殖、分化四个阶段完成。”

邹原等（1996）[22]：c－met 是原癌基因。“CCl_4 损伤或 PH（肝部分切除）后，c－met 基因表达明显升高，并和 HGF（肝细胞生长因子）基因的表达相一致。”“肝损伤、PH 等导致的肝再生过程中，肝细胞由 G_0 期经启动进入 G_1 期，持续时间约为 4h，而原癌基因 c－fos、c－jun、c－myc 等在 PH 后不久即开始顺序表达。c－fos mRNA 水平 PH 后 15min 内升高近 4 倍，2h 后迅速降低；c－myc mRNA 在术后 30min 至 2h 内达到高峰，为正常的 5 倍，4h 后回到正常水平。因此，原癌基因的激活，可做为肝再生最早时相的标志。值得注意的是，PH 后 8h，c－fos 又有一表达高峰，约为正常水平的 2 倍，以后在 18h 后降低到正常水平；和 c－fos 表达相同，c－myc 也是两次表达，且第二次表达时间相同，为正常水平的 5 倍。对于 c－fos、c－myc 原癌基因 PH 后 8h 的第二次表达，目前还不清楚。有人解释为残余肝中 Kupffer 细胞进行 DNA 复制，也有人认为可能是肝细胞进展阶段中某一特别时期的反映。”“化学性物质损伤肝，例如 CCl_4 亦引起 c－fos、c－jun 的表达。……CCL_4 损伤后 10min，即可在分子量 39kD 和 55kD 之间见到 Fos 和 Jun 相关蛋白产物的出现。30min 时两种蛋白质出现最为明显，60min 仍然可见，4h 后两种基因表达产物均消失，而在 8h 时，又出现 Fos/Jun，并持续 24h 以上。CCl_4 损伤后 c－fos、c－jun 的两次表达，与 CCl_4 损伤肝的两种机制在时间上吻合，似可认为肝损伤和肝再生是同步进行的。”“促进肝细胞合成 DNA 有关的原癌基因：在特殊化学物质的作用下，启动后的肝细胞，由 G_1 进入 S 期。此期通常开始于 PH 后 4h，并持续 14～16h。……肝细胞 DNA 的合成及细胞分裂与原癌基因 c－Ha－ras 和 c－Ki－ras 的表达密切相关。Nancy 等（1986）……观察到，术后 16h 后有 p21ras 蛋白带的出现，且为两条蛋白带。其中移动较快的 p21ras 带，在术后 48～72h 可达到正常水平的 2～3 倍。”

孙建军等（1996）[23]：应用扫描电镜和图象分析方法对宽带噪声损伤后鸡基底乳头病变以及听觉毛细胞再生反应进行定量研究。结果显示，基底乳头病变范围为近端 10% 至中段 60%。早期反应包括支持细胞扩张和毛细胞静纤毛变性及皮板表面积缩小。损伤后 2 天可见新生毛细胞，形态与胚胎期幼稚毛细胞相似。7～15 天毛细胞数目与表面积逐渐增加，基底乳头 mosaic 构型基本恢复。静纤毛排列与极性至 30 天时尚未完全恢复。损伤区仍有散在的残存毛细胞及分化早期的幼稚毛细胞。“伤后 48 小时已有发育早期的幼稚 HC（听觉毛细胞）存在（由于采样时间的关系实际出现的时间可能要早）。”

董郡（1996）[24]：细胞外基质降解的结果产生一个有利于肿瘤浸润的局部环境。同时还合成新的基质，相当于胚胎性结缔组织。许多事实证明肿瘤浸润与胚胎细胞迁移过程相似。在胚胎发育过程中先有局部透明质酸的积储，随后胚胎细胞移位，迁移入富于透明质酸和水化的基质内。组织重建和修复也有类似的改变。

陈玉林等（1997）[25]：方法：雄性 Wistar 大鼠背部制作Ⅱ度烧伤模型，在不同时相点取创面组织及正常皮肤组织标本，应用 mRNA 点杂交，放射自显影及密度扫描方法分析原癌基因的表达水平。结果：热损伤诱导 c－myc、c－myb，C－jun 和 C－sis mRNA 的表达。但这 4 种原癌基因的表达模式不尽相同。c－myc 和 C－jun 的表达在伤后第 1 天就增加，分别于伤后 1～3d 达峰值，然后逐渐下降，至伤后第 20 天时已恢复到正常水平。c－myb 和 C－sis 的表达分别于伤后第 3，5 天开始增加，于第 10 天达峰值，尔后缓慢下降，c－myb 在伤后第 20 天仍能检测到一定的表达。"部分原癌基因在组织再生、创伤愈合等引起细胞增殖反应的过程被激活。"

管英俊等（1998。综述）[26]：癌胚抗原（CEA）是加拿大学者 Gold 和 Freedman 于 1965 年首次在人结肠癌组织中发现并提取出的糖蛋白，因这种抗原也存在于 8～12 周胚胎的胃肠、肝脏和胰腺组织中，故名 CEA。它在胚胎期间表达而在出生后显著减弱或消失，但在肿瘤发生、组织增生、修复时又重现。

顾小曼等（1999）[27]：癌基因"在个体发育早期，它们对维持细胞正常功能、控制细胞生长、分化起着重要作用，但在个体发育后期却停止表达或者表达水平很低。近年来一些研究表明，部分原癌基因在组织再生、创伤愈合等引起细胞增殖反应的过程中被激活。""胃肠上皮损伤的修复不仅包括细胞迁移、增殖等生物学过程，同时也和原癌基因表达的变化密切相关。Wang 等研究发现原癌基因 c－fos 和 c－myc 参与胃黏膜应激性溃疡愈合过程，胃泌酸腺体黏膜在应激 2 小时迅速出现 c－fos mRNA 和蛋白的表达，是正常腺体表达的 3～4 倍；应激 4 小时的 c－fos mRNA 表达无明显增加，但应激 6 小时却会使 c－myc 的基础表达明显增加并持续增高 4 小时以上，其 c－myc mRNA 水平最高时可达正常黏膜的 7～8 倍。”“许多研究表明，在损伤组织的再生或培养细胞的受损修复过程中，原癌基因表达增强，当将正常静息成年鼠肝脏作部分肝切除术而刺激肝脏生长时，原本平稳的 c－fos、c－myc 和 P53 mRNA 水平随之增高，这一过程早于 DNA 复制合成过程；损伤单层成纤维细胞的结果是 c－fos 原癌基因的迅速感应；有研究显示利用消炎痛诱导大鼠胃黏膜损伤后，原癌基因 c－myc 和 c－Ha－ras 表达增高。”

石冰等（1999）[28]：“观察胚胎兔、成兔皮肤在正常发育及创伤愈合过程中羧基、硫酸基粘多糖的定位分布。利用胎兔创伤模型，切取皮肤组织标本，用 Spicer 的特殊染色方法切片观察。随胎兔不断成熟，表皮层中除基底层外羧基粘多糖逐渐减少，真皮层呈一致弥漫的分布，成兔表皮层主要为硫酸基粘多糖，真皮网状层的羧粘多糖多围绕胶原纤维分布，密度较深，两者羧基粘多糖染色最浓的部位位于基底层附近。创伤后，胎及成兔均表现出表皮基底层及真皮层羧基粘多糖合成增加，两者的差别不甚显著，而胎兔则在创伤后第 5 天完全愈合。硫酸基粘多糖的分布部位主要在表皮浅层和真皮层的毛囊细胞、血管及腺体上皮之中，创伤后反应不明显。羧基粘多糖是参与创伤愈合反应的主要细胞外基质，在创伤愈合及瘢痕形成领域具有十分重要的作用。”“我们的观察发现胚胎与成兔创伤后羧基粘多糖未表现明显差异，很可能孕兔此时已发生了成人型转变。”

顾小曼等（1999）[29]：“目的：探讨烧伤后创面组织原癌基因 c－fos、c－myc 和碱性成纤维细胞生长因子（bFGF）的表达顺序及分布规律。方法：采用深Ⅱ度烫伤模型，将 42 只大鼠分为 7 组，即正常对照组、烫伤后 3h、6h、1d、3d、7d 和 14d 组。

用SP免疫组化方法研究烫伤后不同时间点内源性c－fos、c－myc和bFGF蛋白的表达规律及分布特征。结果：烧伤可以诱导c－fos、c－myc和bFGF表达，但三者的表达模式不尽相同，正常皮肤即有c－fos表达，伤后3h达峰值，以后逐渐下降，1天以后降至最低水平，其阳性颗粒主要分布于表皮基底细胞胞浆及真皮成纤维细胞的胞核内。c－myc的表达在伤后3天达最高值，阳性信号分布于真皮层成纤维细胞的胞浆中；而bFGF则在伤后6h开始出现，伤后第1天达最高值，主要分布于真皮层的成纤维细胞的胞浆中。结论：烧伤可以诱导皮肤创面组织原癌基因c－fos、c－myc及bFGF的表达，其表达具有时相与部位分布特征。”“近年来的研究认为，原癌基因在早期胚胎发育、细胞生长、分化和组织损伤修复过程中发挥了重要作用。机体在缺血、缺氧、热休克、辐射和应激等情况下都可以诱导c－fos、c－myc等一过性表达。”

陳眉等（1999）[30]：目的：通过观察肝肾阴虚型脑中风患者的体感诱发电位（SEP）、神经功能缺损和肌张力变化，探讨他们之间的相互关系及临床意义。方法：对46例脑中风患者分别于病后3天及3～4周进行SEP、神经功能缺损和肌张力变化的观察，同时对40例正常人进行SEP测定。结果：脑中风患者健侧与偏瘫侧SEP比较差异有显著性意义。偏瘫侧与健康人SEP比较差异也有显著性意义。随着神经功能的好转，肌张力同步增高，但是SEP的变化不明显。结论：上述表现与脊髓低位中枢的兴奋性恢复较快及大脑半球功能恢复较慢有关，建议在脑中风急性期避免不适当的肢体运动与针灸对偏瘫肢体强刺激。

蔡文琴等（1999）[31]：“最近，有学者基于近年来的组化研究资料提出了中枢神经系统发生的基质细胞理论。这一理论认为：中枢神经系统的细胞发生经过3个期。在第一期中，神经管仅由一种多能干细胞（又称基质细胞）组成。经过几次分裂后，基质细胞开始分化为成神经细胞，成神经细胞再分化为神经元，此为第二期。研究证实；第二期后，中枢神经系统中任何类型的神经元均不再有 DNA 复制。神经元产生结束后，进入第三期。在第三期中，基质细胞分化为成胶质细胞，以后再顺序生成星形胶质细胞、少突胶质细胞和小胶质细胞。小胶质细胞是中枢神经系统受损后最先起反应的细胞，它在脑组织剧烈受损时可以逆分化为成胶质细胞。”“从发育和再生的比较研究中发现，再生的视网膜神经节细胞重复了发育阶段的某些特征，如树突上的棘状突起；视神经轴突可以长距离生长，最终可与靶器官形成突触联系，再生速度与发育中轴突的生长速度类似。说明有利的环境条件可激活成体中枢神经元细胞内与生长有关的基因。”“NO 在神经损伤和再生中的作用是研究者感兴趣的问题之一。一方面 NO 介导了神经系统损伤过程；另一方面 NO 又以它在发育中的相似作用，调节着神经损伤后的再生过程。神经系统再生时，NOS 表达改变与其在发育期的表达十分相似。如发育脑嗅上皮与嗅球神经元建立突触联系时，嗅受体神经元一过性表达 NOS；而切除成熟嗅球若干时间后，再生嗅受体神经元也一过性表达 NOS；而且 NOS 活性以再生轴突为最高。脊髓及脑干的运动神经元在发育早期一过性表达 NOS；成熟时，切除脊神经、面神经或舌下神经后，前角运动神经元、面神经核、舌下神经核等又再表达 NOS。这种轴突切断后，NOS 在胞体的高度表达究竟与轴突再生有关还是与继发神经元的死亡相联系，抑或 NOS 在不同神经元损伤后的诱导表达，对损伤及再生的意义不同，目前均尚无定论。各方面的论据都有所报道。”“实验证明无论是发育期还是神经再生期，脑血管都有 iNOS 的一过性表达。iNOS 一过性表达的意义尚不十分清楚，目前推测 iNOS 表达可能会：①催化 NO

产生，使得NO作用于脑血管增加局部脑血流，以适应高代谢的脑组织的需要。②稳定新生血管网：NO通过调节内皮细胞粘附分子的表达，稳定内皮细胞之间的连接，控制血液中血细胞如巨噬细胞渗出至脑实质。③作为一种逆行性的信号作用于局部的神经纤维网，调节局部神经纤维的形成及稳定。另外，在发育期及再生期，靶组织产生的NO，还会作用于邻近的星形胶质细胞。实验证明，NO可促进星形胶质细胞的增殖。反应性增生的胶质细胞可以通过释放更多的NGF或bFGF促进神经系统的发育与再生。同样，反应性增生的胶质细胞也可以伸出更多突起，主动地将突触前、后膜分离，随后吞噬已分离的突触终末，起介导突触清除的作用。这种突触清除效应在脊髓正常发育阶段及下丘脑垂体系统突触形成过程中都有出现。”

顾小曼等（2000）[32]：研究烧伤后皮肤两种原癌基因（c－fos、c－myc）与碱性成纤维细胞生长因子（bFGF）基因、蛋白的表达特征，探讨3种基因的调控关系，并以增殖细胞核抗原（PCNA）、胶原纤维含量的变化评价它们对组织修复的影响。结果见烧伤皮肤组织中上述生长相关因子基因或蛋白的表达呈现一定的规律性，c－fos、c－myc及bFGF基因在早期活跃细胞增殖阶段分别有不同程度的表达，在稍后的创伤愈合阶段则表达降低，而胶原纤维和PCNA的含量则在修复愈合阶段开始上升。“从表达时相来看，损伤后c－fos mRNA表达增加在前，bFGF mRNA次之，随后才是c－myc mRNA。这一结果与体外三者相互调控的时空关系一致。”

付小兵等（2001）[33]：“目的：探讨c－fos与c－jun两种原癌基因产物在溃疡与增生性瘢痕创面表达的特征与规律以及与不同组织修复结局发生的关系。方法：16例标本均取自于外科手术患者，其中增生性瘢痕8例，溃疡创面8例，另有正常对照皮肤5例取自增生性瘢痕患者作为对照。用免疫组化法（ABC法）检测c－fos与c－jun两种癌蛋白以及bFGF在三种组织切片的分布特征。结果：在正常皮肤c－fos与c－jun的阳性表达主要见于表皮基底细胞和少量皮下成纤维细胞，但在相应部位c－jun的表达较c－fos为弱。在增生性瘢痕，c－fos与c－jun均出现强阳性表达，主要见于成纤维细胞。在溃疡组织，c－fos与c－jun的联合表达多见于毛细血管内皮细胞、部分炎症细胞以及成纤维细胞胞浆。结论：增生性瘢痕与溃疡创面c－fos与c－jun表达量与部位同正常皮肤存在显著差异，提示这两种原癌基因产物在影响和调控组织修复中有重要作用。"

赵志力等（2001）[34]："已有实验发现，在体已不表达整合素而表达角蛋白K10的表皮有丝分裂后细胞，分离进行体外培养后，这类细胞又可以表现出显著的增殖能力，证明表皮细胞在生长环境改变时可能会发生逆向分化。""表皮的再生修复过程首先由表皮基底部干细胞在刺激因素作用下，转变为祖细胞，之后变为短暂分化细胞，最后至终末分化细胞。"

王正国（2002）[35]："在本项目研究中，发现用EGF治疗后，创面旁的表皮棘细胞层内出现干细胞聚集，这可能是一种细胞逆分化现象。""最近付小兵发现，在用表皮生长因子（EGF）治疗愈合的创面中存在干细胞聚集现象（即'干细胞岛'现象），并认为这很可能是已分化的表皮细胞向表皮干细胞逆分化的结果。"

胡振富等（2002）[36]："近年来发现部分原癌基因在组织再生、创伤愈合等过程中常被激活。"

胡振富（2002。综述）[37]："烧伤创面愈合的过程中，c－myc和c－jun mRNA的水平在伤后迅速增高，在1～3d达峰值，而c－myb和c－sis mRNA的表达于伤后第5天才较明显增强，

10d 达峰值。实验也证实，原癌基因在创面修复过程中是有序并适度表达的。”

程飚（2002。综述）[38]：“机体遭受创伤后启动修复信号，原癌基因表达增强，随着创面愈合，又逐渐恢复正常。……如果出现‘量变’（持续表达）或‘质变’（异常表达），就会出现增殖‘失控’，引起修复的异常，产生类似肿瘤发生和转移的变化。原癌基因 sis、c－myc 和 c－fos 的表达能反映血管增生的情况。”“血管形成是伤口愈合及恶性肿瘤生长两个过程中都存在的最基本过程。它为生长的组织提供血流和营养。在肿瘤形成和创面愈合过程中，都会经历缺氧及局部乳酸水平增加的生化改变，造成巨噬细胞执行类似前血管生成因子的功能，释放的血管生成素和必要的蛋白酶，促进局部血管的再建立。……创伤后，由于凋亡信号的启动，巨噬细胞的数量减少，新生血管停止增加。但是肿瘤组织大量持续存在的巨噬细胞促使新生血管继续生长，并伴有恶性细胞的转移。”

毋巨龙等（2002）[39]：“早期基因 c－myc 和直接早期基因 C－fos 都是编码核蛋白的癌基因。它们的产物具有转录调节作用、介导细胞由静止期向增殖期转化并在伤口愈合中起作用。”

吴东刚等（2002）[40]：“我们检测了慢性病毒性肝炎患者的血清 AFP 水平的变化。”“AFP 水平的变化与慢性肝炎病变程度的关系：随着病变程度的加重，血清 AFP 水平显著升高，各组间差异有非常显著性。尤其以重症肝炎更为明显，均明显高于轻、中、重度。”“一般认为慢性活动性肝炎患者血清 AFP 水平的升高，多出现于病变早期，与肝细胞坏死后再生有关，持续时间不长。本研究表明，随着病变程度的加深，表现在 ALT 及 SB 的升高，PA（凝血酶原活动度）下降，其 AFP 水平也明显升高。反映在肝细胞损伤加重的同时，肝细胞的修复再生的能力也明显加强。资料中 2 例急性重症肝炎患者，病变早期 AFP 水平明显升高，随着肝功能衰竭程度的迅速加重，其 AFP 水平迅速下降至 100μg/L 以下，反映病变的转归取决于肝细胞修复再生能力与肝细胞损伤力量的对比。在肝细胞快速广泛坏死，肝功能极度衰竭后，肝细胞将丧失再生修复功能，其 AFP 水平将明显降低至正常水平或以下。”

靳占峰（2003。综述）[41]：“FAP（成纤维细胞激活蛋白）最初被称为 F19 抗原，……F19 抗原表达在胚胎间叶组织、多种恶性上皮性肿瘤的间质（如乳腺癌、卵巢癌、肺癌、结肠癌等）、肉芽组织和培养的成纤维细胞膜上，而在正常成人静息的成纤维细胞及良性肿瘤间质中通常不表达。”“在出生后非癌组织中，FAP 可表达于创伤愈合和胰腺细胞中。”

吉喆等（2003）[42]：“手术切除兔左半肝脏，分别于术前 1d、术后 24h、术后 48h、术后 1 周、术后 1 个月取外周静脉血，监测血清甲状腺激素、甲胎蛋白的变化。结果：甲状腺激素 TT_3、TT_4 术后 24h 明显降低，术后 48h、术后 1 周逐渐回升，TT_3 较 TT_4 回升幅度大，术后 1 个月二者接近术前水平；甲胎蛋白在术后 48h 明显升高，术后 1 周达最高峰，以后渐降，术后 1 个月下降明显、但仍高于术前水平。结论：肝切除术后出现非甲状腺疾病综合征，与 5’－脱碘酶和血浆蛋白降低有关；甲胎蛋白的变化与术后肝脏旺盛的修复再生有关。”“实验结果显示，肝切除后引起甲状腺病态综合征（ESS）或称非甲状腺疾病综合征的发生，表现在血浆 TT_3、TT_4 降低，以 TT_3 变化幅度最为明显。文献报道，引起低 TT_3 的主要原因是 5’－脱碘酶（5’－MDI）活性或含量降低所致；各种应激状况都可以影响 5’－MDI 活性或含量下降。”

王万山等（2004）[43]：横切大鼠坐骨神经制作 wallerian 变性

模型，分别于造模后不同时间取远断端组织行电镜结构观察。结果：轴突在第0.5天时从髓鞘脱离，溃变呈空泡状。第2天开始髓鞘皱褶、断裂形成碎片，神经膜细胞（施万细胞）内见大的膜结合髓鞘碎片和许多散在小碎片，并与溶酶体融合形成自噬泡，呈酸性磷酸酶阳性。第4天时内膜区偶见幼稚细胞，1周后见大量幼稚细胞。第7天后施万细胞内自噬泡数量开始减少。实验全程偶见巨噬细胞，内有吞噬泡。结论：大鼠坐骨神经再生过程中溃变髓鞘主要经施万细胞自噬清除，施万细胞脱分化为施万细胞祖细胞后大量增殖分化参与神经再生过程。

林斌（2004）[44]："采用放射免疫分析法检测40例重型肝炎患者血清AFP水平。结果显示，血清AFP呈高水平者（>400μg/L）预后良好；血清AFP呈低水平者（≤400μg/L）常病情恶化。""文献报道重型肝炎患者血清甲胎蛋白（AFP）含量可呈高水平升高。""有学者认为在重型肝炎病程中，AFP阳性结果一般提示肝细胞再生的旺盛，特别是AFP从阴性转为阳性，往往提示预后较好，可能反映肝细胞有较大程度的再生。也有学者认为AFP升高与肝脏炎症或坏死程度之间的关系尚不清楚，提出并不是单纯的肝细胞再生的结果，可能亦与病毒作用有关。我们的研究结果支持前一种观点。"

谷廷敏等（2004）[45]：方法：应用原位杂交方法对临床患者断层供皮区创面愈合中c-myc原癌基因表达变化进行了动态观察。结果：临床创面愈合中c-myc原癌基因有明显的规律性的表达变化，伤后4d时，c-myc原癌基因在创面内有明显的表达，表达强度+~++。伤后10d时，c-myc原癌基因在创面内表达较伤后4d时增强，除分布在创面浅层的成纤维细胞胞浆和创缘上皮基底细胞胞浆以外，尚可见分布在血管内皮细胞和皮肤附属上皮细胞中，创面的中层和深层也可见有表达，多较密集分布，表达强度＋＋～＋＋＋。伤后16d时，c－myc原癌基因在创面内表达的强度较伤后10d时明显减弱，表达强度接近伤后4d时的水平，表达强度＋。

高静（2004）[46]：“肝病时，AFP增高的水平依次为急性肝炎、慢性肝炎、肝硬化，主要是由于受损伤的肝细胞再生，而幼稚化时肝细胞重新具有产生AFP的能力。”

沈怀成（2004）[47]：“甲胎蛋白是在个体发育时介于干细胞和成熟肝细胞之间的中间细胞所产生的，成人AFP升高除考虑肝细胞癌外尚可见于非癌肝病。多数学者认为在肝细胞再生过程中，异型的中度分化的Ⅱ、Ⅲ型肝细胞可以分泌和合成AFP。重型肝炎中肝细胞大量坏死后能否及时再生，决定预后。高水平的AFP表明肝细胞再生旺盛，本组资料显示，重症肝炎血清AFP水平普遍升高（77.78%），但变动范围较大，>400ng/ml主要分布于TBil<300μmol/L与PTA>30%的重肝中，且AFP水平愈高，死亡率愈低，说明AFP对重型肝炎的治疗及其预后有重要的临床意义。”

朴英杰（2004）[48]：“去分化是发育生物学和形态学领域一个古老又常新的现象，既往研究多注意去分化和肿瘤发生的关系。我们的系列研究发现去分化和细胞组织损伤再生有着重要和必然的联系，在周围神经损伤再生中发现局部有大量施万细胞通过自噬机制吞噬消化自身髓鞘成分和衰老的细胞器，同时以胞质脱落的方式芽生出部分胞质脱落体，细胞内含大量游离核糖体和多聚核糖体等原始细胞器，保留极少量有活力的线粒体和高尔基体，呈现去分化后的幼稚化状态。在长春新碱诱导L02（肝细胞株）细胞损伤实验中发现L02细胞中有大量的自噬体，细胞周围也出现大量发芽脱落后游离于细胞外的胞质脱落体，细胞耐过之后呈现幼稚化，我们也称之为去分化。细胞经过去分化减轻代谢负担，清除衰老和受损的细胞器，恢复活力，接着大量增殖以修复重建损伤组织。在当前大部分科研人员一致看好干细胞在组织损伤再生中的重要作用的背景下，本研究根据长期观察实践，提出成熟细胞去分化幼稚化参与再生重建的观点，以供同行专家讨论。”“去分化是指已分化成熟的细胞和组织倒退分化，返回原始幼稚状态，这是一种通过自噬、胞质脱落、陈旧分泌物和残体外排等作用清除衰老的细胞器和胞质成分以及细胞有害物质的过程。”“局部组织损伤后的再生实际上是胚胎时期组织分化过程的重演，大量成熟细胞的去分化形成类祖细胞。”“再生过程中或培养的单细胞去分化与正常细胞去分化变成癌细胞本质截然不同。再生过程中创伤周围正常细胞的去分化是有机体长期进化过程中获得的一种保护性和适应性现象，可控制并且有限增殖，而癌变过程中的去分化是失控和无限增殖的。”“因此本文谨提出胞质脱落和胞质脱落体这两个新概念，并指出去分化现象在细胞组织损伤再生中的普遍性和重要性，希望同行专家们共同探讨，并期待同行专家的批评指正。”

王思奎等（2004）[49]：“本文观察了 86 例重型肝炎患者的 AFP 动态变化，旨在探讨其在重型肝炎中的应用价值。”“肝炎过程中 AFP 升高的机理，多数学者认为在肝细胞再生过程中，异型分化的Ⅱ、Ⅲ型肝细胞可分泌和合成 AFP。很多学者提出 AFP 升高反映肝细胞再生。重型肝炎肝细胞大量坏死后能否有及时再生肝细胞，决定了重型肝炎的预后。本文重型肝炎 AFP 分为不升高、轻度升高及明显升高三种情况。重型肝炎死亡者 AFP 多升高不明显或不升高；而成活者 AFP 多明显升高，这与金益辉报道一致，说明成活者肝细胞再生明显，而死亡者则不然。本文还观察了 AFP 与肝功的动态变化，死亡者起始 AFP 较低或不高，随着肝坏死加重升高不明显，甚至升中有降；成活者 AFP

起始较高，且随着肝坏死的加重逐渐升高，两者成平行关系。说明死亡者肝细胞坏死迅速，肝细胞再生的速度不及坏死的速度。成活者肝细胞坏死后迅速再生，肝细胞再生的速度超过坏死的速度。故我们认为 AFP 不代表肝细胞坏死的程度，AFP 升高与肝细胞坏死程度无关。”

邓兰琼等（2005）[50]：通过观察大鼠乙酸胃溃疡形成后 5、30、126d3 个时间段再生黏膜的病理组织学变化及西咪替丁、柴胡桂枝汤（CHGZT）对其影响，认为壁细胞去分化增殖、再分化重构泌酸腺，是胃体溃疡“完全愈合”的组织学特征。“理论上，泌酸腺再生应与人胚胎期胃体腺的发生和衍变进程相一致。文献报道：胃体腺大致成熟时间为 18 周，恰好等于 126d。”“组织修复或再生的方式有两种：即由干细胞或去分化细胞修复。Wright 等报道，UACL（溃疡伴随细胞系）由溃疡附近的干细胞转化而来。笔者实验发现，CHGZT 组新生泌酸腺基底部去分化壁细胞广泛分布，也就是说 CHGZT 组新生泌酸腺由壁细胞去分化增殖而来。”“实验显示，CHGZT 有促进壁细胞去分化增殖再构泌酸腺的作用。”“就此断言‘泌酸腺能够再生’尚为时过早，但笔者可以提出‘通过药物干预泌酸腺可以再生’这样一个假说。”

安靓等（2005）[51]：观察巢蛋白（nestin）阳性细胞在发育早、中期（10~20 周）胎儿肝中的形态及分布。结果：nestin 阳性细胞主要分布在肝界板处或发育中的胆管周围，细胞体积较小，细胞核呈圆或卵圆形，核大，常见双核。结论：肝内存在一定数量的 nestin 阳性细胞，该细胞具有较强的分裂增殖能力，可能是胚胎早期发育过程中隐藏在机体各种组织中的一类具有相同功能的细胞，在日后的肝细胞修复及肿瘤的发生中起着重要的作用。“阳性细胞的分布随肝的发育时期而不同。在 10~15 周的早期发育肝组织中，nestin 阳性细胞数量少，多呈散在分布；15 周以后，随着肝细胞索的形成和肝小叶的发育，nestin 阳性细胞数量增多，常三五成群分布，双核细胞多见。18 周以后 nestin 阳性细胞数量增多，伴随着肝小叶和门管区的形成，nestin 阳性细胞主要分布在肝界板处和门管区内，成行或成群分布，肝小叶中的 nestin 阳性细胞数量较少，且单个散在分布。”“我们认为，这些 nestin 阳性细胞可能是较肝卵圆细胞更为幼稚的一群细胞，与神经系统和其他组织中的 nestin 阳性细胞具有同源性，为胚胎发育过程中保留于组织中的多潜能细胞。”“nestin 在神经系统发育的不同时期其表达量有所不同。对小鼠的研究观察到，神经板形成时，神经板细胞开始表达 nestin，当神经细胞迁移完成后，nestin 表达明显减少，随着神经细胞的进一步分化和成熟，nestin 停止表达。因此成年小鼠脑内几乎不存在 nestin 阳性细胞。……然而，当神经系统中出现炎症或损伤修复的过程或某些肿瘤发生时，也可观察到 nestin 的表达。”

章诺贝（2006。综述）[52]：“原癌基因是生命所必需的基因，它们与细胞的生长分化以及个体发育存在着密切的关系，近年来发现，c－src，c－ras，c－myc，c－jun，c－met 等几种较常见的原癌基因在心、脑、肝、肺、骨等多种组织器官的损伤修复中发挥着重要作用。”“现今对原癌基因的激活与肿瘤发生之间的关系已有较为深入的研究，但对原癌基因在组织修损伤复中的作用的研究却相对较少。”原癌基因在组织损伤修复中的作用：①在肝脏损伤修复中的作用：“有研究者把 60 只雄性 Wistar 鼠随机分为 10 组，每组 6 只，一组于肝部分切除术（70%）后立即处死，其它 9 组分别于肝部分切除术（70%）后 2h，4h，6h，12h，24h，48h，72h，5d，7d 后处死。从剩余肝组织中提取 mRNA，通过基因芯片分析显示，这些基因表达的参数被分为

72种不同的形式，包括单峰、双峰、增强趋势、减弱趋势、凸形曲线，凹形曲线。以上每种形式中均包括数量为41~218不等的原癌基因。另外还有学者发现，Shc蛋白的含量在肝细胞再生时显著增加，而Shc蛋白又是原癌基因的表达产物。”“在肝细胞再生过程中，肝、脾、肺中均有HGF（肝细胞生长因子）的表达，HGF的水平在血液和肝细胞中的升高先于肝细胞DNA的合成，另外，HGF还可促进上皮细胞，内皮细胞和间充质细胞的再生。”“HGF受体是原癌基因c-met的产物。……在再生的肝细胞中c-met mRNA的水平是正常肝细胞中的2倍。提示原癌基因c-met具有包括促进肝细胞重建在内的多种功能。”“在行肝门静脉分支结扎后2h内原癌基因c-fos，c-myc，c-jun表达开始上升；在肝切除后c-myc和c-fos的表达明显升高，并于30min后达到峰值。以上表明，它们可能在肝细胞的再生中起重要作用。立早基因（IEGs）所编码的蛋白质可调控细胞损伤后细胞应答基因的表达并与组织的修复有关。缺血预处理可使肝细胞避免由于缺氧/再灌注而造成的损伤。其中，c-fos和c-jun可作为立早基因在此种保护机制中起关键性作用。”“另外，在肝部分切除（2/3）的小鼠模型中发现，原癌基因ect-2随DNA合成的开始而大量表达并一直维持到G_2和M期。ect-2开始表达的时间正好与增殖细胞核心抗原（PCNA）开始表达的时间相吻合，同时与细胞分化周期调控因子2（Cdc2）的表达部分重叠。通过杂交分析显示，ect-2高度表达于正在进行有丝分裂的再生肝细胞中。”②在心肌损伤修复中的作用：“研究发现，心肌在缺氧情况下，原癌基因src，ras，vav可通过酪氨酸激酶体系所介导的信号转导途径对凝血酶受体（ThR）起保护作用。ThR在缺血组织的修复和恢复细胞正常功能方面起重要的作用，说明原癌基因src，ras，vav可促进缺血造成的心肌细胞损伤的修复。”③在神经系统损伤修复中的作用：“原癌基因 c－jun 可促进小脑深部及脑干内的核团、神经元轴突、普肯耶细胞的再生。糖尿病小鼠模型的外周神经受到损伤后的早期会出现一系列的基因反应（IGF－1→c－fos→NGF），从而促进受损神经的修复。在 1 型糖尿病小鼠模型中 IGF－1，c－fos，NGF 分别于外周神经损伤后 24h，2d，2d 达到高峰，而在 2 型糖尿病小鼠模型中高峰分别于损伤后 2h，24h，24h 出现。由此可见原癌基因 c－fos 可促进受损的外周神经修复。大脑皮层海马部缺血时，该部位原癌基因 c－src 的表达明显增强。”“另外近来还发现，在 B 淋巴细胞终末分化中起重要作用的原癌基因 bcl－6 与嗅觉神经元的再生有关。”④在骨骼损伤修复中的作用：“研究发现骨外膜、骨内膜、哈弗氏管以及新骨小梁中的骨原细胞中均有原癌基因 c－myc 和 c－jun 的表达，然而在肥大的软骨细胞中未发现两者的表达，表明原癌基因只表达于骨折后期的成骨细胞中，而不出现在先于软骨内化骨的软骨形成过程中。”⑤在其他组织损伤修复中的作用：“在生长初期的毛囊内发现存在两簇持续表达原癌基因 c－myc 的细胞，它们位于内根鞘的两个环形区域内。此环形区域处于含有毛透明蛋白颗粒的细胞与角化细胞的交界处，提示原癌基因 c－myc 可能与毛发生长初期的毛囊细胞的再生有关。”

王启伟等（2006）[53]：“横切大鼠坐骨神经制作神经损伤再生模型，分别于造模后的不同时间取近断端组织行电镜结构观察。结果：轴突在第 1 天时从髓鞘脱离，溃变呈空泡状。第 2 天开始髓鞘皱褶、绞窄并脱落形成碎片，施万细胞内可见大小形状各异的髓鞘碎片，并与大量溶酶体融合形成自噬泡，呈酸性磷酸酶（ACPase）阳性。第 7d 时幼稚细胞出现于新生毛细血管周围，大量幼稚细胞随后出现。结论：施万细胞自噬对坐骨神经再生时溃变髓鞘的清除起主要作用，溶酶体显著地参与了该过程，施万细胞脱分化为幼稚的祖细胞后大量增殖分化参与神经再生过程。”“第7d时髓鞘碎片经自噬降解后施万细胞转化为幼稚细胞，细胞体积小，基膜完整，胞核较大，细胞器少。”“施万细胞通过自噬机制消化自身髓鞘成分和衰老的细胞器之后，施万细胞胞质内出现大量游离核糖体和多聚核糖体等原始细胞器，保留极少量有活力的线粒体和高尔基体，常染色质多，核质比值大，呈现去分化后的幼稚化状态。”“作者认为神经再生中的施万细胞脱分化为施万细胞祖细胞，由祖细胞在短时间内分裂分化增殖生成大量施万细胞，进而指导神经再生过程，而巨噬细胞可能是通过分泌各种活性因子来指导神经再生。”

梁桂英等（2006）[54]：采用放射性免疫法测定慢性重型肝炎患者血清AFP。结果96例患者，79.78%慢性重型肝炎血清AFP水平升高，随着AFP含量的升高，重型肝炎的生存率逐渐增高，病死率逐渐降低。结论：慢性重型肝炎患者血清甲胎蛋白升高反映了肝细胞再生旺盛，提示AFP含量增高者预后较好。甲胎蛋白是胎儿早期主要血浆糖蛋白之一，自Talarinov等报道在原发性肿瘤（HCC）患者血清中存在AFP后，它便成为诊断HCC的主要标志之一。“甲胎球蛋白是在胎儿早期由肝脏合成的一种糖蛋白，出生后，AFP的合成很快受到抑制，当肝细胞或生殖腺胚胎组织发生恶性病变时，有关基因重新被激活，使原来已丧失合成AFP能力的细胞又重新开始合成，以致血中AFP含量明显升高。成人AFP升高除考虑肝细胞癌外尚可见于非癌肝病，多数学者认为，在肝细胞再生过程中，异形的中度分化的Ⅱ、Ⅲ型肝细胞可以分泌和合成AFP。”

二、逆向重演病理的原因和本质

逆向重演病理的原因在于虚损导致细胞、组织的能量减少，熵增加。逆向重演病理的本质在于由于细胞、组织的能量减少，其再生修复和功能代偿阻滞于越来越低级的中间状态直至原始状态。见下图。

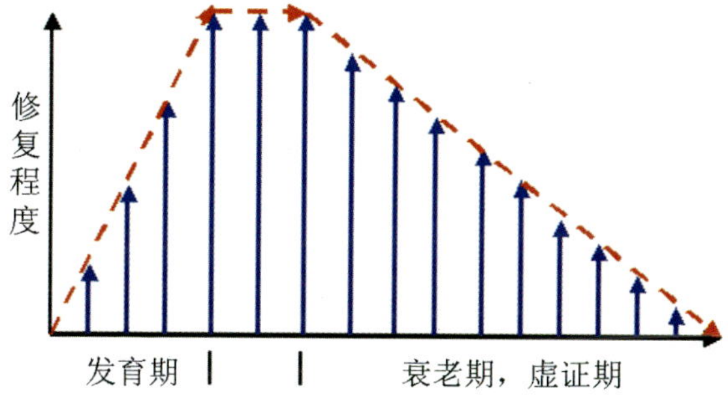

图　虚证（衰老）病理的逆向重演律

参考文献

1. ［美］W·卢布姆，D. W. 福西特，主编．佳木斯医学院，译校．组织学．科学出版社，1984

2. 湖南医学院人体解剖学教研组．人体解剖学．湖南人民出版社，1973，7

3. ［美］A. C. 布朗，著．杨松榆，编译．癌生物学．科学出版社，1978，82

4. 李汀，摘．急、慢性肝疾病病人的血清甲胎蛋白（AFP）含量．国际放射医学核医学杂志，1979；（1）：77－78

5. 辽宁中医学院，主编．生理学．上海科学技术出版社，1979，245

6. 广州中医学院，主编．中医伤科学．上海科学技术出版社，1980；78，79

7. 吴修斌，郑纯礼，任喜民．病毒性肝炎患者的甲胎蛋白．陕西新医

药，1982；11（4）：20－22

8. 戴益民，郑壁如，彭宝珍，等. 人体肝癌和癌周肝组织中甲种胎儿蛋白与γ－球蛋白的免疫定位及其相关性的研究. 肿瘤，1983；3（2）：55－58，下转94－95

9. 郭安河. 肝细胞异型增生. 蚌埠医学院学报，1983；8（4）：301－304

10. [美]W. 布卢姆，D. W. 福西特，主编. 佳木斯医学院《组织学》翻译小组，译校. 组织学. 科学出版社，1984，490，645

11. 刘重元，庄宗杰，刘家骝. 胎儿、孕妇及乙型肝炎患者血清中5'核苷酸磷酸二酯酶同工酶Ⅴ（5'－NPDase－Ⅴ）的研究. 贵阳医学院学报，1985；10（1）：25－29

12. 李涤新. 甲胎蛋白测定在病毒性肝炎中的临床意义. 实用医学杂志，1986；（4）：40

13. 刘树卿，张荫昌. 胃黏膜球样异型增生的组织病理学研究Ⅲ. 人胃黏膜球样异型增生细胞的组织化学及免疫组织化学研究. 中国医科大学学报，1988；17（2）：97－102

14. 史学义，毕来国. 心肌再生问题的回顾与展望. 新乡医学院学报，1989；（4）：279－282

15. 许凯黎，关赛芳，屠华成，等. 大鼠肝细胞再生过程中G－GT酶及ras－P21的表达. 肿瘤，1990；10（2）：62－63

16. 汤健，周爱儒. 原癌基因与心血管疾病. 北京医科大学、中国协和医科大学联合出版社，1990；42

17. E. Pimentel，著. 贾立斌，译，癌基因. 上海医科大学出版社，1990；322

18. 镡旭民，摘. 鼠喉黏膜创伤愈合过程的电镜观察. 国际耳鼻咽喉头颈外科杂志，1992；16（5）：305

19. 阮迪云，寿天德，编著. 神经生理学. 中国科学技术大学出版社，1992，148

20. 李平，译. 癌基因与慢性关节风湿病的滑膜炎有关. 国外医学情报，1994；（16）：3，下转7

21. 刘兆华，李朝军，陳继川，等. 豚鼠喉黏膜创伤愈合过程的电镜观察. 中华耳鼻咽喉科杂志，1995；30（3）：132－134

22. 邹原，宫德正，崔秀云，等. 肝再生的调控及原癌基因表达. 生理科学进展，1996；27（1）：7 - 12

23. 孙建军，汪吉宝，李桂榕，等. 声损伤后鸡听觉上皮的修复和毛细胞再生——扫描电镜与图象分析研究. 中国组织化学与细胞化学杂志，1996；5（3）：304 - 308

24. 董郡，主编. 病理学. 人民卫生出版社，1996，第二版，173

25. 陈玉林，韦多，俞为荣，等. 热损伤诱导创面组织 c - myc、c - myb、C - sis 和 C - jun 原癌基因的表达. 第二军医大学学报，1997；18（1）：28 - 29

26. 管英俊，马金龙. 综述，癌胚抗原与胚胎发育及妇科肿瘤的研究进展. 现代妇产科进展，1998；（2）：168 - 170

27. 顾小曼，付小兵. 癌基因与修复. 中华创伤杂志，1999；15（4）：303 - 305

28. 石冰，王志明，柳大烈，等. 创伤愈合过程中酸性粘多糖的定位分布. 实用美容整形外科杂志，1999；10（4）：187 - 189

29. 顾小曼，付小兵，杨银辉. c - fos 和 c - myc 原癌基因与 bFGF 在烧伤后早期创面组织中的表达规律. 西北国防医学杂志，1999；20（4）：254 - 256

30. 陳眉，侯群，孙岩，等. 肝肾阴虚型脑中风患者的临床与体感诱发电位. 浙江中西医结合杂志，1999；9（5）：289 - 290，294

31. 蔡文琴，李海标，主编. 发育神经生物学. 科学出版社，1999，39，295，321，322

32. 顾小曼，付小兵，杨银辉，等. 创面愈合过程中两种原癌基因与碱性成纤维细胞生长因子的调控关系. 中华创伤杂志，2000；16（6）：340 - 343

33. 付小兵，蒋礼先，孙同柱，等. c - fos 与 c - jun 癌蛋白在溃疡与增生性瘢痕创面联合表达的特征与意义. Chinese Medical Journal，2001；114（8）：852 - 856，下转 892

34. 赵志力，付小兵. 正常、异常的细胞分化与组织修复重建及再生. 现代康复，2001；5（12）：76 - 77

35. 王正国. 创伤修复. 创伤外科杂志，2002；4（1）：1 - 3

36. 胡振富，罗力生，罗盛康. 病理性瘢痕中 c－myc、c－fos 和 ras 原癌基因表达的实验研究. 中华整形外科杂志，2002；18（3）：165－167，图见插图 3－3

37. 胡振富. 综述，原癌基因与病理性瘢痕. 广东医学，2002；23（6）：654－656

38. 程飚. 综述，创面愈合与肿瘤发生. 中国美容医学，2002；11（6）：596－598

39. 毋巨龙，李荟元，李世荣. 增生性瘢痕 c－myc 和 C－fos 蛋白的表达. 第四军医大学学报，2002；23（10）：928－931

40. 吴东刚，冯岚，王林伦，等. 血清甲胎蛋白水平与病毒性肝炎的关系. 中国医师杂志，2002；4（12）：1387

41. 靳占峰. 综述，成纤维细胞激活蛋白与肿瘤. 国外医学·遗传学分册，2003；26（2）：76－79

42. 吉喆，尉继伟. 甲状腺激素、甲胎蛋白在兔实验性肝切除术前后的检测分析. 中国煤炭工业医学杂志，2003；6（10）：1003－1004

43. 王万山，朴仲贤，韩明虎，等. 大鼠坐骨神经再生过程中的施万细胞自噬作用. 第一军医大学学报，2004；24（1）：85－87

44. 林斌. 重型肝炎血清甲胎蛋白水平与预后的关系. 苏州大学学报（医学版），2004；24（1）：93，下转 111

45. 谷廷敏，李文，隋志甫，等. 创面修复中 c－myc 原癌基因表达变化的观察. 中国临床康复，2004；8（2）：266－267，图见插图 2－5

46. 高静. 良性疾病肿瘤标志物水平增高的临床探讨. 放射免疫学杂志，2004；17（4）：295－296

47. 沈怀成. 重型肝炎血清甲胎蛋白水平的临床意义. 江苏医药杂志，2004；30（6）：443

48. 朴英杰. 去分化与细胞组织损伤再生. 第一军医大学学报，2004；24（7）：736－737

49. 王思奎，刘凤华. 重型肝炎甲胎蛋白动态分析. 山东医药，2004；44（28）：45

50. 邓兰琼，涂晋文，崔世高. 壁细胞去分化增殖再构泌酸腺的实验现象及假说. 中国中西医结合消化杂志，2005；13（1）：7－11

51. 安靓，陈远泉，田雪梅. 巢蛋白阳性细胞在胎儿肝中的分布及形态学研究. 解剖学报，2005；36（5）：546－548

52. 章诺贝. 综述，原癌基因在组织损伤修复中的作用. 国际病理科学与临床杂志，2006；26（3）：190－192，下转195

53. 王启伟，迟德彪，路艳蒙，等. 坐骨神经再生过程中施万细胞自噬的形态学观察. 中国临床解剖学杂志，2006；24（4）：410－412

54. 梁桂英，冯春英，毕炳炎. 慢性重型肝炎与甲胎蛋白的关系探讨. 基层医学论坛，2006；10（9）A版：806－807

第四节　虚证病理逆向重演律的相关性质

（一）虚证病理的逆向重演律体现在功能或和形态上。

（二）形态上逆向重演病理的终点是癌变。实际上，癌变即是高度分化的组织细胞回复为原始单细胞生物状态。

（三）与癌变细胞、组织的前提相关，单纯功能上的逆向重演病理限于非更新性细胞、组织，伴有形态上的逆向重演病理限于更新性细胞、组织，以化生的形式出现。另一方面，凡非更新性细胞、组织在虚损情况下则必然发生功能上的逆向重演病理。更新性细胞、组织在虚损情况下则必然发生形态上的逆向重演病理。相应的，形态上逆向重演病理的发生的难易与细胞、组织的更新性强弱相关。

（四）低等的生物，由于其更新性涉及器官或更高水平，形态上的逆向重演病理也可涉及器官或更高水平。如对肢体可再生的生物反复断其肢体，可最终使其再生的肢体处于幼稚状态。

［德］Müller. W. A.（1998）[1]：“虾的眼柄切除后，原位长出一根触角，异形形成是种返祖现象。”

（五）由于人的大脑新皮层是人体进化层次最高的组织，所以，人体虚证（包括生理条件下的衰老）病理的根本定位在大脑新皮层。

参考文献

1. ［德］Müller. W. A.，著．黄秀英，劳为德，郑瑞珍，等，译．发育生物学．高等教育出版社，施普林格出版社，1998，236

第五节　虚证病理逆向重演律的意义

一、更好地概括虚证现象

衰老和中医的虚证一样，病理生理变化比较复杂，难以给予概括，俗称“高高低低”。特别是难以解释为何衰老和虚证这两种明显以机体功能减退为特点的生理和病理生理状态却有许多指标显示出“亢进”现象。

二、生物学规律的统一

本文观点实际上是将生物学的最基本规律来用于说明生理和病理现象，真正将生命科学的目标从“进化、遗传、发育的统一”推进于“进化、遗传、发育、形态、生理、修复、衰老、病理的统一”。

目前对生物进化规律运用于衰老和病理上的探讨主要限于自然选择与衰老，性状不均衡进化与疾病的关系上[1]。未见如逆向重演律从进化、发育、修复、衰老（虚证）统一的角度提出的观点。

参考文献

1. Partridge L. et al.，Evolution of aging：testing the theory using Drosophila. Genetica 1993；91（1－3）：89－98

第二章　虚证病理的立体说

虚证病理的逆向重演表现为有序度高（高层次）的结构、功能减弱，而有序度低（低层次）的结构、功能相对或绝对增强。因此，逆向重演病理的本质在于虚损导致细胞、组织的能量减少，熵增加。治疗原则应是补充能量，而非纠正功能。这就是虚证病理的立体说。

一、物质构成的两方面要素

任何物质（包括非生物与生物）均由两方面要素构成，一是形态（或反映为功能），即一事物与其他事物相互作用的方式；二是蕴涵的能量。

物质蕴涵的能量与其功能的有序度（即复杂程度）有关，而与功能本身无关。同一有序度的物质，可以有不同的功能。如同为蒸汽动力机器，可有抽水机、轮船、火车等多种形态；同为电子时代的飞机，可有歼击、运输、民航等多种功能；同为爬行动物或哺乳动物，也各有多种。不同有序度的物质，可以有相同的功能。如水生功能和飞行功能为多种不同进化等级生物所共有。

二、从功能角度考察物质是平面的，从能量角度考察物质是立体的

因为功能有差别而无等级，而能量具有等级性。如非进化的

阴阳、五行、八卦理论和林奈对生物的分类是无等级的，而进化论的生物分类则有高等、低等之别。

三、非生物体立体角度的异常是双向的（能量水平增高或降低），生物体立体角度的异常是单向的（能量水平降低）

非生物体的能量水平无方向性，增高和降低均为异常（生理或病理情况下）。生物体是自组织系统，其能量水平的自然方向是增高，因此，只有降低才是异常。

生物体与非生物体能量水平的增高和降低在病理上相当于中医的实证和虚证。也就是说，在生物体立体的病理上实证与虚证并不对称，只有虚证。见图。

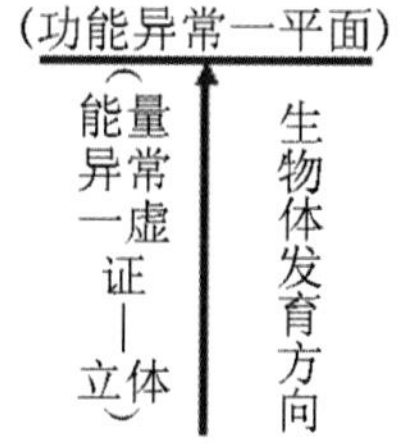

生物体平面和立体的（虚证的）病理示意图

生物体病理上的虚证涉及的能量水平变化是指内在的，不是对刺激的反应性变化，后者在生物体也是对称的（实证和虚证均有）。二者的区别在于：前者是生物体常态与常态比较，后者是生物体反应态与常态比较。

四、中医认识了立体的病理

作者发现，与中医比较，现代医学缺乏对立体的和虚证的病理的认识。

中医认识了立体的病理，一是因为建立了虚证这一能量水平下降意义的病理概念。虚证的主观表述就是人体能量（阳气、阴精、命门之火等）的不足，其客观病理也是人体结构和功能有序性的下降[1]。二是发现了虚证与实证在人体病理上的不对称性（虚证为主）。中医的上述认识是随着证候学的历史发展而逐渐获得的。

五、现代医学尚未认识立体的病理

现代医学尚未认识立体的病理，是因为未能形成相当于中医虚证这样的能量水平下降意义的病理概念。因而现代医学对能量水平下降的病理，依然从功能角度看待，而不是从能量－功能有序度的角度看待。能量水平降低时，一般体现为有序度高（高层次）的结构、功能减弱，而有序度低（低层次）的结构、功能相对或绝对增强[1]。这种情况下，低层次功能增强是生物体能量不足以维持高层次功能的正常结果，也是高层次功能恢复的基础，治疗原则应是补充能量，而非纠正功能；而现代医学则将结构、功能层次的降低当成结构、功能的异常，治疗上着眼于纠正结构、功能，而非补充能量。举数例（见下图）：

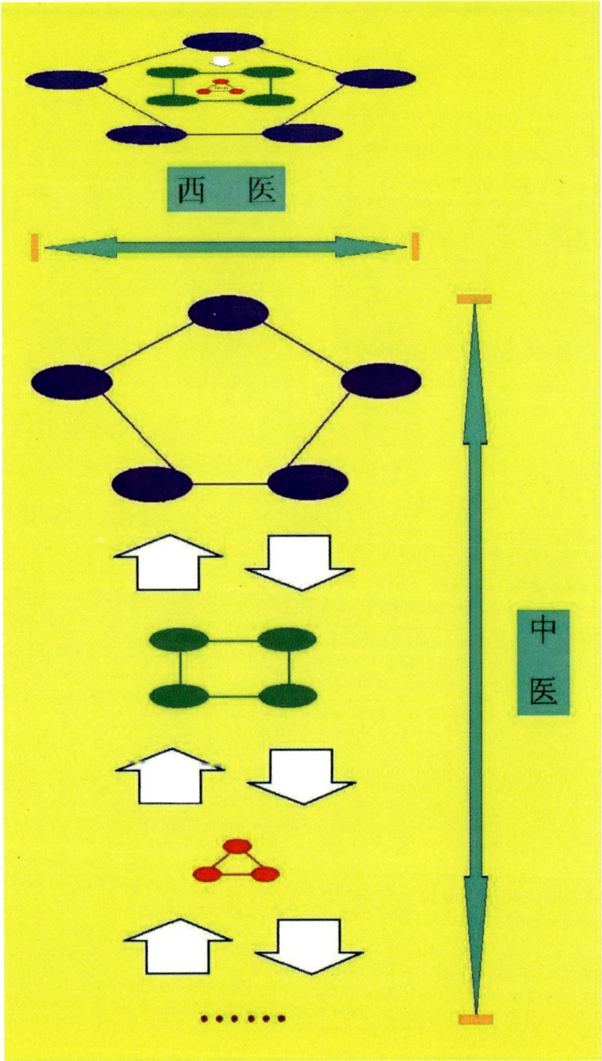

图 立体病理模型误解为平面病理模型示意图

1. 各种组织癌前病变和癌变的病理本质是典型的能量水平下降，而胃黏膜化生的适应学说[2]、体细胞突变学说、癌基因和抑癌基因学说、致癌物质和病毒致癌说、肿瘤细胞的异常分化说、增殖与凋亡的不平衡学说，以及相应地在治疗上对癌前病变和癌组织的抑制、消灭、转化学说等（见下表[3]）均基于功能角度。

表　癌症起源的假说

Ⅰ、突变假说

A. 点突变

B. 染色体畸变

Ⅱ、非突变性遗传假说

A. DNA 甲基化的改变

B. DNA 重排，转座或扩增

Ⅲ、病毒假说

A. DNA 肿瘤病毒的感染

B. 致癌性逆转录病毒的感染

C. 内源性致癌前病毒的激活

Ⅳ、后生假说

A. 基因组功能调节上的改变

B. 非基因组功能调节上的改变

2. 多数慢性病、衰老性疾病（包括衰老）的病理（生理）本质也是典型的能量水平下降，但多数研究却基于功能角度寻找各种受体、因子的变异。如慢性胃病依然从防御因子和攻击因子的平衡立论，如寻找衰老激素、衰老基因。

3. 许多自身免疫病源于衰老相关的能量水平下降[1]，但免疫功能却成为应抑制的对象。

4. 中医认为许多过敏性疾病（如过敏性哮喘）的原因在于阳气不足（特别是肾气虚），而多数研究只关心致敏因子和抑敏因子。

5. 人体多种器官的纤维化主要是由于能量耗竭所致的退变，却将纤维组织作为主要研究对象。

6. 胃肠动力异常多数与虚证有关，而促动力药却只着眼于动力功能诸环节。

7. “神经－内分泌－免疫网络”是典型的功能模式，却通用于虚证病理的疾病。

能量水平下降的病理从功能角度和从能量角度看待的不同可用下例说明：升平时期，盗贼的产生是品德原因，可消灭、惩罚、教育转化；但灾荒时期盗贼的产生是迫于生计，消灭、惩罚、教育转化均非良策，主要需解决其生存问题。

现代医学第二次卫生革命后主要面对的是立体的和虚证的病理的疾病谱，所以，认识角度上也须有相应转变。

参考文献

1. 邹世洁，陳小野　虚证生痰与虚证病理的反重演律．中国中医基础医学杂志，1998；4（增刊中）：85－86

2. 陳小野，李景仁，张盛忠．胃黏膜肠上皮化生的反重演律假说．医学与哲学，1992；13（9）：1－3

3. E. Pimentel，著，贾立斌，译．癌基因．上海医科大学出版社，1990；21

第三章 从植被看人体虚证病理的逆向重演律和立体说

植被是在一定的地区内，覆盖地面的植物及其群落的泛称[1,2]。同样作为生命系统，植被退化的过程和本质与人体虚证相似，对其进行探讨有利于更好理解人体虚证病理的立体说。

一、植被退化以其演替过程的逆向重演为主要特点

植被系统的动态变化包括进化和演替两个方面，前者是指系统在长的时间尺度上的变化，后者是指系统在短的时间尺度上的变化。

1. 局部植被进化是世界植被进化的缩影。

2. 植被受破坏后的恢复过程重演了其进化过程。

植被受破坏后的恢复过程称为次生演替[3]。如我国草原地区东部贝加尔针茅草原弃耕撩荒后，植被的次生演替过程，见表1[4]：

表1 草原植被的次生演替过程

恢复时间	阶段	群落名称
		撩荒地 ↓
1～2年	田间杂草阶段	黄蒿＋狗尾草＋猪毛菜 ↓
3～4年	根茎禾草阶段	羊草＋狼尾草＋野古草 ↓
7～8年	丛生禾草阶段	针茅＋隐子草 ↓
10年	相对稳定阶段，基本恢复	山杏－针茅＋线叶菊

这一过程也即其植被的原进化过程。

3. 植被退化以其演替过程的逆向重演为主要特点。

植被退化被称为逆行演替，也即以其演替过程的逆向重演为主要特点。“人们长期地把干扰或压力施加给自然群落，产生与演替相反的某些方面的变化，这种变化称为逆行演替。”[2] 如草原在放牧过度或连续割草、烧荒、开垦等因素影响下，逆行演替（草原退化）的过程，见表2[4]：

表2 两种草原植被群落的逆行演替过程

	草原类型	草甸草原	典型草原
放牧程度	正常放牧阶段	羊草+中生禾草+杂类草	小叶锦鸡儿+克氏针茅
	轻度过牧阶段	羊草+寸草苔+杂类草	小叶锦鸡儿－克氏针茅+冷蒿
	重度过牧阶段	寸草苔+羊草+杂类草	冷蒿+克氏针茅+阿尔泰狗娃花
	严重过牧阶段	马蔺+寸草苔+杂类草	阿尔泰狗娃花+冷蒿+银灰旋花+黄蒿
	地点	呼伦贝尔盟莫勒格尔河沿岸	锡林郭勒盟銀黄旗丘陵坡地

这一过程也即其演替过程的逆向重演。

二、植被退化的本质在于植被的能量减少，熵增加。

（一）植被进化和演替的本质在于植被的能量增加。

“能量和有序是相联系的。”[3] 植被进化和演替的结果是植被结构和功能的有序度增高，也即植被能量的增加。“自然生态系统演替的趋势是由无序到有序，由简单到复杂的过程。”[5]

随着进化和演替，植被有序度的增高主要表现在：

1. 植物物种进化程度增高。

2. 植物群落结构和种类组成复杂性增加，包括分层性和空间异质性增强[2,5]。

3. 植被稳定性增加，即自然平衡、抗干扰机制增强。植被的稳定性源于其物种的多样性。一个生态系统中，物种的数目和稳定性呈正相关，见下图。如一块玉米地，几乎所有其他物种都被除掉了，就需要越来越多的能量去补偿失去的自然平衡机制[2,3,5]。

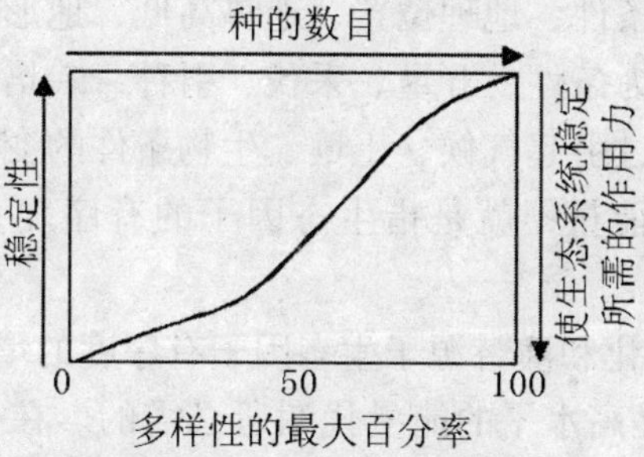

图　物种数目与稳定性的相互关系[3]

4. 植被生物量增加[5]。生物量即在某一时间内，一个单位面积或体积内所含的一个或一个以上生物种，或一个生物群落中所有的生物种的个体总量[1]。

5. 植物体体积增大，高度增加[5]。

（二）植被退化的本质在于植被的能量减少，熵增加。

由于植被退化是其演替过程的逆向重演，因此，其结果是植被结构和功能的有序度降低，也即植被能量的减少。

“随着逆行演替的进程，物种的多样性降低。”[2]草原逆行演替的主要特点之一，是群落结构和种类组成简单化，生产力下降[4]。

实际上，植被退化就是因为植被的能量减少，其受破坏后的恢复过程阻滞于越来越低级的中间状态，直至原始状态。

三、植被退化的恢复原则应是补充能量，而非直接调整植被。补充能量的途径是提高生态因子的有序度。

1. 植被的能量来自于环境。

2. 环境的能量指生态因子的有序度。

生态因子，指影响生物性态和分布的环境条件。可区分为：①气候条件，光、热、降水和大气等因子；②土壤条件，土壤的各种物理和化学特性；③生物条件，地面和土壤中的动植物和微生物；④地理条件，地理位置、地势高低、地形起伏、地质历史条件等；⑤人为条件，开垦、采伐、引种、栽培等。地理条件和人为条件常通过引起气候、土壤、生物条件的变化，对生物发生影响[1]。环境能量，就是指生态因子的有序度，而非生态因子的具体特性。

3. 植被进化和演替源于生态因子有序度的增高。

如："氧是高水平的能量代谢所必需的。在生态系统的进化中，氧的发生及含量（包括光合作用出现，氧在水中聚积，含氧大气圈的产生等）起着重要的作用。"[5]"裸露的岩层上，除了低等植物——苔藓着生外，不可能有高等植被生长。"[2]

旱生演替时，随着演替向顶极发展，以土壤厚度为代表的生态因子有序度也不断增高，见下图。

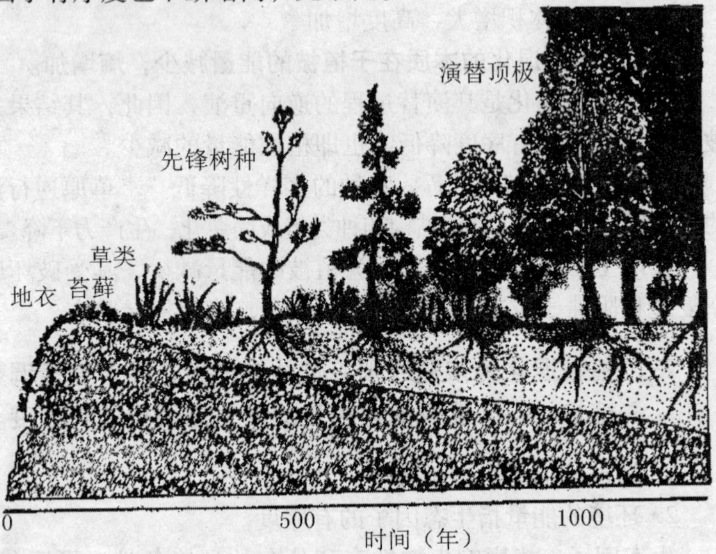

图　植被旱生演替进程与土壤厚度的关系[3]